新生物学丛书

# 人类白细胞抗原

李　懿　陈　琳　编著

科　学　出　版　社
北　京

## 内 容 简 介

人类白细胞抗原(human leukocyte antigen, HLA)作为人类的主要组织相容性复合物，帮助机体识别“自我”或“非我”，是细胞免疫体系的核心组成部分。本书系统介绍了人类白细胞抗原的多态性及命名、基因结构、蛋白质结构、生理学功能，以及在临床医学中的作用。同时，为了方便读者查阅，本书根据相关 HLA 数据库的信息，总结成 HLA 基因列表，每章节列出一个或一组 HLA 等位基因的基因名称、人群分布及肽结合特异性。

本书不仅适合免疫学初学者学习，也适合免疫学研究人员、临床医生，参与 HLA 分型者如法医或第三方检验机构，利用 HLA 基因进行人类多样性研究的人类遗传学家和所有其他对 HLA 感兴趣的人士阅读。

**图书在版编目(CIP)数据**

人类白细胞抗原/ 李懿，陈琳编著. —北京：科学出版社，2018.3
ISBN 978-7-03-056640-9

Ⅰ. ①人… Ⅱ. ①李… ②陈… Ⅲ. ①人白细胞抗原 Ⅳ. ①R392.12

中国版本图书馆 CIP 数据核字(2018)第 036268 号

责任编辑：罗 静 田明霞 / 责任校对：郑金红
责任印制：赵 博 / 封面设计：刘新新

科学出版社出版
北京东黄城根北街 16 号
邮政编码：100717
http://www.sciencep.com
北京厚诚则铭印刷科技有限公司印刷
科学出版社发行 各地新华书店经销
*
2018年 3 月第 一 版 开本：787×1092 1/16
2025 年 1 月第三次印刷 印张：18
字数：420 000

**定价：128.00 元**

(如有印装质量问题，我社负责调换)

# 编著者名单


主　　编：李　懿　陈　琳

副 主 编：龚海平

编　　委（按姓氏拼音排序）

陈艾媛　丁庆峰　樊　辉　梁嘉琪

孙含丽　吴洁仪　吴万里　阎梦勇

张财辉　张剑冰　郑红俊　钟　时

插　　图：冯春明

参加单位：广州市香雪制药股份有限公司

广东香雪精准医疗技术有限公司

# 前　　言

人们以往对免疫系统的了解侧重于免疫系统和病原的相互作用中的攻防以及免疫系统失调而造成的自身免疫性疾病，这毫不奇怪，因为免疫系统的主要功能是通过对“自我”和“非我”的识别消灭机体的入侵者但又尽可能不伤害自身。

利用免疫系统进行肿瘤防治不是一个新的概念，但这个概念也就是在最近的十年左右才结出了丰硕的成果，免疫检查点抗体药物在实体瘤治疗中的突破和嵌合抗原受体 T 细胞(chimeric antigen receptor T cell, CAR-T)在血液及淋巴瘤中的让人称奇的疗效揭示了这个领域的广阔前景。《科学》杂志在 2013 年基于这些进展将肿瘤免疫治疗列为十大科学突破之首，同时肿瘤免疫治疗近年来也逐渐进入资本市场和大众的视野。

肿瘤免疫治疗的手段主要包括免疫检查点阻断、肿瘤疫苗、基因修饰的 T 细胞治疗等，纵观这些不同类型的治疗方法，其杀伤肿瘤的效果最终都依赖于 T 细胞主导的细胞免疫反应。

自身或外源蛋白质被抗原递呈细胞中的蛋白酶体降解为多肽，之后被主要组织相容性复合物(major histocompatibility complex，MHC)递呈到细胞表面，MHC 一方面递呈自身抗原在胸腺完善 T 细胞的功能，保护自我细胞不被天然免疫系统主要是自然杀伤细胞攻击以及适应性免疫系统的耐受；另一方面，在递呈“非我”成分时它也是激活适应性免疫系统的第一信号，在整个免疫平衡中起着至关重要的作用。

人类的 MHC 又被称为人类白细胞抗原(human leukocyte antigen, HLA)。抗原递呈细胞上的 HLA 和免疫系统的另一个主角 T 细胞上的 T 细胞受体(T cell receptor, TCR)构成了整个免疫识别的主轴，正是这种结合的强弱、方向和激活免疫系统的能力主导了人的健康状态，因此理解免疫系统必须学习 HLA。

作为目前已知人类群体中多态性最高的分子，迄今发现的 HLAI 类分子种类多达 12 000 种。HLA 基因自身呈现的多样化使得大多数个体都有不同的 HLA 类型，这些基因差异使每个人的免疫系统高度个性化，一个最显著的例子是在骨髓移植和器官移植中，移植物供体和受体的 HLA 的匹配程度决定了移植后排斥反应的强弱。

在 T 细胞免疫治疗突飞猛进的今天，关于 HLA 的研究越发彰显出其在免疫学、遗传学、进化学、临床医学领域中的重要意义。HLA 系统是目前已知人体最复杂的多态性系统，其复杂程度常使这方面的免疫学内容成为初学者费解的课程，即使对于从事 HLA 相关研究的人来说，生物学和医学学科自身的复杂性及大量的数据来源也令不少人望而生畏。本书旨在系统地介绍 HLA 的命名规则、基因及蛋白质结构、生理学功能，使读者对 HLA 有一个基本的理解。除此之外，还将几个重要 HLA 相关数据库的内容加以归类整合，希望可以成为相关人员日常翻阅的手册。

IMGT/HLA 数据库的重要奠基人 Steven G.E. Marsh, Peter Parham 以及 Linda D. Barber 在 1999 年出版过 *The HLA Factsbook*，但是随着近二十年来免疫学研究领域的进

步，该书的内容在今天看来已经缺失很多有影响力的新进展，而且还存在一些必须更新的观点或表述。我们参考了此书的基本结构，并在原书基础上进行了大量知识更新，写成了这本《人类白细胞抗原》。

本书的作者是就职于香雪生命科学中心(XLifeSc)暨广东香雪精准医疗技术有限公司的科学家们，感谢他们在工作之余齐心协力地编写，才有了这本书的面世。感谢对本书提出诸多修改意见的李洁。本书如有不妥之处，敬请广大读者指正。

作　者

2018年1月

# 目　　录

# 1 导　　言

本书主要介绍了关于人类主要组织相容性复合物(major histocompatibility complex，MHC)，亦称为人类白细胞抗原(human leukocyte antigen，HLA)的基础知识。全书由两部分组成。

第I部分是综合介绍性章节，涉及HLA分子的命名规则、基因结构、蛋白质结构、生理学功能，以及它们在临床医学(尤其是器官移植)中的作用。

第II部分根据HLA的等位基因位点及血清学分型，将截至2017年4月发现的所有已知等位基因进行归类，每章节介绍一个或一组HLA等位基因名称、人群分布及肽结合特异性，将多个数据库的信息提取并整合在一起，方便读者进行系统性查阅。具体数据来源如下。

1)等位基因名称

列出截至2017年4月发现的所有等位基因的名称。统一采用2010年版HLA命名规则。数据来源于IMGT/HLA数据库(http://www.ebi.ac.uk/ipd/imgt/hla/)[1,2]。

2)人群分布

列出不同人类群体中 HLA 等位基因的分布情况。数据来源于等位基因频率数据库(Allele Frequency Net Database，AFND)(http://www.allelefrequencies.net/default.asp)[3]。

3)肽结合特异性

列出某一种HLA I类分子的肽结合基序(peptide-binding motif)。数据来源于IEDB数据库(http://www.iedb.org/)[4]。

表中的氨基酸名称以单字母缩写显示，对应氨基酸全称如下。

| | | | |
|---|---|---|---|
| 丙氨酸 | **A** | 亮氨酸 | **L** |
| 精氨酸 | **R** | 赖氨酸 | **K** |
| 天冬酰胺 | **N** | 甲硫氨酸 | **M** |
| 天冬氨酸 | **D** | 苯丙氨酸 | **F** |
| 半胱氨酸 | **C** | 脯氨酸 | **P** |
| 谷氨酸 | **E** | 丝氨酸 | **S** |
| 谷氨酰胺 | **Q** | 苏氨酸 | **T** |
| 甘氨酸 | **G** | 色氨酸 | **W** |
| 组氨酸 | **H** | 酪氨酸 | **Y** |
| 异亮氨酸 | **I** | 缬氨酸 | **V** |

## 参 考 文 献

[1] Robinson J, Malik A, Parham P, et al. IMGT/HLA database — a sequence database for the human major histocompatibility complex. Tissue Antigens, 2000, 55 (3) : 280-287.

[2] Robinson J, Halliwell JA, Hayhurst JD, et al. The IPD and IMGT/HLA database: allele variant databases. Nucleic Acids Research, 2015, 43 (Database issue) : D423-D431.

[3] Gonzalez-Galarza FF, Takeshita LY, Santos EJ, et al. Allele frequency net 2015 update: new features for HLA epitopes, KIR and disease and HLA adverse drug reaction associations. Nucleic Acids Research, 2015, 43 (Database issue) : D784-D788.

[4] Vita R, Overton JA, Greenbaum JA, et al. The immune epitope database （IEDB） 3.0. Nucleic Acids Research, 2015, 43 (Database issue) : D405-D412.

# 2　HLA 的发现

大约 100 年前，对癌症感兴趣的生物学家开始研究在驯养小鼠中偶尔自发生成的肿瘤。由于每个肿瘤随着供体小鼠的死亡而消亡，为了使研究时间延长并超出单只小鼠的生命周期，研究人员尝试将肿瘤从病鼠移植到健康小鼠的身上。在多数试验中，被移植的肿瘤未能在健康受体鼠中生长，而是被此后发现的由免疫应答所致的各种机制所排斥。但是，如果供体鼠和受体鼠为近交系，肿瘤的移植和增殖就具有可行性。此类观察显示一个或多个遗传因子控制着肿瘤移植中的接受与排斥。

这些研究引发了一个重要问题，即这种受体对供体产生排斥的现象是只限于肿瘤的移植，还是正常组织的移植也会产生同样的结果呢？后来证明移植正常组织也会被排斥，被移植的健康组织与被移植的肿瘤诱导产生的免疫排斥属于同一种类型。繁育具有遗传同质性的高度近交系小鼠，加深了对免疫排斥现象的研究。相同近交系小鼠之间的组织移植能被受体接受，而不同品系小鼠之间的组织移植始终被受体排斥。研究者随之进行了品系之间的育种试验，以评估有多少促成组织排斥的遗传基因座。结果表明，有一个基因座具有非常强的效果，另外还有 10～20 个其他的基因座也具有促进作用。由于这些遗传因子决定着在不同生物个体之间的组织相容性，因此统称为组织相容性基因座。起主要作用的基因座被称为主要组织相容性复合物(major histocompatibility complex，MHC)基因座，其他相关基因座统称为次要组织相容性复合物基因座。

编码主要组织相容性复合物的基因决定不同品系小鼠之间细胞表面糖蛋白的多态性。当一种品系的小鼠被移植或免疫来自另一种品系的细胞时，受体小鼠可生成对抗供体小鼠 MHC 糖蛋白及其他细胞表面差异性组分的同种异型抗体。因此，MHC 糖蛋白表现为同种异型抗原并被称为主要组织相容性抗原。血清学家对不同品系小鼠免疫接种生成的同种异型抗体进行系统分析，定义了小鼠同种异型抗原的数个独立系统。其中，主要组织相容性抗原是第二个被定义的系统，随后人们把小鼠的 MHC 命名为 H-2，意为“组织相容性抗原 2” [1]。

类似的血清学方法被成功地用于定义人类的主要组织相容性抗原。人类同种异型抗体的来源包括：接受数次输血的患者、接种免疫的志愿者，以及生成针对婴儿在子宫内表达的父系同种异型抗原抗体的多胎生产女性。根据对人类和小鼠的研究，定义了两类不同的组织相容性抗原：MHC I 类抗原和 MHC II 类抗原。MHC I 类抗原在哺乳动物体内大多数种类细胞上表达；而 MHC II 类抗原仅表达于少数几类细胞上，其中最重要的为三类免疫细胞：B 淋巴细胞、巨噬细胞和树突状细胞。

对组织相容性抗原的研究几乎完全集中于血细胞。因为 MHC I 类抗原表达于多数小鼠血细胞上，而只有少数血细胞表达 MHC II 类抗原，所以前者比后者更早被发现。研究 MHC I 类抗原可以使用相对非纯化的细胞，而 MHC II 类抗原的识别和分析需要纯化少数特殊类型细胞(通常是 B 淋巴细胞)。人类红细胞缺乏 MHC I 类抗原，而人类白细胞则普遍表达 MHC I 类抗原。因此人类 MHC 亦被称为人类白细胞抗原(human leukocyte antigen)，通常缩写为 HLA。HLA 包括 I 类和 II 类同种异型抗原。为简洁起见，HLA I 类抗原或分子可缩写为 I 类抗原或 I 类分子；HLA II 类抗原或分子也可以采用类似的缩写[2]。

在临床移植中，移植供体和受体各自表达的 HLA I 类和 II 类分子的结构差异是引起排斥反应和其他同种异体免疫应答的主要刺激源。这些差异基于广泛而复杂的基因多态性，这种多态性可以确保人类获得并表达不同组合的 I 类和 II 类等位基因。由等位基因编码的蛋白质称为异型蛋白。由个体表达的 I 类和 II 类异型蛋白的组合称为 HLA 类型。最初科学家使用由外周血纯化而来的淋巴细胞进行血清学实验确定 HLA 类型。这些实验可评估异型蛋白之间的抗原差异，并依据一系列抗原说明 HLA 类型。当生物化学和分子生物学方法被用于研究 HLA 变异性时，血清学方法的许多局限开始凸显出来。这导致 HLA 血清学分型被更精确和可靠地基于基因组 DNA 中等位基因序列评估的方法所取代，目前对于 I 类分型和 II 类分型更多地通过对基因组 DNA 进行序列分析确定(详见第 5 章)。

## 参考文献

[1] Klein J. Biology of the Mouse Histocompatibility-2 Complex. Berlin: Springer-Verlag, 1975: 1-620.

[2] Hackel E, Mallory D. Theoretical Aspects of HLA. Arlington: American Association of Blood Banks, 1982: 1-141.

# 3 HLA的基因结构

人类白细胞抗原(human leukocyte antigen，HLA)，因最早发现于白细胞表面而得名。HLA基因复合体位于人类6号染色体的短臂p21.3上[1]，大小约为3.6 Mb，与大肠杆菌(*Escherichia coli*)的基因组大小相当，占人体基因组的0.13%[2]。HLA基因复合体结构十分复杂，表现为多基因性和多态性(polymorphism)[2, 3]，并且包含了大量的重复基因和伪基因[4]。

目前，习惯上将HLA基因复合体分为5个区，分别是HLA I类基因区、HLA II类基因区、HLA III类基因区、HLA I类延伸区和HLA II类延伸区[1, 2]。距离6号染色体着丝点最近的是HLA II类延伸区，其次是HLA II类基因区；距离6号染色体短臂端粒最近的是HLA I类延伸区，其次是HLA I类基因区；位于HLA I类基因区和HLA II类基因区之间的是HLA III类基因区(图3-1)[3]。I类和II类基因区都包含HLA I类和HLA II类之外且与其结构不相关的基因。除了少数的例外，II类基因区的基因都涉及与I类和II

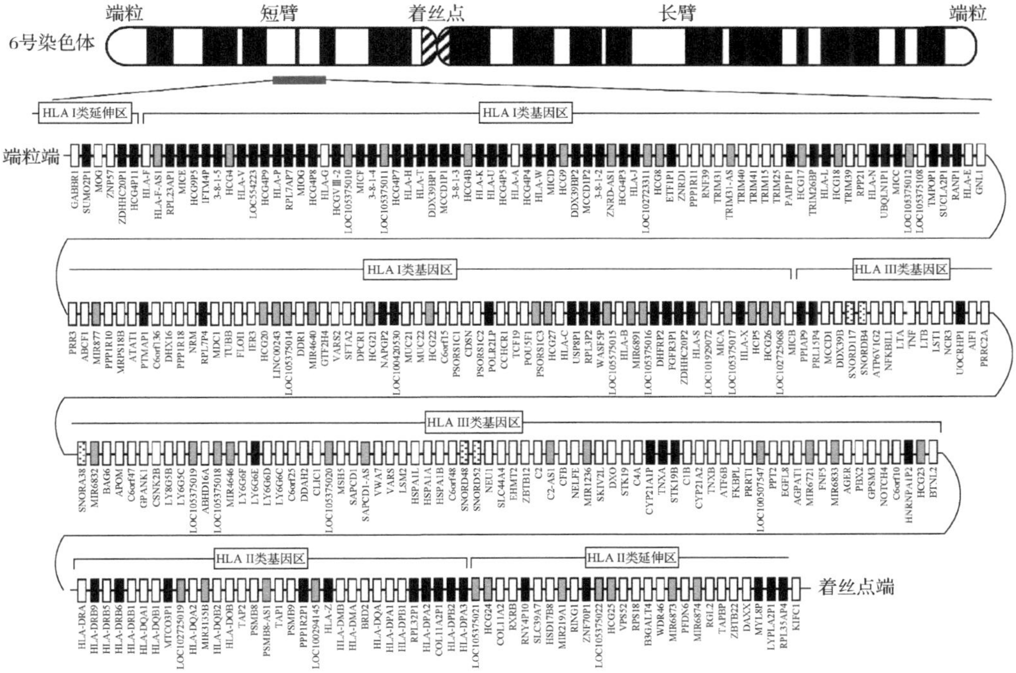


图3-1 HLA基因复合体的基因图谱

该图谱对应于NCBI Gene Map Viewer人类基因组GRCh38.p2中29 602 228(GABBR1)至33 410 226(KIFC1)区域。图中标示了HLA基因复合体的5个子区域，从端粒(左上)至着丝点(右下)，依次为HLA I类延伸区、HLA I类基因区、HLA III类基因区、HLA II类基因区和HLA II类延伸区。□、▨、▩、■分别表示蛋白质编码基因、非编码RNA、小核仁RNA和伪基因。橙色和蓝色的字母分别表示HLA I类/MIC基因和II类基因(引自文献[5]，部分文字翻译成中文)(彩图另见封三)

类糖蛋白相关的免疫功能。相反，I 类基因区包含的大部分基因，其产物的功能与 I 类和 II 类糖蛋白无关。正式命名的 HLA 基因是 HLA 复合体内 I 类和 II 类同种异型抗原的编码基因，或是与其密切相关的基因和伪基因。HLA I 类延伸区和 HLA II 类延伸区目前尚有一定的争论，最新研究进展显示，HLA I 类延伸区包括 6 个基因，HLA II 类延伸区包括 27 个基因[5]。

HLA I 类基因区共有 132 个基因座[5]，其中 18 个是 HLA I 类基因座。这 18 个 HLA I 类基因座包括 6 个分别编码 6 种 I 类分子重链的基因（*HLA-A*、*HLA-B*、*HLA-C*、*HLA-E*、*HLA-F* 和 *HLA-G*）和 12 个伪基因（*HLA-H*、*HLA-J*、*HLA-K*、*HLA-L*、*HLA-N*、*HLA-P*、*HLA-S*、*HLA-T*、*HLA-U*、*HLA-V*、*HLA-W* 和 *HLA-X*）（表 3-1）。*HLA-A*、*HLA-B* 和 *HLA-C* 为经典的 HLA I 类基因，*HLA-E*、*HLA-F* 和 *HLA-G* 为非经典 HLA I 类基因。编码 HLA I 类分子共享轻链的 $\beta_2$-微球蛋白（$\beta_2$ microglobulin，$\beta_2$-m）基因不在 HLA 基因复合体内，而位于人类 15 号染色体上，因此未对 $\beta_2$-m 基因进行 HLA 命名。此外，还存在一些基因组织结构与 HLA I 类似的基因，称为类 HLA I 基因（HLA I-like gene）（表 3-2）。如同 HLA I 类基因一样，类 HLA I 基因的功能也主要与机体防御和免疫功能有关。有些类 HLA I 基因位于或靠近 HLA 基因复合体，如 *MIC* 基因家族[6, 7]和 *HFE* 基因。有些此类基因则在 HLA 基因区外编码，如 *CD1* 基因家族[8, 9]和 *MR1*[10~12]在 1 号染色体上编码；*FCGRT* 基因在 19 号染色体上对 IgG Fc 受体（亦称 FcRn[10, 11]或 FcRB[12]）进行编码；锌 α2-糖蛋白基因在 7 号染色体上编码[13]。其中，*HFE*、*CD1*、*MR1* 及 *FCGRT* 基因表达产物与 HLA I 类分子类似，也可以与 $\beta_2$-m 结合形成复合物。

**表 3-1　HLA I 类基因**

| 名称 | 曾用名称 | 基因 ID | 是否表达 |
|---|---|---|---|
| *HLA-A* | — | 3105 | 表达基因 |
| *HLA-B* | — | 3106 | 表达基因 |
| *HLA-C* | — | 3107 | 表达基因 |
| *HLA-E* | — | 3133 | 表达基因 |
| *HLA-F* | — | 3134 | 表达基因 |
| *HLA-G* | — | 3135 | 表达基因 |
| *HLA-H* | *HLA-54* | 3136 | 伪基因 |
| *HLA-J* | *HLA-59* | 3137 | 伪基因 |
| *HLA-K* | *HLA-70* | 3138 | 伪基因 |
| *HLA-L* | *HLA-92* | 3139 | 伪基因 |
| *HLA-N* | *HLA-30* | 267014 | 伪基因 |
| *HLA-P* | *HLA-90* | 352963 | 伪基因 |
| *HLA-S* | *HLA-17* | 267015 | 伪基因 |
| *HLA-T* | *HLA-16* | 352964 | 伪基因 |
| *HLA-U* | *HLA-21* | 352965 | 伪基因 |
| *HLA-V* | *HLA-75* | 352962 | 伪基因 |
| *HLA-W* | *HLA-80* | 352966 | 伪基因 |
| *HLA-X* | — | 267016 | 伪基因 |

**表 3-2 类 HLA I 基因**

| 名称 | 曾用名称 | 染色体位置 | 是否与 $\beta_2$-微球蛋白相关 | 分子特征和(或)功能 | 参考文献 |
|---|---|---|---|---|---|
| *CD1A* | — | 1 号染色体 | 是 | CD1 分子结合并呈递微生物脂类和糖脂抗原给 T 细胞 | [8, 9] |
| *CD1B* | — | 1 号染色体 | 是 | | [8, 9] |
| *CD1C* | — | 1 号染色体 | 是 | | [8, 9] |
| *CD1D* | — | 1 号染色体 | 是 | | [8, 9] |
| *CD1E* | — | 1 号染色体 | 是 | | [8, 9] |
| *MR1* | *HLALS* | 1 号染色体 | 是 | 抗原呈递分子，专门呈递微生物维生素 B 的代谢产物 | [10~12] |
| *HFE* | — | 6 号染色体 | 是 | 调控肠上皮细胞中铁摄取水平 | [14] |
| *FCGRT* | *FcRn*、*FcRB* | 19 号染色体 | 是 | IgG Fc 受体 | [15~17] |
| *AZGP1* | 锌 α2-糖蛋白基因 | 7 号染色体 | 否 | 体液中的可溶性 HLA I 类样链 | [13] |
| *MICA* | *MICA*、*PERB11.1* | 6 号染色体 | 否 | 表达于胃肠道上皮细胞、内皮细胞和成纤维细胞表面，与 NKG2D 受体相互作用 | [6, 7] |
| *MICB* | *MICB*、*PERB11.2* | 6 号染色体 | 否 | 表达于胃肠道上皮细胞、内皮细胞和成纤维细胞表面，与 NKG2D 受体相互作用 | [6, 7] |
| *MICC* | *MICC*、*PERB11.3* | 6 号染色体 | 否 | 伪基因 | [6, 7] |
| *MICD* | *MICD*、*PERB11.4* | 6 号染色体 | 否 | 伪基因 | [6, 7] |
| *MICE* | *MICE*、*PERB11.5* | 6 号染色体 | 否 | 伪基因 | [6, 7] |

HLA II 类基因区共有 32 个基因座[5]。HLA II 类蛋白的 5 种同型抗原被命名为 HLA-DM、HLA-DO、HLA-DP、HLA-DQ 和 HLA-DR。HLA II 类分子是由大小相近的 α 链和 β 链构成的二聚体。α 链和 β 链基因大部分成对位于 HLA II 类基因区内（表 3-3），例外的是编码 HLA-DO α 链和 β 链的基因，这对基因被其他基因分隔开来。编码 α 链的基因被命名为 A（如 *HLA-DMA* 和 *HLA-DOA*），编码 β 链的基因被命名为 B（如 *HLA-DMB* 和 *HLA-DOB*）。编码 HLA-DQ α 链和 β 链的基因分别称为 *HLA-DQA1* 和 *HLA-DQB1*。除此之外，还有一个 HLA-DQA 伪基因，被称为 *HLA-DQA2*，两个 HLA-DQB 伪基因被称为 *HLA-DQB2* 和 *HLA-DQB3*。编码 HLA-DP α 链和 β 链的基因分别称为 *HLA-DPA1* 和 *HLA-DPB1*。除此之外，还有一个 HLA-DPA 伪基因，被称为 *HLA-DPA2*，一个 HLA-DPB 伪基因被称为 *HLA-DPB2*（表 3-3）。

编码 HLA-DR 分子的 HLA II 类基因区比编码其他 HLA II 类同型抗原的基因区更加复杂，因为存在多个功能 β 链基因及伪基因（表 3-3），并且其数量在不同的单倍型（haplotype）之间有差异。DRB β 链基因的不同排列称为 DRB 单倍型[18]。DR 亚区的两端为所有单倍型共有的基因：包括 5′端 β 链的 *HLA-DRB1* 基因、3′端 α 链的 *HLA-DRA* 基因及 HLA-DRA 近端的 HLA-DRB 伪基因 *HLA-DRB9*。*HLA-DRB1* 和 *HLA-DRB9* 基因之间可存在其他 HLA-DRB 基因，其数量取决于单倍型。每个单倍型含有 *HLA-DRB2*、*HLA-DRB6*、*HLA-DRB7* 和 *HLA-DRB8* 伪基因中的 0～3 个，*HLA-DRB3*、*HLA-DRB4* 和 *HLA-DRB5* 表达基因中的 0 或 1 个。所有 *DRB* 表达基因的 β 链产物均与 HLA-DRA 编码的 α 链相结合。图 3-2 列出了 5 种不同单倍型的基因排列。

**表 3-3　HLA II 类基因**

| 名称 | 曾用名称 | 基因 ID | 分子特征 |
|---|---|---|---|
| *HLA-DMA* | *RING6* | 3108 | DM α 链 |
| *HLA-DMB* | *RING7* | 3109 | DM β 链 |
| *HLA-DOA* | *DNα*、*DZα*、*DOα* | 3111 | DO α 链 |
| *HLA-DOB* | *DOβ* | 3112 | DO β 链 |
| *HLA-DPA1* | *DPα1*、*DP1α* | 3113 | DP α 链 |
| *HLA-DPB1* | *DPβ1*、*DP1B* | 3115 | DP β 链 |
| *HLA-DPA2* | *DPα2*、*DP2α* | 3114 | DP α 链相关伪基因 |
| *HLA-DPB2* | *DPβ2*、*DP2B* | 3116 | DP β 链相关伪基因 |
| *HLA-DQA1* | *DQα1*、*DQ1α* | 3117 | DQ α 链 |
| *HLA-DQB1* | *DQβ1*、*DQ1B* | 3119 | DQ β 链 |
| *HLA-DQA2* | *DXα*、*DQ2α* | 3118 | DQ α 链相关伪基因 |
| *HLA-DQB2* | *DXβ*、*DQ2B* | 3120 | DQ β 链相关伪基因 |
| *HLA-DQB3* | *DVβ*、*DQB3* | 3121 | DQ β 链相关伪基因 |
| *HLA-DRA* | *DRα* | 3122 | DR α 链 |
| *HLA-DRB1* | *DRβ1*、*DR1B* | 3123 | DR β 链，决定的特异性为 DR1、DR2、DR3、DR4、DR5 等 |
| *HLA-DRB2* | *DRβII* | 3124 | DRB 伪基因 |
| *HLA-DRB3* | *DRβIII*、*DR3B* | 3125 | DR β3 链，决定 DR52 和 Dw24、Dw25、Dw26 特异性 |
| *HLA-DRB4* | *DRβIV*、*DR4B* | 3126 | DR β4 链，决定 DR53 特异性 |
| *HLA-DRB5* | *DRβIII* | 3127 | DR β5 链，决定 DR51 特异性 |
| *HLA-DRB6* | *DRBX*、*DRBα* | 3128 | DRB 伪基因 |
| *HLA-DRB7* | *DRBΨl* | 3129 | DRB 伪基因 |
| *HLA-DRB8* | *DRBΨl* | 3130 | DRB 伪基因 |
| *HLA-DRB9* | M4.2 β 外显子 | 3132 | DRB 伪基因 |

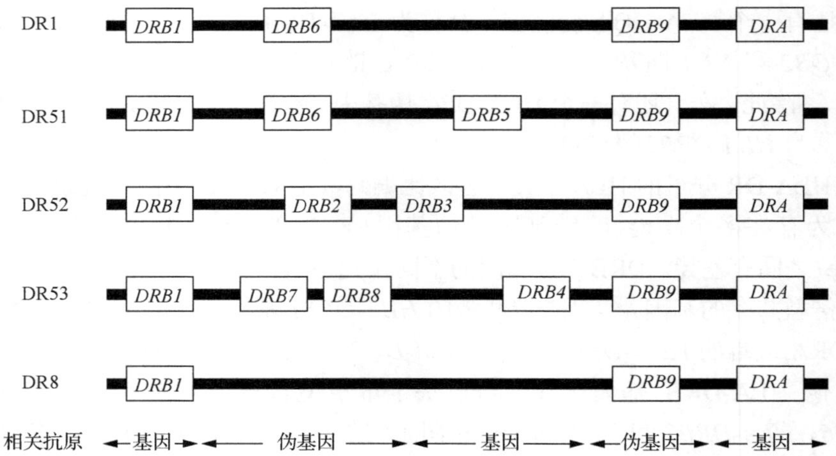


图 3-2　HLA 单倍体可存在不同 *DRB* 基因排列[23]

不同单倍型的排列与特有抗原的形成相关。DR51、DR52 和 DR53 抗原分别取决于 *DRB5*、*DRB3* 和 *DRB4* 基因的产物。*DRB2*、*DRB6*、*DRB7*、*DRB8* 和 *DRB9* 是伪基因。DR1 和 DR8 抗原取决于 *DRB1* 基因的产物

HLA III 类基因区位于 HLA I 类和 HLA II 类基因区之间，共 86 个基因座[5]，包括补体系统 C2、C4、CFB 和细胞因子 TNF、LTA、LTB，以及一些与免疫功能和炎症无明显关联的基因[1, 19]。本书对 HLA III 类基因区的基因不作详细介绍。

MHC I 类和 II 类基因仅见于脊椎动物，且除无颚鱼类(盲鳗和七鳃鳗)之外的所有脊椎动物种类均携带 MHC I 类和 II 类基因。这种进化上的分布与免疫球蛋白、T 细胞受体及适应性免疫系统的其他主要抗原结合蛋白一致。由此可见，适应性免疫系统与脊椎动物共同进化，使拥有免疫球蛋白、T 细胞受体和两类 MHC 分子的物种，在与拥有更早期形式免疫系统的物种(一些物种只有此 4 类基因家族中的一类、两类或三类)的竞争中胜出。

有人提出早期脊椎动物的进化与基因组的两次连续复制有关，并且这种扩增促进免疫系统的进化。与该设想一致，3 个其他染色体基因区中也存在与 HLA 复合体中相似的相连基因座。这些基因区称为 MHC 的旁系同源基因，位于人类 1 号、9 号和 19 号染色体上[20, 21]。因此，MHC 及其 3 个旁系同源基因被认为是先代染色体基因区两次复制所产生的 4 份复本的后代。如今 MHC 基因与其旁系同源基因所区别的特征，正是 MHC 随进化而特化出的防御和免疫功能[15, 22]。

## 参 考 文 献


[1] The MHC sequencing consortium. Complete sequence and gene map of a human major histocompatibility complex. Nature, 1999, 401(6756):921-923.

[2] Shiina T, Hosomichi K, Inoko H, et al. The HLA genomic loci map: expression, interaction, diversity and disease. J Hum Genet, 2009, 54(1):15-39.

[3] Trowsdale J, Knight JC. Major histocompatibility complex genomics and human disease. Annu Rev Genomics Hum Genet, 2013, 14:301-323.

[4] Mungall AJ, Palmer SA, Sims SK, et al. The DNA sequence and analysis of human chromosome 6. Nature, 2003, 425(6960):805-811.

[5] Shiina T, Blancher A, Inoko H, et al. Comparative genomics of the human, macaque and mouse major histocompatibility complex. Immunology, 2017, 150(2):127-138.

[6] Bahram S, Bresnahan M, Geraghty DE, et al. A second lineage of mammalian major histocompatibility complex class I genes. Proc Natl Acad Sci USA, 1994, 91(14):6259-6263.

[7] Obeidy P, Sharland AF. NKG2D and its ligands. Int J Biochem Cell Biol, 2009, 41(12):2364-2367.

[8] Calabi F, Bradbury A. The CD1 system. Tissue Antigens, 1991, 37(1):1-9.

[9] Brigl M, Brenner MB. CD1: antigen presentation and T cell function. Annu Rev Immunol, 2004, 22:817-890.

[10] Hashimoto K, Hirai M, Kurosawa Y. A gene outside the human MHC related to classical HLA class I genes. Science, 1995, 269(5224):693-695.

[11] Riegert P, Wanner V, Bahram S. Genomics, isoforms, expression, and phylogeny of the MHC class I-related MR1 gene. J Immunol, 1998, 161(8):4066-4077.

[12] Krovi SH, Gapin L. Structure and function of the non-classical major histocompatibility complex molecule MR1. Immunogenetics, 2016, 68(8):549-559.

[13] Ueyama H, Deng HX, Ohkubo I. Molecular cloning and chromosomal assignment of the gene for human Zn-alpha 2-glycoprotein. Biochemistry, 1993, 32(48):12968-12976.

[14] Feder JN, Gnirke A, Thomas W, et al. A novel MHC class I-like gene is mutated in patients with hereditary haemochromatosis. Nat Genet, 1996, 13 (4) :399-408.

[15] Kasahara M. The chromosomal duplication model of the major histocompatibility complex. Immunol Rev, 1999, 167:17-32.

[16] Kandil E, Egashira M, Miyoshi O, et al. The human gene encoding the heavy chain of the major histocompatibility complex class I-like Fc receptor（FCGRT）maps to 19q13.3. Cytogenet Cell Genet, 1996, 73 (1-2) :97-98.

[17] Junghans RP. Finally! The Brambell receptor（FcRB）. Mediator of transmission of immunity and protection from catabolism for IgG. Immunol Res, 1997, 16 (1) :29-57.

[18] Traherne JA. Human MHC architecture and evolution: implications for disease association studies. Int J Immunogenet, 2008, 35 (3) :179-192.

[19] Shiina T, Inoko H, Kulski JK. An update of the HLA genomic region, locus information and disease associations: 2004. Tissue Antigens, 2004, 64 (6) :631-649.

[20] Katsanis N, Fitzgibbon J, Fisher EM. Paralogy mapping: identification of a region in the human MHC triplicated onto human chromosomes 1 and 9 allows the prediction and isolation of novel PBX and NOTCH loci. Genomics, 1996, 35 (1) :101-108.

[21] Kasahara M. Genome dynamics of the major histocompatibility complex: insights from genome paralogy. Immunogenetics, 1999, 50 (3-4) :134-145.

[22] Abi Rached L, McDermott MF, Pontarotti P. The MHC big bang. Immunol Rev, 1999, 167: 33-44.

[23] Marsh SGE, Parham P, Barber LD. The HLA Facts Book. Academic Press, 2000.

# 4 HLA 多态性及命名

## 4.1 HLA I 类分子多态性及命名

HLA I 类分子由两条多肽链组成：一条是重链，锚定在细胞膜上，是分子质量为 45kDa 的糖蛋白；另一条是水溶性轻链，分子质量为 12kDa（图 4-1）。

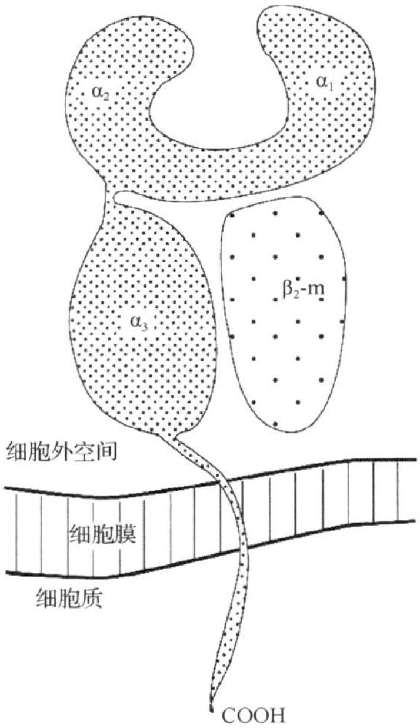


图 4-1 HLA I 类分子的结构示意图[1]

编码 HLA I 类分子重链的基因具有特征性的结构，蛋白质的不同结构域被独立的外显子所编码。前导肽由外显子 1 编码，3 个胞外结构域（$\alpha_1$、$\alpha_2$ 和 $\alpha_3$）分别由外显子 2、3 和 4 编码，跨膜锚定区由外显子 5 编码，胞质区由外显子 6 和 7 编码，3′非翻译区由外显子 8 编码（图 4-2）。HLA I 类分子重链基因的外显子总计由 1089～1101 个核苷酸（包括终止密码子）构成，编码含 362～366 个氨基酸残基的重链。

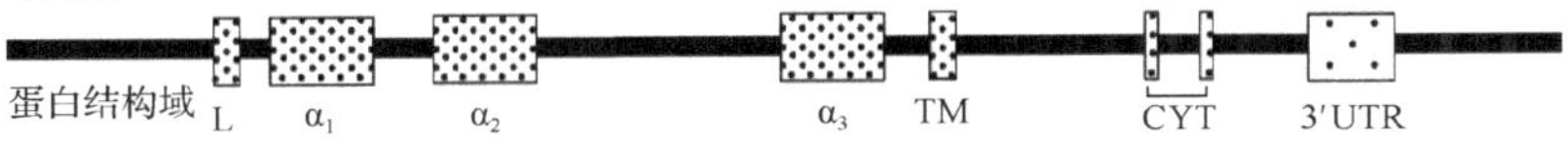


图 4-2 HLA I 类基因的外显子-内含子组成结构[1]

HLA I 类重链内的各个蛋白结构域由不同外显子编码。L 代表前导序列，TM 代表跨膜区，CYT 代表胞质尾区，3′ UTR 代表 3′非翻译区。不同等位基因或基因座编码的 HLA I 类重链长度的细微差异，是由跨膜区基因插入和缺失及胞质尾区长度上的变化所致，胞质尾区的长度由外显子 6、7 或 8 内终止密码子所处不同位置来决定

HLA I 类基因在人类群体不同个体间具有高度的多样性，即 HLA I 类基因的多态性(polymorphism)。HLA I 类分子的多态性差异集中于重链，是由编码重链基因的外显子 2 和 3 的核苷酸差异导致的。其中 *HLA-A*、*HLA-B* 和 *HLA-C* 基因是经典的 HLA I 类基因，多态性极为突出，相比之下，其他非经典 HLA I 类基因(*HLA-E*、*HLA-F*、*HLA-G*)的多态性要弱很多。截至 2017 年 4 月，在人类群体中已经发现的 *HLA-B* 等位基因的数量多达 4765 个(表 4-1)。由于每个人类个体携带来自父本和母本的两套基因，所以理论上 *HLA-B* 有 11 354 995($C_{4765}^{2}$ +4765)种不同的基因型。随着对 HLA I 类基因的深入研究，还发现了 HLA I 类基因区上的一些伪基因，如 *HLA-H*、*HLA-J*、*HLA-K* 等。迄今，HLA I 类基因中已鉴定出的等位基因合计超过 12 000 个。

**表 4-1　HLA I 类基因的多态性**

| 基因座 | 等位基因数量 |
|---|---|
| *HLA-A* | 3913 |
| *HLA-B* | 4765 |
| *HLA-C* | 3510 |
| *HLA-E* | 25 |
| *HLA-F* | 22 |
| *HLA-G* | 54 |
| *HLA-H* | 12 |
| *HLA-J* | 9 |
| *HLA-K* | 6 |
| *HLA-L* | 5 |
| *HLA-P* | 5 |
| *HLA-T* | 8 |
| *HLA-U* | 0 |
| *HLA-V* | 3 |
| *HLA-W* | 11 |
| *HLA-X* | 0 |
| *HLA-Y* | 3 |

轻链通常被称为 $\beta_2$-微球蛋白($\beta_2$ microglobulin)，最初被鉴定为尿液和血清中的一种可溶成分，并且根据其相对于其他血清蛋白的电泳迁移率进行命名。$\beta_2$-微球蛋白缩写为 $\beta_2$-m 或 $\beta_2$m。人类 $\beta_2$-m 由 15 号染色体上非 HLA 基因所编码，由于在其蛋白质表达中未发现多态性变异，因此，$\beta_2$-m 被认为不具有多态性。它是 HLA I 类分子和部分类 HLA I 分子中必要的基本成分。

HLA I 类抗原基于抗原抗体反应的血清学研究开始于 20 世纪 50 年代，曾经是用于 HLA I 类分子临床分型最常用的方法。人类抗血清大部分取自有多胎生产史的女性，通常具有效价弱和特异性广的特点。只对某一种 HLA I 类抗原具有单一特异性的抗血清是比较少见的。每种抗血清由针对不同抗原表位产生的若干抗体构成，每个抗原表位均可由不同亚型的 HLA 所共有。某些抗原表位还可由不同基因座的 HLA 所共有。更为复杂的是，每个 HLA 携带多个抗原表位且每个细胞都携带 3～6 个不同 HLA I 类抗原。总的来说，HLA 血清学分型是一种涉及含有抗体混合物的血清与表达抗原混合物的细胞相互作用的检测方法。

血清学分析可用于确定个体抗原、计算人群中的抗原频率并了解家族中的抗原分离关系。依据这些数据可识别 *HLA-A*、*HLA-B* 和 *HLA-C* 基因座并编译血清学抗原列表。推动这些发展的是始于 1964 年并延续至今的一系列 HLA 国际研讨会(表 4-2)。许多曾开创了 HLA 领域研究的血清学家和遗传学家至今仍在坚持研究;他们通过研讨会对科学研究起到了推动作用，尤其是最初的几届会议，为一个重要科学研究领域的诞生提供了契机[2]。

**表 4-2　HLA 国际研讨会**

| 序号 | 年份 | 地点 |
|---|---|---|
| 第 1 届 | 1964 | 美国北卡罗来纳州达勒姆市 |
| 第 2 届 | 1965 | 荷兰莱顿市 |
| 第 3 届 | 1967 | 意大利都灵市 |
| 第 4 届 | 1970 | 美国加利福尼亚州洛杉矶市 |
| 第 5 届 | 1972 | 法国依云市 |
| 第 6 届 | 1975 | 丹麦奥尔胡斯市 |
| 第 7 届 | 1977 | 英国牛津市 |
| 第 8 届 | 1980 | 美国加利福尼亚州洛杉矶市 |
| 第 9 届 | 1984 | 德国慕尼黑市 |
| 第 10 届 | 1987 | 美国新泽西州普林斯顿市 |
| 第 11 届 | 1991 | 日本横滨市 |
| 第 12 届 | 1996 | 法国圣马洛市 |
| 第 13 届 | 2001 | 加拿大惠斯勒市 |
| 第 14 届 | 2005 | 澳大利亚墨尔本市 |
| 第 15 届 | 2008 | 巴西里约热内卢市 |
| 第 16 届 | 2012 | 英国利物浦市 |
| 第 17 届 | 2017 | 美国加利福尼亚州 |

共有 16 个实验室参加了第 1 届研讨会，他们使用 7 种不同技术比较一组中 8 个细胞的 HLA 分型。从那时开始，这项工作的规模不断稳定扩大，至第 12 届研讨会有超过 400 个实验室参加。每次研讨会都专注不同的问题，就开展大型合作实验进行集体讨论并随后分卷发表在会议论文集中。研讨会除了提供关于 HLA 的大量有用信息外，还在全世界推广试剂和技术。第 17 届国际 HLA 与免疫遗传学研讨会(IHIW)于 2017 年 9 月 6～10 日在美国加利福尼亚州举行。

为应对 HLA 系统的复杂性，需要一种通用命名法[3]。

这一问题首次在 1965 年第 2 届研讨会上讨论，并在世界卫生组织（WHO）的主持下成立了 HLA 命名委员会。该委员会定期发布 HLA 系统分子命名报告。新出的报告包含之前所有报告的参考文献[4]。在 1967 年第 3 届研讨会上，对于 HLA 的命名取得一致意见，但是当时的写法为 HL-A。接着于 1968 年确定了最初 8 个 HLA 抗原的名称。由于当时还未意识到多个 I 类基因座的存在，因此抗原的命名按照单个数值序列进行编号：HL-A1、HL-A2、HL-A3，以此类推。

1975 年，明确了已知的 HL-A 抗原来源于两个不同的基因座，分别被命名为 *HLA-A* 和 *HLA-B*（注意连字符的移位）。为避免不必要的混淆，抗原的编号不变且继续按单个数值序列进行编号。因此，最早的 8 个抗原：HL-A1、HL-A2 和 HL-A3 来源于基因座 *HLA-A*，HLA-A4、HL-A5、HL-A6、HL-A7 和 HL-A8 来源于基因座 *HLA-B*。随后，第 3 个基因座相应的抗原被发现并命名为 *HLA-C*。HLA-C 抗原按与 HLA-A 和 HLA-B 抗原不同的数值序列编号，并给定前缀“w”以避免与补体成分的命名混淆。

随着血清学的持续发展，之前被认为的单个抗原被分成多种抗原。例如，HLA-A10 抗原被发现包括 HLA-A25 和 HLA-A26 两种抗原，它们在人群中独立存在。据此，HLA-A25 和 HLA-A26 被认为是 HLA-A10 抗原交叉反应组（cross-reactive group，CREG）的成员。导致交叉反应的抗原表位被称为公共抗原表位，而单个抗血清决定的抗原表位被称为特异性抗原表位。当需要同时表示这两种抗原类型时，惯例是在括号内注明更宽的特异性，如 HLA-A25（10）或 HLA-A26（10）。有些抗血清针对公共抗原表位，而有些抗血清则针对特异性抗原表位。世界骨髓捐赠协会（WMDA）质量保证工作组定期出版综合全面的关于 HLA 血清学抗原与等位基因的“词典”[5~9]。表 4-3 列出了当前官方已命名的血清学 HLA I 类抗原。

**表 4-3　血清学的 HLA I 类抗原**

| HLA-A | HLA-B | HLA-C |
|---|---|---|
| A1 | B5 | Cw1 |
| A2 | B7 | Cw2 |
| A203 | B703 | Cw3 |
| A210 | B8 | Cw4 |
| A3 | B12 | Cw5 |
| A9 | B13 | Cw6 |
| A10 | B14 | Cw7 |
| A11 | B15 | Cw8 |
| A19 | B16 | Cw9（w3） |
| A23（9） | B17 | Cw10（w3） |
| A24（9） | B18 | |
| A2403 | B21 | |
| A25（10） | B22 | |

续表

| HLA-A | HLA-B | HLA-C |
|---|---|---|
| A26(10) | B27 | |
| A28 | B2708 | |
| A29(19) | B35 | |
| A30(19) | B37 | |
| A31(19) | B38(16) | |
| A32(19) | B39(16) | |
| A33(19) | B3901 | |
| A34(10) | B3902 | |
| A36 | B40 | |
| A43 | B4005 | |
| A66(10) | B41 | |
| A68(28) | B42 | |
| A69(28) | B44(12) | |
| A74(19) | B45(12) | |
| A80 | B46 | |
| | B47 | |
| | B48 | |
| | B49(21) | |
| | B50(21) | |
| | B51(5) | |
| | BS 102 | |
| | BS 103 | |
| | BS2(5) | |
| | B53 | |
| | B54(22) | |
| | B55(22) | |
| | B56(22) | |
| | B57(17) | |
| | B58(17) | |
| | B59 | |
| | B60(40) | |
| | B61(40) | |
| | B62(15) | |
| | B63(15) | |
| | B64(14) | |
| | B65(14) | |
| | B67 | |

续表

| HLA-A | HLA-B | HLA-C |
|---|---|---|
| | B70 | |
| | B71(70) | |
| | B72(70) | |
| | B73 | |
| | B75(15) | |
| | B76(15) | |
| | B77(15) | |
| | B78 | |
| | B81 | |
| | B82 | |
| | Bw4 | |
| | Bw6 | |

迄今了解得最详细的公共抗原表位是 HLA-Bw4 和 HLA-Bw6 抗原。对于 *HLA-B* 基因座而言，Bw4 和 Bw6 是互相排斥的抗原表位。大约 1/3 种类的 HLA-B 抗原有 Bw4 抗原表位，其余的有 Bw6 抗原表位。此外，某些 HLA-A 抗原（HLA-A23、HLA-A24、HLA-A25 和 HLA-A32）也与 Bw4 公共抗原表位有关。Bw4 和 Bw6 抗原的区别由 I 类重链 $\alpha_1$ 结构域中 77～83 位置上的氨基酸序列差异所致[10]。特异性抗原表位与公共抗原表位 Bw4 和 Bw6 的关系见表 4-4。

**表 4-4　各抗原与 Bw4 和 Bw6 的关系**

| Bw4 | Bw6 |
|---|---|
| B5 | B7 |
| B5102 | B703 |
| B5103 | B8 |
| B13 | B14 |
| B17 | B18 |
| B27 | B22 |
| B37 | B2708 |
| B38(16) | B35 |
| B44(12) | B39(16) |
| B47 | B3901 |
| B49(21) | B3902 |
| B51(5) | B40 |
| B52(5) | B4005 |
| B53 | B41 |
| B57(17) | B42 |
| B58(17) | B45(12) |
| B59 | B46 |

续表

| Bw4 | Bw6 |
|---|---|
| B63(15) | B48 |
| B77(15) | B50(21) |
| | B54(22) |
| A9 | B55(22) |
| A23(9) | B56(22) |
| A24(9) | B60(40) |
| A2403 | B61(40) |
| A25(10) | B62(15) |
| A32(19) | B64(14) |
| | B65(14) |
| | B67 |
| | B70 |
| | B71(70) |
| | B72(70) |
| | B73 |
| | B75(15) |
| | B76(15) |
| | B78 |
| | B81 |
| | B82 |

1964 年引入了混合淋巴细胞培养法(mixed lymphocyte culture，MLC)，并将其作为一种细胞组织相容性的检测方法。与抗体介导的体液免疫反应一样，细胞免疫也会导致移植排斥，所以这一方法弥补了血清学检测法的不足。尤其重要的是，采用 MLC 的研究直接导致 HLA II 类基因和抗原的发现(详见 4.2 正文)。

在混合淋巴细胞培养法中，杀伤性 CD8 T 细胞(也称细胞毒性 T 细胞，cytotoxic T lymphocyte，CTL)是 T 细胞增殖和分化的产物之一。这些效应细胞通过 HLA I 类分子介导杀伤并可用于评估杀伤实验中的组织相容性。采用这种方法发现，CTL 可用于检测血清学方法无法检测的 HLA I 类抗原的异质性，例如，研究发现血清学方法确定的 HLA-A2 抗原由多个“亚型”构成。结构分析显示出不同亚型的 HLA-A2 重链间氨基酸的差异，证明它们是不同等位基因的产物。这些研究结果促进了其他分析方法应用于 HLA I 类分子的研究，如对免疫共沉淀得到的蛋白质进行等电聚焦电泳和利用小鼠单克隆抗体的血清学方法。各种新方法的应用进一步揭示了人类抗血清定义的抗原具有遗传异质性。直接通过核苷酸测序对 HLA I 类等位基因结构的研究显示出了更明显的异质性。继续用 HLA-A2 作为示例，目前已知该抗原包含至少 600 个不同等位基因。

依据核苷酸序列定义的 HLA I 类等位基因数量的迅速增加，使得一个新的命名规则成为了必要。1987 年第 10 届研讨会后采用新的命名法并命名了 12 个 *HLA-A* 和 *HLA-B* 的等位基因。在该命名法中基因座的名称(如 *HLA-A*)之后是一个星号(*)，然后是一些数字。前两个数字代表基因类型，通常对应于其血清学抗原。第三位和第四位数字代表亚型，其编号按 DNA 序列被确定的顺序来指定。例如，欧洲人群中编码 HLA-A2 抗原的最常见等位基因被指定为 *HLA-A*0201*，或缩写为 *A*0201*。

某些等位基因编码区内的基因突变阻止了 HLA Ⅰ 类功能性蛋白质在细胞表面的表达。例如，提前引入终止密码子的核苷酸替换，或者是由核苷酸的插入或者缺失导致的读码框的移位(这种移位经常导致终止密码子的提前引入)，这些都能导致基因的失活。这类等位基因统称为无效等位基因。它们被认为是其父系等位基因的亚型，并在第三位和第四位数字处给予相应的唯一编号。此外，给予后缀“N”以表示无效或不表达基因。例如，两个称为 *HLA-A*2409N* 和 *HLA-A*2411N* 的罕见无效等位基因与常见等位基因 *HLA-A*2402* 有关，它们与 *HLA-A*2402* 相比只有一个核苷酸的替换[11]。由于基因的表达和非表达亚型间的功能差异很大，并且可以引发强烈的同种异型反应，因此无效等位基因在免疫学和临床上具有重要地位。

随着越来越多的 HLA 等位基因在人群中被鉴定，HLA 等位基因的命名规则一直在发展中。为了使命名系统适应所有可能被测序的 HLA 等位基因，2010 年 4 月起，HLA 命名委员会正式引入新版命名系统，即现行的 2010 版命名法(图 4-3)。通过在等位基因的名称中引入冒号“:”将之前命名规则中的多个数字分成 4 组。需要注意的是，分开后的每组数字，至少包含两个数字，以前只有一个数字的，在数字前面用“0”来补充[12]。每组数字的含义具体如下：第一个冒号前的数字描述其通常对应的血清学抗原的类型，下一组数字用于表示其亚型，该数字按其 DNA 序列被确定的顺序来编排。这两组数字不同的等位基因必定存在编码不同氨基酸序列的一个或多个核苷酸的替换。编码序列中只因同义核苷酸替换(也称为沉默或非编码替换)而不同的等位基因通过第三组数字来区分。只是在内含子或基因两侧的 5′或 3′非翻译区序列多态性不同的等位基因，通过第四组数字来区分。每一个 HLA 等位基因的名称对应唯一的一个编号。所有等位基因的名称至少包含前两组数字，较长的名称只在必要时命名。

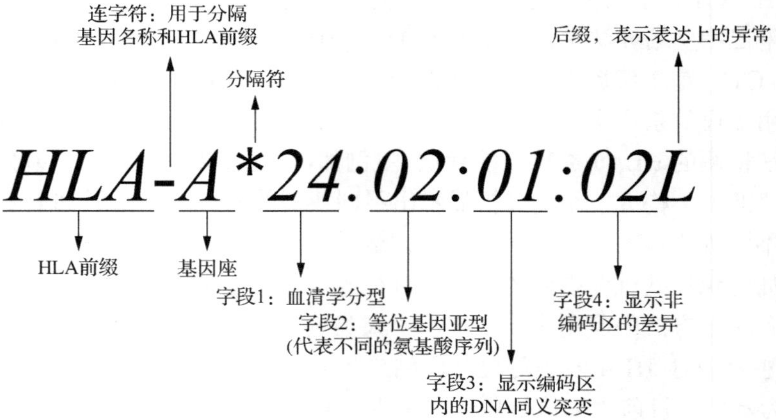


图 4-3 HLA 命名规则图解(2010 版)

除了唯一的等位基因编号，还有额外的可选后缀，可添加到其编号后以表示该等位基因的表达状态。例如，上文已经提到过的已被证明不表达的“无效”等位基因被赋予后缀“N”。用后缀“L”来指示一个等位基因已被证明在细胞表面是“低”水平表达。除了后缀“L”以外，用来表示已被证明是选择性表达的等位基因的后缀还有“S”“C”“A”和“Q”。“S”后缀用来表示该等位基因表达可溶性的分泌蛋白，其不表达于细胞表面。“C”后缀用于指示其表达的蛋白质定位于“细胞质”中而不是在细胞表面的等位基因。“A”后缀表示对该蛋白质实际上是否表达还存在疑问。“Q”后缀表示一个等位基因的表达水平存在不确定性，因为该等位基因中存在某些突变，该突变已经被证明在其他等位基因中影响其表达水平。截至 2017 年 4 月，还没有含“C”或“A”后缀的等位基因被命名。

*HLA-C* 等位基因名称中的“w”被去除，但是为了避免补体系统因子与 HLA-C 分子上的抗原表位相混淆，“w”在 HLA-C 抗原名称中仍然保留。

HLA-A、HLA-B、HLA-C、HLA-E、HLA-F、HLA-G 基因座上目前定义的等位基因见本书附录 II，表 4-5～表 4-10 分别列出了 HLA-H、HLA-J、HLA-K、HLA-L、HLA-P、HLA-V 等伪基因座上目前定义的等位基因。

**表 4-5 *HLA-H* 等位基因**

| |
|---|
| *H*01:01:01:01* |
| *H*01:01:01:02* |
| *H*01:01:01:03* |
| *H*01:02* |
| *H*02:01:01:01* |
| *H*02:01:01:02* |
| *H*02:02* |
| *H*02:03* |
| *H*02:04* |
| *H*02:05* |
| *H*02:06* |
| *H*03:01* |

**表 4-6 *HLA-J* 等位基因**

| |
|---|
| *J*01:01:01:01* |
| *J*01:01:01:02* |
| *J*01:01:01:03* |
| *J*01:01:01:04* |
| *J*01:01:01:05* |
| *J*01:01:01:06* |
| *J*01:01:01:07* |
| *J*01:01:01:08* |
| *J*02:01* |

表 4-7 ***HLA-K*等位基因**

| |
|---|
| *K*01:01:01:01* |
| *K*01:01:01:02* |
| *K*01:01:01:03* |
| *K*01:01:01:04* |
| *K*01:02* |
| *K*01:03* |

表 4-8 ***HLA-L*等位基因**

| |
|---|
| *L*01:01:01:01* |
| *L*01:01:01:02* |
| *L*01:01:01:03* |
| *L*01:01:02* |
| *L*01:02* |

表 4-9 ***HLA-P*等位基因**

| |
|---|
| *P*01:01:01:01* |
| *P*01:01:01:02* |
| *P*01:02* |
| *P*02:01:01:01* |
| *P*02:01:01:02* |

表 4-10 ***HLA-V*等位基因**

| |
|---|
| *V*01:01:01:01* |
| *V*01:01:01:02* |
| *V*01:01:01:03* |

2010 年 4 月，命名委员会补充了两个等位基因群的名称，可称为“P 等位基因群”和“G 等位基因群”。“P 等位基因群”是指能够编码相同“肽结合结构域”蛋白质序列(HLA I 类基因对应的是外显子 2 和 3，HLA II 类基因对应的只是外显子 2)的 HLA 等位基因群。“G 等位基因群”是指具有完全一致的编码“肽结合结构域”的核苷酸序列的 HLA 等位基因群。对应基因群的名称指定为在符合条件最低要求的 HLA 等位基因名称后分别接上字母“P”或“G”。例如，下面的一群等位基因，其外显子 2 和 3 编码的 $\alpha_1$ 和 $\alpha_2$ 蛋白结构域具有相同的氨基酸序列，这群基因都可以简写为 *A*02:01P*。

*A*02:01:01:01/A*02:01:01:02L/A*02:01:01:03/A*02:01:02/A*02:01:03/A*02:01:04/A**

*02:01:05/A*02:01:06/A*02:01:07/A*02:01:08/A*02:01:09/A*02:01:10/A*02:01:11/A*02:01:12/A*02:01:13/A*02:01:14/A*02:01:15/A*02:01:17/A*02:01:18/A*02:01:19/A*02:01:21/A*02:01:22/A*02:01:23/A*02:01:24/A*02:01:25/A*02:01:26/A*02:01:27/A*02:01:28/A*02:01:29/A*02:01:30/A*02:01:31/A*02:01:32/A*02:01:33/A*02:01:34/A*02:01:35/A*02:01:36/A*02:01:37/A*02:01:38/A*02:01:39/A*02:01:40/A*02:01:41/A*02:01:42/A*02:09/A*02:66/A*02:75/A*02:89/A*02:97:01/A*02:97:02/A*02:132/A*02:134/A*02:140*

又如，下面的一群等位基因，它们在外显子 2 和 3 的核苷酸序列完全相同，这群基因都可以简写为 *A*02:01:01G*。

*A*02:01:01:01/A*02:01:01:02L/A*02:01:01:03/A*02:01:08/A*02:01:11/A*02:01:14/A*02:01:15/A*02:01:21/A*02:09/A*02:43N/A*02:66/A*02:75/A*02:83N/A*02:89/A*02:97:01/A*02:97:02/A*02:132/A*02:134/A*02:140*

虽然理论上 HLA 等位基因可由核苷酸序列精确定义，但实际上并不总是这样。事实是对 HLA 基因进行测序时会出错，并且可能已经对包含错误的序列予以命名。分辨单纯的基因多态性和测序错误需要对获得不同序列的细胞进行分析，这取决于调查者间的自愿合作。当平行分析显示两个不同名称的等位基因实际上相同时，废弃给予错误序列的名称。对于不可能直接对比的等位基因，随着时间的推移，当累积的间接证据可以最终确定其中某个序列有误时，将废弃其名称。这类证据大部分来自于后续的基于 DNA 的分型方法无法再次发现某一等位基因。表 4-11 中给出了这类废弃名称的列表，多数废弃的原因是这些 HLA I 类序列是在测序技术和对 HLA I 类序列认识远不如现今精细的情况下获取和命名的。

**表 4-11 废弃的 HLA I 类等位基因的名称**

| 现已废弃旧称 | 废弃原因 |
|---|---|
| *A*0105N* | 序列与 *A*01:04N* 一致(2001 年 7 月) |
| *A*01:34N* | 低水平表达，并且重新命名为 *A*01:01:38L*(2011 年 3 月) |
| *A*020116* | 命名有误，重新命名为 *A*02:134*(2007 年 9 月) |
| *A*020120* | 命名有误，重新命名为 *A*02:01:18*(2008 年 3 月) |
| *A*0223* | 与 *A*02:22:01* 一致(1997 年 8 月) |
| *A*0298* | 命名有误，重新命名为 *A*02:96*(2006 年 8 月) |
| *A*02:01:82* | 序列有错误，与 *A*02:01:84* 一致(2012 年 9 月) |
| *A*02:100* | 从未被命名 |
| *A*03:194* | 序列有错误，与 *A*03:213* 一致(2015 年 7 月) |
| *A*1128* | 重新命名为 *A*11:15:02*(2007 年 8 月) |
| *A*11:53* | 序列与 *A*11:02:01* 一致(2011 年 11 月) |
| *A*23:69* | 序列有错误，与 *A*23:01:01* 一致(2016 年 3 月) |
| *A*2401* | 序列有误(1995 年 3 月) |
| *A*2412* | 序列与 *A*24:08* 一致(1996 年 6 月) |

续表

| 现已废弃旧称 | 废弃原因 |
| --- | --- |
| *A*2416* | 重新命名为 *A*31:08*（2002 年 4 月） |
| *A*2465* | 重新命名为 *A*24:13:02*（2007 年 8 月） |
| *A*24:211* | 命名有误并重新命名为 *A*24:135:02*（2012 年 9 月） |
| *A*26:03:02* | 命名有误并重新命名为 *A*26:111*（2015 年 2 月） |
| *A*26:44* | 命名有误并重新命名为 *A*26:43:02*（2010 年 6 月） |
| *A*3005* | 序列有误，与 *A*30:04* 一致（1995 年 8 月） |
| *A*3021* | 重新命名为 *A*30:11:02*（2007 年 8 月） |
| *A*31011* | 序列有误，与 *A*31:01:02* 一致（1996 年 6 月） |
| *A*3302* | 序列有误，与 *A*33:03:01* 一致（1996 年 11 月） |
| *A*33:38* | 序列有误，与 *A*33:44* 一致（2012 年 7 月） |
| *B*0701* | 序列有误（1995 年 3 月） |
| *B*08:06* | 序列有误，与 *B*08:20* 一致（2010 年 6 月） |
| *B*1305* | 序列提交错误，与 *B*13:04* 一致（1997 年 7 月） |
| *B*1324* | 重新命名为 *B*13:22:02*（2009 年 7 月） |
| *B*150105* | 重新命名为 *B*15:120*（2006 年 9 月） |
| *B*1522* | 重新命名为 *B*35:43*（2002 年 8 月） |
| *B*1541* | 命名错误，与 *B*15:39* 一致（1998 年 8 月） |
| *B*1559* | 序列重新命名为 *B*35:44*（2002 年 8 月） |
| *B*15:100* | 从未被命名 |
| *B*1816* | 命名错误，与 *B*18:14* 一致（2001 年 11 月） |
| *B*27051* | 序列有误，与 *B*27:05:02* 一致（1995 年 3 月） |
| *B*2722* | 序列与 *B*27:06* 一致（2002 年 4 月） |
| *B*3573* | 重新命名为 *B*35:08:03*（2007 年 8 月） |
| *B*35:43:02* | 序列有误，并重新命名为 *B*35:185*（2011 年 9 月） |
| *B*39012* | 序列有误，与 *B*39:01:01:01* 一致（1993 年 6 月） |
| *B*3921* | 序列与 *B*39:24* 一致（2000 年 12 月） |
| *B*4017* | 命名有误，与 *B*40:16* 一致（1998 年 4 月） |
| *B*4041* | 命名有误，与 *B*40:40* 一致（2001 年 11 月） |
| *B*4203* | 从未被命名 |
| *B*4401* | 序列有误，与 *B*44:02:01:01* 一致（1994 年 3 月） |
| *B*44:246N* | 从未被命名 |
| *B*49:15* | 序列与 *B*49:01:01* 一致（2014 年 6 月） |
| *B*5003* | 命名有误，与 *B*50:02* 一致（1997 年 8 月） |
| *B*5125* | 序列与 *B*51:22* 一致（2000 年 7 月） |
| *B*5147* | 重新命名为 *B*51:09:02*（2007 年 8 月） |
| *B*5506* | 序列有误，与 *B*55:04* 一致（1998 年 12 月） |

续表

| 现已废弃旧称 | 废弃原因 |
|---|---|
| *B*5803* | 从未被命名 |
| *B*58:30* | 序列有误，与 *B*58:01:01* 一致(2012 年 7 月) |
| *B*7901* | 重新命名为 *B*15:18:01*(1994 年 3 月) |
| *B*9530* | 重新命名为 *B*15:27:02*(2007 年 8 月) |
| *C*03:12* | 序列有误，与 *C*03:19* 一致(2013 年 1 月) |
| *C*07:295* | 从未被命名 |
| *C*08:64* | 命名有误，重新命名为 *C*08:33:03*(2012 年 9 月) |
| *C*15:20* | 序列与 *C*15:27* 一致(2012 年 6 月) |
| *Cw*0101* | 序列有误，与 *C*01:02:01* 一致(1996 年 2 月) |
| *Cw*0201* | 序列有误，与 *C*02:02:02* 一致(1996 年 2 月) |
| *Cw*020204* | 序列与 *C*02:10* 一致(2006 年 5 月) |
| *Cw*021603* | 序列命名有误，与 *C*02:16:02* 一致(2009 年 4 月) |
| *Cw*0301* | 序列有误，与 *C*03:04:01:01* 一致(1995 年 3 月) |
| *Cw*0402* | 序列与 *C*04:01:01:01* 一致(1999 年 6 月) |
| *Cw*0421* | 重新命名为 *C*04:15:02*(2007 年 8 月) |
| *Cw*0422* | 序列有误，与 *Cw*0421* 一致(2006 年 8 月) |
| *Cw*0502* | 序列有误，与 *C*05:09* 一致(2007 年 7 月) |
| *Cw*0601* | 序列有误，与 *C*06:02:01:01* 一致(1995 年 1 月) |
| *Cw*060202* | 序列延长，并重新命名为 *C*06:17*(2008 年 3 月) |
| *Cw*0734* | 重新命名为 *C*07:27:02*(2007 年 8 月) |
| *Cw*1101* | 测序中的假序列(1991 年 11 月) |
| *Cw*1201* | 序列有误，与 *C*12:02:02* 一致(1996 年 2 月) |
| *Cw*1301* | 序列有误(2002 年 7 月) |
| *Cw*1401* | 序列有误，与 *C*14:02:01* 一致(1995 年 7 月) |
| *Cw*1501* | 序列有误，与 *C*15:02:01* 一致(1996 年 2 月) |
| *Cw*1514* | 序列重命名为 *C*15:10:02*(2007 年 8 月) |
| *Cw*1603* | 序列有误，与 *C*14:03* 一致(1995 年 8 月) |
| *Cw*16042* | 序列有误，与 *C*16:04:01* 一致(1997 年 10 月) |
| *Cw*1605* | 序列有误，与 *C*16:04:01* 一致(1997 年 10 月) |

HLA 命名委员会推荐使用标准的基因名称和对应的蛋白质名称。HLA 等位基因名称中字母大写，整体都用斜体表示，其对应的蛋白质名称相同，但不用斜体。例如，*A*03:01* 表示一个 HLA-A 的基因，A*03:01 表示该基因对应的蛋白质产物。另外，委员会还建议，当报道一个不确定的 HLA 等位基因时，用一个向前的斜杠(/)作为分隔符代表“或者”的意思，当报告基因分型时，使用逗号(,)来代表“和”的意思。例如，HLA 分型表示如下：*A*02:01/02:09, 03:01; B*07:02, 15:02/15:73; C*03:03, 07:02*。

## 4.2 HLA II 类分子多态性及命名

HLA II 类分子包含一条 α 链和一条 β 链，均锚定在细胞膜上(图 4-4)。

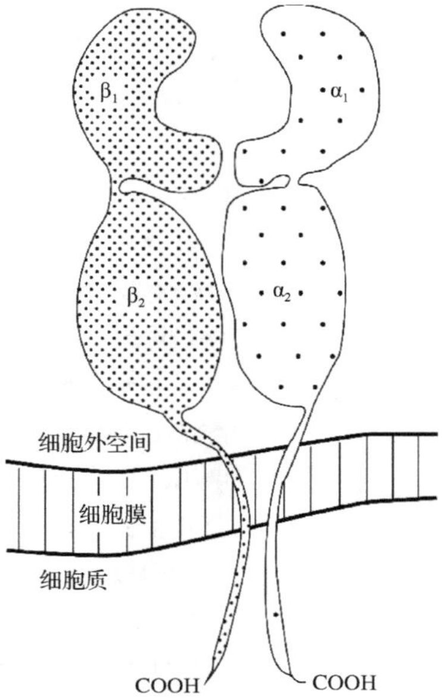


图 4-4 HLA II 类分子的结构示意图[1]

α 链和 β 链各有两个胞外域、一个跨膜区和一个胞质区。α 链的胞外域为 $α_1$ 和 $α_2$，β 链的胞外区域为 $β_1$ 和 $β_2$

α 链为 33～35kDa，β 链为 26～28kDa，这一大小差异主要由糖基化作用所致。HLA II 类基因和 HLA I 类基因的外显子-内含子组织结构类似，其中外显子编码蛋白质的各个结构域[13, 14]。α 链和 β 链基因具有相似的结构，均由外显子 1 编码前导肽，而外显子 2 和外显子 3 编码两个胞外结构域。在 β 链基因中，外显子 4 编码跨膜结构域，外显子 5 编码胞质区。而在 α 链基因中，跨膜区和胞质区均由外显子 4 编码(图 4-5)。

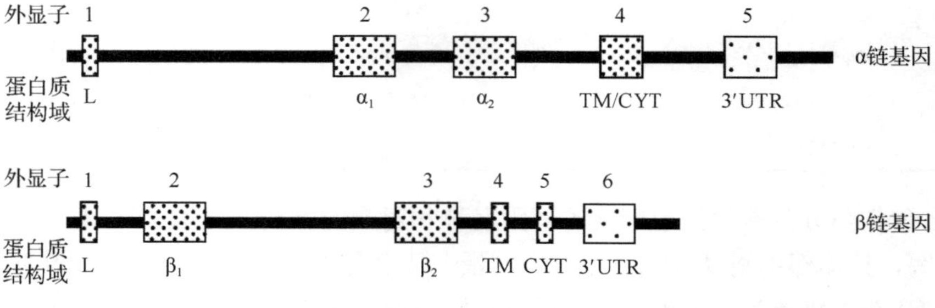


图 4-5 HLA II 类分子 α 链和 β 链编码基因的外显子-内含子组织结构[1]

L. 前导序列；TM. 跨膜区；CYT. 胞质尾区；3′ UTR. 3′非翻译区

HLA II 类分子在人群中的多态性与 α 链和 β 链均有关，但不同的 HLA II 类基因情况不同。对于 HLA-DR，由于 α 链具有单型性，其多态性全部源于 β 链基因。最具多态性的HLA II类基因是 *HLA-DRB1*，截至2017年4月，已确定的等位基因达2058个。相反，其他 *DRB* 基因只有少量等位基因。HLA-DP和HLA-DQ的多态性同时源于α链和β链，且两者对应的基因均具有高度多态性。相反，*HLA-DM* 和 *HLA-DO* 基因的多态性不明显。截至2017年4月，已确定的HLA II类等位基因数量如表4-12所示。

**表4-12 HLA II类基因的多态性**

| 基因座 | 等位基因数量 |
|---|---|
| *HLA-DMA* | 7 |
| *HLA-DMB* | 13 |
| *HLA-DOA*[a] | 12 |
| *HLA-DOB* | 13 |
| *HLA-DPA1* | 45 |
| *HLA-DPA2* | 5 |
| *HLA-DPB1* | 828 |
| *HLA-DPB2* | 6 |
| *HLA-DQA1* | 78 |
| *HLA-DQB1* | 1079 |
| *HLA-DRA* | 7 |
| *HLA-DRB1* | 2058 |
| *HLA-DRB2* | 1 |
| *HLA-DRB3* | 137 |
| *HLA-DRB4* | 60 |
| *HLA-DRB5* | 48 |
| *HLA-DRB6* | 3 |
| *HLA-DRB7* | 2 |
| *HLA-DRB8* | 1 |
| *HLA-DRB9* | 1 |

a *HLA-DOA* 以前被称为HLA-DNA

对器官移植中HLA I类和HLA II类匹配效果的研究显示，HLA II类分子更加重要，尽管两者都匹配比仅有一类匹配更好。HLA II类抗原对许多相关疾病的敏感性进一步证明了其重要的生物学及临床意义。许多炎症和自身免疫性疾病与特定HLA抗原相关联，除少数特例外，这些疾病与HLA II类分子多态性的联系比HLA I类分子更紧密。

HLA II类分子发现于20世纪70年代，是通过混合淋巴细胞培养法（MLC）对决定同种异体反应性T细胞活化的多态性进行分析时发现的。这种多态性由HLA基因簇内基因决定，但是可与经血清学检测定义的HLA-A、HLA-B和HLA-C抗原的编码基因分离。因为这种HLA多态性由细胞学检测发现，所以最初被命名为：淋巴细胞决定的组织相容性抗原。在1975年的第6届研讨会上，这种决定MLC活化的基因座被命名为HLA-D，并为其指定了6种Dw特异性。使用HLA纯合细胞为HLA-Dw特异性的确定和分析提供了极大的便利[15]。HLA-Dw特异性分型有时也被称为细胞分型，以区别于血清学分型。

到1977年第7届研讨会时，科学家了解到HLA-D基因区的基因编码了可经血清学方法检测的B细胞和巨噬细胞的多态性细胞表面抗原。基于这一认识，血清学家去寻找可识别B细胞（而非T细胞）表面抗原的同种异型抗体。这类抗体被发现确实存在于已经用来进行 HLA I 类分型的许多抗血清中。于是，科学家收集到了一系列包含 B 细胞特异性抗体的同种抗血清，并将其用于建立现在被称为 HLA II 类抗原的血清学分析系统。后来，将外周血淋巴细胞分离为 T 细胞和 B 细胞成为标准操作规程，前者用于 HLA I 类分子的血清学分型，后者用于 HLA II 类分子的血清学分型。随后，探索血清学抗原与 MLC 活化之间关系的遗传学研究显示，II 类抗原和淋巴细胞决定的 HLA-D 特异性可能源于同一组基因。于是，第 7 届研讨会之后，7 个 HLA II 类血清学抗原被分配至名为 HLA-DR 的基因座（HLA-D related 的缩写）。

尽管血清学方法可以证明一系列不同的 HLA II 类抗原的存在，但是并不像血清学分析用于区分 HLA-A 和 HLA-B 一样令人信服。其主要的问题是，由于紧密排列及严重的连锁不平衡，HLA-DQ 和 HLA-DR 基因座之间缺少信息重组。HLA-DP 多态性则无法通过血清学方法确定，而是通过预致敏淋巴细胞分型试验（primed lymphocyte typing，PLT）来确定。已证实 HLA II 类血清学分型比 HLA I 类血清学分型更难，并且经细胞检测（HLA-Dw）和血清学方法（HLA-DR）确定的多态性之间并不总是存在简单的相关性。表 4-13 为通过血清学和细胞分型确定的 HLA II 类分子列表。

**表 4-13　HLA II 类血清学和细胞学特异性分类**

| HLA-D | HLA-DP | HLA-DQ | HLA-DR |
|---|---|---|---|
| Dw1 | DPw1 | DQ1 | DR1 |
| Dw2 | DPw2 | DQ2 | DR103 |
| Dw3 | DPw3 | DQ3 | DR2 |
| Dw4 | DPw4 | DQ4 | DR3 |
| Dw5 | DPw5 | DQ5（1） | DR4 |
| Dw6 | DPw6 | DQ6（1） | DR5 |
| Dw7 | | DQ7（3） | DR6 |
| Dw8 | | DQ8（3） | DR7 |
| Dw9 | | DQ9（3） | DR8 |
| Dw10 | | | DR9 |
| Dw11（w7） | | | DR10 |
| Dw12 | | | DR11（5） |
| | | | DR12（5） |
| Dw13 | | | DR13（6） |
| Dw14 | | | DR14（6） |
| Dw15 | | | DR1403 |
| Dw16 | | | DR1404 |
| Dw17（w7） | | | DR15（2） |
| Dw18（w6） | | | DR16（2） |
| Dw19（w6） | | | DR17（3） |
| Dw20 | | | DR18（3） |
| Dw21 | | | |
| Dw22 | | | DR51 |
| Dw23 | | | DR52 |
| Dw24 | | | DR53 |
| Dw25 | | | |
| Dw26 | | | |

20 世纪 80 年代早期，分子生物学家开始分离 HLA II 类基因并确定其特征。综合这些研究及利用细胞学和血清学对 HLA 进行分型取得的成果，于 1984 年成功识别出了 3 种编码 HLA II 类抗原亚型的基因：*HLA-DP*、*HLA-DQ* 和 *HLA-DR*。随后人们还发现有一些只存在于某些单倍型上的 HLA-DR β 链由多个基因编码[14]。部分血清学方法检测到的抗原如 DR51、DR52 和 DR53 的特异性分别与被命名为 *HLA-DRB5*、*HLA-DRB3* 和 *HLA-DRB4* 的基因相关(关于 HLA-DR β 链单倍型的介绍详见第三章)。

20 世纪 80 年代期间，随着生物化学和分子生物学方法应用于 HLA II 类分子多态性的研究，血清学方法用于 HLA II 类分型的不足越来越明显。利用小鼠单克隆抗体对 HLA II 类抗原的免疫共沉淀和二维凝胶电泳技术显示出血清学方法不易检测到的多态性，后来应用限制性片段长度多态性(restriction fragment length polymorphism，RFLP)分析和核苷酸测序发现了更多的多态性。此后在聚合酶链反应(polymerase chain reaction，PCR)应用的辅助下，我们对核苷酸序列水平上的 HLA II 类多态性有了更多的了解。

对于具有多态性的 HLA II 类多肽，序列变异性主要集中于远膜端，即氨基端胞外结构域(图 4-4)。在 α 链中该结构域被称为 $\alpha_1$ 结构域，在 β 链中被称为 $\beta_1$ 结构域。与此相反，α 链的近膜端结构域 $\alpha_2$ 和 β 链的近膜端结构域 $\beta_2$ 则高度保守。HLA II 类多肽变异区的大小是 HLA I 类分子重链变异区的一半，并且其大小(长度约 300 个核苷酸)在当时(20 世纪 80 年代)可以由一次测序反应检测。α 链和 β 链的基因结构($\alpha_1$ 和 $\beta_1$ 结构域由单个外显子编码)为 HLA II 类多态性分析提供了更大的便利。这意味着一旦发现基因座特异性引物和 PCR 扩增的条件，就可对这些多态性外显子进行 PCR 扩增和测序。

对于研究 HLA II 类抗原更有价值的是，从父母那里遗传了完全相同的 HLA 分型的个体的细胞系。这类人通常是第一代堂表亲近亲结婚的后代。第 10 届研讨会的一个重要目标是，收集并分类约 100 个 HLA 纯合的 B 细胞系[15]，这组细胞系代表了常见的 HLA II 类分子的分型，并且当中许多细胞系是近亲纯合子。对于这些细胞系而言，所有分析方法中 HLA 变异的复杂性均降低了一半。更为重要的是，它们使得准确定义 HLA 单倍型成为可能，并且各个等位基因可通过 PCR 扩增和其产物直接测序确定。

在第 10 届研讨会上展示了大量关于一系列纯合 B 细胞系的研究，而且一些细胞经过深入的研究后被证明是杂合细胞。在这之后，新的基于基因序列的 HLA II 类基因和等位基因命名法启用，并命名了 9 个 *HLA-DRB* 基因。现在回头来看，1987 年第 10 届 HLA 国际研讨会命名报告既是基于精确化学结构的 HLA 等位基因命名法的开端，又是 HLA 血清学分型的终结。HLA II 类命名法的基本原则与 4.1 中详述的 HLA I 类命名法相同，目前均采用 2010 年版命名法(图 4-3)。

截至 2017 年 4 月，总计确定了 12 351 个 HLA I 类等位基因和 4404 个 HLA II 类等位基因，这些基因的相关信息均可在 IMGT/HLA 数据库中查询(http://www.ebi.ac.uk/imgt/hla/)。IMGT/HLA 数据库是 HLA 命名委员会所命名的 HLA 序列的官方资料库[16](本书所有的 HLA 等位基因信息均来源于此数据库)。该数据库包括所有的经 HLA 命名委员会官方确认的 HLA 等位基因序列，并向用户提供一些检索和分析的工具，包括等位基因报告、序列比对工具及序列来源细胞的详细描述。用户还可以通过 IMGT/HLA 在线提交工具直接向 HLA 命名委员会提交新的或者验证性的序列。IMGT/HLA 数据库会在每年的 1 月、4

月、7 月和 10 月每 3 个月更新一次数据。此外，新的 HLA 等位基因的发现及命名相关信息也会定期在专门的 HLA 研究期刊[*HLA*(旧称为 *Tissue Antigen*)和 *International Journal of Immunogenetics*]上公布。

当前已确定的 HLA II 类基因，包括 *HLA-DM*、*HLA-DO*、*HLA-DP*、*HLA-DQ* 和 *HLA-DR* 的 α 链和 β 链等位基因，见本书附录 II。表 4-14 为已废弃名称列表。

**表 4-14　HLA II 类等位基因已废弃名称**

| 现已废弃旧称 | 废弃原因 |
|---|---|
| *DPA1**0101* | 序列包含错误，之后被证明与 *DPA1**01:03:01* 完全相同(1995 年 2 月) |
| *DPA1**0102* | 序列包含错误，之后被证明与 *DPA1**01:03:01* 完全相同(1995 年 2 月) |
| *DPA1**02:02:01* | 序列包含错误，之后被证明与 *DPA1**02:07:01* 完全相同(2017 年 3 月) |
| *DPB1**02011* | 序列包含错误，之后被证明与 *DPB1**02:01:02* 完全相同(1996 年 8 月) |
| *DPB1**0701* | 未被命名 |
| *DPB1**1201* | 未被命名 |
| *DPB1**35:01:02* | 被重新命名为 *DPB1**621:01*，因为发现序列和 *DPB1**35:01:01* 在编码区有不同(2016 年 12 月) |
| *DPB1**4201* | 序列包含错误，之后被证明与 *DPB1**31:01* 完全相同(1993 年 10 月) |
| *DPB1**4301* | 序列包含错误，之后被证明与 *DPB1**28:01* 完全相同(1993 年 10 月) |
| *DQA1**03012* | 序列包含错误，之后被证明与 *DQA1**03:02* 完全相同(1995 年 1 月) |
| *DQA1**05013* | 考虑到前导肽区域的编码多肽性，重新被命名为 *DQA1**05:05*(1998 年 4 月) |
| *DQB1**03031* | 序列包含错误，之后被证明与 *DQB1**03:03:02* 完全相同(1995 年 1 月) |
| *DQB1**06:220* | 命名错误，之后被证明与 *DQB1**06:217* 完全相同(2016 年 12 月) |
| *DRB1**03:11:02* | 序列包含错误，之后被重新命名为 *DRB1**03:81*(2012 年 3 月) |
| *DRB1**04:05:12* | 序列包含错误，之后被证明与 *DRB1**04:05:14* 完全相同(2012 年 7 月) |
| *DRB1**04:94:02N* | 序列命名错误，之后被更正为 *DRB1**04:212N* (2016 年 5 月) |
| *DRB1**0702* | 序列包含错误，之后被证明与 *DRB1**07:01:01:01* 完全相同(1994 年 3 月) |
| *DRB1**08031* | 序列包含错误，之后被证明与 *DRB1**08:03:02* 完全相同(1997 年 10 月) |
| *DRB1**08:01:03* | 序列和更正过的 *DRB1**08:01:01* 完全相同(2016 年 3 月) |
| *DRB1**09011* | 序列包含错误，之后被证明与 *DRB1**09:01:02* 完全相同(1996 年 12 月) |
| *DRB1**1171* | 序列和更正过的 *DRB1**11:02:01* 完全相同(2008 年 12 月) |
| *DRB1**11:11:02* | 序列包含错误，之后被证明与 *DRB1**11:11:01* 完全相同(2015 年 4 月) |
| *DRB1**12031* | 序列包含错误，之后被证明与 *DRB1**12:01:01* 完全相同(1996 年 12 月) |
| *DRB1**1466* | 被重新命名为 *DRB1**14:32:02*(2007 年 8 月) |
| *DRB1**1606* | 序列包含错误，之后被证明与 *DRB1**16:05:01* 完全相同(1995 年 9 月) |
| *DRB3**010101* | 序列和 *DRB3**01:01:02:01* 完全相同(2006 年 8 月) |
| *DRB4**0101102N* | 序列和 *DRB4**01:03:01:02N* 完全相同(1996 年 12 月) |
| *DRB5**0201* | 序列包含错误，之后被证明与 *DRB5**02:02* 完全相同(1997 年 3 月) |

## 4.3 类 HLA 分子多态性及命名

存在 3 种位于 HLA 基因复合体中的非 HLA 等位基因（类 HLA 等位基因），分别是 TAP（transporter associated with antigen processing）家族、MIC（MHC class I chain-related gene）家族和 HFE（high iron Fe）家族。它们不直接参与抗原呈递，但是它们在人群不同个体间同样具有基因多态性，因此其命名也纳入 HLA 命名委员会的职责范围。

抗原加工相关转运蛋白（TAP）的主要功能是将短肽运送至内质网以便其与 HLA I 类分子结合[17]。TAP 包含两个亚基，分别由 *TAP1* 和 *TAP2* 基因编码，二者均位于 HLA II 类基因区内并显示中等多态性。有研究提示，*TAP* 等位基因多态性可能和 TAP 的转运短肽谱[18]及某些疾病的发生有关[19]。*TAP* 等位基因的名称在表 4-15 中列出。

**表 4-15　*TAP* 等位基因**

| *TAP1* | *TAP2* |
|---|---|
| *TAP1*01:01:01:01* | *TAP2*01:01:01* |
| *TAP1*01:01:01:02* | *TAP2*01:01:02* |
| *TAP1*01:01:01:03* | *TAP2*01:01:03:01* |
| *TAP1*01:01:01:04* | *TAP2*01:01:03:02* |
| *TAP1*01:01:01:05* | *TAP2*01:01:03:03* |
| *TAP1*01:02N* | *TAP2*01:02* |
| *TAP1*02:01:01* | *TAP2*01:03* |
| *TAP1*02:01:02* | *TAP2*01:04* |
| *TAP1*03:01* | *TAP2*02:01:01* |
| *TAP1*04:01* | *TAP2*02:01:02:01* |
| *TAP1*05:01* | *TAP2*02:01:02:02* |
| *TAP1*06:01* | *TAP2*02:01:02:03* |

MIC 家族的 5 个基因包括两个表达基因 *MICA* 和 *MICB*，以及 3 个伪基因 *MICC*、*MICD* 和 *MICE*。*MICA* 和 *MICB* 基因的组织结构与 HLA I 类基因类似。但是，和 HLA I 类重链不同，MIC 链不和 $\beta_2$-微球蛋白结合。MIC 蛋白表达于胃肠道上皮细胞、内皮细胞和成纤维细胞表面，并与自然杀伤（NK）细胞、γδ T 细胞等表面的 NKG2D 受体相互作用[20, 21]。*MIC* 基因具有高度多态性，在 129 位密码子中具有甲硫氨酸的等位基因比在该位置具有缬氨酸的等位基因与 NKG2D 的结合能力强 10～50 倍[21]。目前已经确定的 *MICA* 等位基因有 106 个，*MICB* 等位基因有 42 个。表 4-16 给出了目前发现的 *MICA*、*MICB* 等位基因。

**表 4-16　*MIC* 等位基因**

| *MICA* | *MICB* |
|---|---|
| *MICA*001* | *MICB*001* |
| *MICA*002:01* | *MICB*002:01:01* |
| *MICA*002:02* | *MICB*002:01:02* |
| *MICA*002:03* | *MICB*003* |

续表

| MICA | MICB |
| --- | --- |
| MICA*002:04 | MICB*004:01:01 |
| MICA*004 | MICB*004:01:02 |
| MICA*005 | MICB*005:01 |
| MICA*006 | MICB*005:02:01 |
| MICA*007:01 | MICB*005:02:02 |
| MICA*007:02 | MICB*005:02:03 |
| MICA*007:03 | MICB*005:02:04 |
| MICA*007:04 | MICB*005:03 |
| MICA*007:05 | MICB*005:04 |
| MICA*007:06 | MICB*005:05 |
| MICA*007:07 | MICB*005:06 |
| MICA*008:01:01 | MICB*005:07 |
| MICA*008:01:02 | MICB*005:08 |
| MICA*008:02 | MICB*006 |
| MICA*008:03 | MICB*007 |
| MICA*008:04 | MICB*008 |
| MICA*008:05 | MICB*009N |
| MICA*009:01 | MICB*010 |
| MICA*009:02 | MICB*011 |
| MICA*010:01 | MICB*012 |
| MICA*010:02 | MICB*013 |
| MICA*011 | MICB*014 |
| MICA*012:01 | MICB*015 |
| MICA*012:02 | MICB*016 |
| MICA*012:03 | MICB*018 |
| MICA*012:04 | MICB*019 |
| MICA*012:05 | MICB*020 |
| MICA*013 | MICB*021N |
| MICA*014 | MICB*022 |
| MICA*015 | MICB*023 |
| MICA*016 | MICB*024 |
| MICA*017 | MICB*025 |
| MICA*018:01 | MICB*026 |
| MICA*018:02 | MICB*027 |
| MICA*019:01 | MICB*028 |
| MICA*019:02 | MICB*029 |
| MICA*020 | MICB*030 |
| MICA*022 | MICB*031 |
| MICA*023 | |

续表

| *MICA* | *MICB* |
| --- | --- |
| *MICA*024* | |
| *MICA*025* | |
| *MICA*026* | |
| *MICA*027* | |
| *MICA*028* | |
| *MICA*029* | |
| *MICA*030* | |
| *MICA*031* | |
| *MICA*032* | |
| *MICA*033* | |
| *MICA*034* | |
| *MICA*035* | |
| *MICA*036* | |
| *MICA*037* | |
| *MICA*038* | |
| *MICA*039* | |
| *MICA*040* | |
| *MICA*041* | |
| *MICA*042* | |
| *MICA*043* | |
| *MICA*044* | |
| *MICA*045* | |
| *MICA*046* | |
| *MICA*047* | |
| *MICA*048* | |
| *MICA*049* | |
| *MICA*050* | |
| *MICA*051* | |
| *MICA*052* | |
| *MICA*053* | |
| *MICA*054* | |
| *MICA*055* | |
| *MICA*056* | |
| *MICA*057* | |
| *MICA*058* | |
| *MICA*059* | |
| *MICA*060* | |
| *MICA*061* | |
| *MICA*062* | |

续表

| MICA | MICB |
| --- | --- |
| *MICA*063N* | |
| *MICA*064N* | |
| *MICA*065* | |
| *MICA*066* | |
| *MICA*067* | |
| *MICA*068* | |
| *MICA*069* | |
| *MICA*070* | |
| *MICA*072* | |
| *MICA*073* | |
| *MICA*074* | |
| *MICA*075* | |
| *MICA*076* | |
| *MICA*077* | |
| *MICA*078* | |
| *MICA*079* | |
| *MICA*080* | |
| *MICA*081* | |
| *MICA*082* | |
| *MICA*083* | |
| *MICA*084* | |
| *MICA*085* | |
| *MICA*086* | |
| *MICA*087* | |

人血色素沉着蛋白由 *HFE* 基因编码，该基因于 1996 年第一次被发现，最初被命名为 *HLA-H*，后更名为 *HFE*[22]。和 HLA I 类重链类似，HFE 蛋白也会和 $\beta_2$-微球蛋白结合。HFE 蛋白和转铁蛋白受体结合，使得转铁蛋白受体和负载了铁离子的转铁蛋白的亲和力降低 80%～90%，从而起到调节循环铁离子摄取的作用[23]。*HFE* 的等位基因多态性和遗传性血色素沉着症相关[22]。表 4-17 给出了目前发现的 *HFE* 等位基因。

**表 4-17　*HFE* 等位基因**

| HFE |
| --- |
| *HFE*001:01:01* |
| *HFE*001:01:02* |
| *HFE*001:01:03* |
| *HFE*002* |
| *HFE*003* |
| *HFE*004* |

国际研讨会和命名委员会建立了HLA系统的一系列规则。类似的方法随后被利用小鼠单克隆抗体研究其他人体白细胞表面抗原的研究者所效仿。采用之前用于发现HLA抗原的血清学方法，发现了一系列细胞表面抗原分子，并根据其组织分布及其他特性，将这些细胞表面抗原分子或亚基定义为特定的“分化簇”（cluster of differentiation，CD）。每个分化簇均被指定了一系列的单一编码，典型的示例为T细胞亚群标记物CD4和CD8。为避免混淆，HLA I类和HLA II类分子未被指定CD编号。但是，也有某些非多态性的HLA I类分子首先作为白细胞抗原被发现并包含在CD系列中，如CD1。

## 参考文献


[1] Marsh SGE, Parham P, Barber LD. The HLA Facts Book. Academic Press, 2000.

[2] Terasaki PI. History of HLA: Ten recollections: UCLA Tissue Typing Laboratory, 1990.

[3] Bodmer WF. HLA: what's in a name? HLA, 1997, 49(3): 293-296.

[4] Bodmer JG, Marsh SG, Albert ED, et al. Nomenclature for factors of the HLA system, 1998. Tissue Antigens, 1999, 53(4pt2): 407-446.

[5] Hurley C, Schreuder G, Marsh S, et al. The search for HLA-matched donors: a summary of HLA-A*,-B*,-DRB1/3/4/5* alleles and their association with serologically defined HLA-A,-B,-DR antigens. Tissue Antigens, 1997, 50(4): 401-418.

[6] Schreuder GT, Hurley C, Marsh S, et al. The HLA dictionary 1999: a summary of HLA-A,-B,-C,-DRB1/3/4/5,-DQB1 alleles and their association with serologically defined HLA-A,-B,-C,-DR, and-DQ antigens. Human Immunology, 1999, 60(11): 1157-1181.

[7] Schreuder GT, Hurley C, Marsh S, et al. The HLA dictionary 2001: a summary of HLA-A,-B,-C,-DRB1/3/4/5,-DQB1 alleles and their association with serologically defined HLA-A,-B,-C,-DR, and-DQ antigens. Human Immunology, 2001, 62(8): 826-849.

[8] Schreuder G, Hurley CK, Marsh SG, et al. The HLA Dictionary 2004: a summary of HLA-A,-B,-C,-DRB1/3/4/5 and - DQB1 alleles and their association with serologically defined HLA-A,-B,-C,-DR and-DQ antigens. International Journal of Immunogenetics, 2005, 32(1): 19-69.

[9] Holdsworth R, Hurley C, Marsh S, et al. The HLA dictionary 2008: a summary of HLA-A,-B,-C,-DRB1/3/4/5, and - DQB1 alleles and their association with serologically defined HLA-A,-B,-C,-DR, and-DQ antigens. Tissue Antigens, 2009, 73(2): 95-170.

[10] Wan AM, Ennis P, Parham P, et al. The primary structure of HLA-A32 suggests a region involved in formation of the Bw4/Bw6 epitopes. The Journal of Immunology, 1986, 137(11): 3671-3674.

[11] Magor KE, Taylor EJ, Shen SY, et al. Natural inactivation of a common HLA allele（A* 2402）has occurred on at least three separate occasions. The Journal of Immunology, 1997, 158(11): 5242-5250.

[12] Marsh SG, Albert E, Bodmer W, et al. Nomenclature for factors of the HLA system, 2010. Tissue Antigens, 2010, 75(4): 291-455.

[13] Trowsdale J, Young JA, Kelly AP, et al. Structure, sequence and polymorphism in the HLA-D region. Immunological Reviews, 1985, 85: 5-43.

[14] Trowsdale J. Molecular genetics of HLA class I and class II regions. In: Browning M, McMichael A. HLA and MHC: Genes, Molecules and Function. Oxford: Bios Scientific Publishers, 1996: 23-38.

[15] Yang SY, Milford E, Hämmerling U, et al. Description of the reference panel of B-lymphoblastoid cell lines for factors of the HLA system: the B-cell line panel designed for the tenth international histocompatibility workshop. *In*: Dupont B. Immunobiology of HLA. New York: Springer, 1989: 11-19.

[16] Robinson J, Soormally AR, Hayhurst JD, et al. The IPD-IMGT/HLA Database - New developments in reporting HLA variation. Human Immunology, 2016, 77(3): 233-237.

[17] Cerundolo V, Braud V. Cell biology of MHC class I molecules. In: Browning M, McMichael A. HLA and MHC Genes, Molecules and Function. Oxford: Bios Scientific Publisher, 1996: 193-223.

[18] Balladares S, Alaez C, Pujol J, et al. Distribution of TAP gene polymorphisms and extended MHC haplotypes in Mexican Mestizos and in Seri Indians from Northwest Mexico. Genes and Immunity, 2002, 3(2): 78-85.

[19] Wang D, Zhou Y, Ji L, et al. Association of LMP/TAP gene polymorphisms with tuberculosis susceptibility in Li population in China. PloS One, 2012, 7(3): e33051.

[20] Groh V, Steinle A, Bauer S, et al. Recognition of stress-induced MHC molecules by intestinal epithelial gammadelta T cells. Science, 1998, 279(5357): 1737-1740.

[21] Collins RW. Human MHC class I chain related (MIC) genes: their biological function and relevance to disease and transplantation. European Journal of Immunogenetics: Official Journal of the British Society for Histocompatibility and Immunogenetics, 2004, 31(3): 105-114.

[22] Hanson EH, Imperatore G, Burke W. HFE gene and hereditary hemochromatosis: a HuGE review. Human Genome Epidemiology. American Journal of Epidemiology, 2001, 154(3): 193-206.

[23] Feder JN, Penny DM, Irrinki A, et al. The hemochromatosis gene product complexes with the transferrin receptor and lowers its affinity for ligand binding. Proceedings of the National Academy of Sciences of the United States of America, 1998, 95(4): 1472-1477.

# 5　依据 DNA 序列的 HLA 分型

早期 HLA 的研究主要基于血清学分型，并为 HLA 的研究奠定了坚实的基础。但血清学分型的局限性在对 HLA II 类分子分类的研究中开始体现。在对于 HLA-DP、HLA-DQ 和 HLA-DR 的研究中发现通过其他分析方法显示的多样性不能通过血清学分型进行区分。尽管小鼠单克隆抗体的开发扩大了检测的特异性范围，但是这些抗体并不能完全弥补 HLA II 类分子血清学的局限性[1]。

“分型”的本质是识别和区分已经被描述的类型。由于 HLA 等位基因在生物学上通过其核苷酸序列被定义，因此可直接对其 DNA 序列而不是所编码蛋白质的结构进行分类。建立 HLA 基因 DNA 分型系统，首先需要确定待分型等位基因的核苷酸序列，然后根据所得核苷酸序列的数据库，识别区分等位基因的多态性基序及其组合，以定义单个等位基因。

HLA DNA 分型的第一种方法基于分子杂交[2]，即使用 PCR 方法扩增靶向 HLA 基因的多态性外显子，然后与用于检测特定多态性基序的寡核苷酸探针孵育，只有当扩增的 DNA 含有与探针互补的序列时，才会与寡核苷酸探针结合，这种使用序列特异性寡核苷酸探针的方法被称为 SSOP(sequence-specific oligonucleotide probe)法。在实际操作中，通常将许多来自不同个体的 PCR 产物以矩阵形式点在同一张膜上，或不同的微孔板孔中，使其与目的探针杂交。每个样本的分型便可从其与探针的结合情况获知。这类检测有时被称为斑点杂交，尤其适用于大量样本的分型，如为骨髓移植的潜在非亲属供体分型。另一种与斑点杂交相关的检测为反向斑点杂交[3]。即一组寡核苷酸被以点阵形式连接至膜上，或微孔板的孔里，从待分型个体中获取的 PCR 产物则被用作探针。该系统适用于只有一个或少数待分型个体的情况。在法医学中通常应用该系统，例如，将从犯罪现场获取的血液或精液样本与疑犯的进行对比。

HLA DNA 分型的第二种方法基于序列特异性 PCR，将基于多态性序列的几对合成寡核苷酸在 PCR 中作为引物，然后在琼脂糖凝胶上分析 PCR 产物的量和特异性。该检测使用 PCR 序列特异性引物并被称为 PCR-SSP(sequence-specific primer)法。要区别一组等位基因需要一系列不同的 PCR，在对个体分型时这些 PCR 同时进行，扩增的 DNA 产物的丰度和电泳迁移率在凝胶上进行对比。然后依据各种 PCR 中特异性条带的存在或缺失推断得出 HLA 类型。同反向斑点杂交检测一样，PCR-SSP 更适合少量样本的分型。在该方法的一个被称为“照相分型”的版本中使用数百个引物对时，能够使 HLA I 类和 HLA II 类的分型分辨率水平精确到特定的等位基因[4~6]。通过使用“巢式 PCR”策略可提高 PCR-SSP 法的辨别水平，巢式 PCR 包括两轮 PCR，第一轮中的引物结合位点位于第二轮中引物结合位点的两侧。使用这种策略，分型反应取决于一个等位基因内的 4 组替代位点。

HLA DNA 分型的第三种方法以两条双螺旋链中非互补碱基造成的 DNA 分子电泳迁

移率差异为基础[7]。因此当相同等位基因相同长度的 PCR 产物被互相再退火时，混合产物可在电泳上产生与两者中任一单独等位基因相同的带型。相反，当来自不同等位基因的 PCR 产物被再退火时，其带型比两种成分的总和更加复杂。额外条带来源于异源双链核酸分子的形成，该分子中的一条链来源于一个等位基因，而其互补链则来源于另一个等位基因。该方法非常适合评估两个样本之间的同一性或差异性。在将其发展为常规分型方法的过程中，一个有效的策略是通过使用参照链来简化带型。如果参照链被过量使用或标记，则只有包含参照链的分子可见。由于 DNA 双链体的电泳迁移率对单个核苷酸失配敏感，使用该方法区分所有等位基因的分型具有潜在可能性。该方法被称为参考链介导的构象分析（reference strand-mediated conformation analysis，RSCA）的高分辨率分型[8]。

第四种 HLA DNA 分型的最直接方法是测序确定等位基因多态性外显子的核苷酸序列[9,10]。基因座上的所有等位基因通过 PCR 扩增出同等的产量。由于多数个体为杂合体，该 PCR 实际上同时扩增了两个等位基因。然后两个等位基因作为混合物进行测序并使用识别和分析杂合性位置的计算机程序进行分析。通过对比所获得模式与预期所有等位基因组合的模式，该程序能够确定可能的类型。对于绝大多数个体来说，核酸测序分型（sequence-based typing，SBT）可以得到明确的分型。

在 1990 年的第 11 届研讨会上，第一次将 DNA 分型方法用于 HLA II 类分子的分型。此后，DNA 分型基本上取代了血清学成为 HLA 分型的首选及常规临床方法。理论上有多种分型方法可以使用，具体实施方法则由待分型样本的数量和所需分辨率水平决定。通常参与骨髓移植的 HLA 实验室是那些分型样本数量最多并且采用最高分辨率方法的实验室。

近些年来，二代测序（NGS）技术已经开始在 HLA 分型中得到应用[11,12]。二代测序分型方法同时具有高通量和高分辨率的特点；而且相比于传统方法，二代测序在不增加时间和成本的基础上，更容易检测外显子以外的突变信息，甚至得到 HLA 单体型。二代测序分型首先需要准备 HLA 基因的 DNA 片段，目前主要有两种方法。基于 PCR 的方法是应用最普遍的。该方法根据不同的引物设计，通过短 PCR 扩增特定外显子序列或者长 PCR 扩增整条基因。扩增后的产物混合物进入后续的文库构建。另一种方法是基于寡核苷酸对 DNA 片段的杂交和捕获。基于目标序列的生物素化的 DNA 探针杂交到包含 HLA 基因的 DNA 文库，然后通过链霉亲和素磁珠进行富集。目前应用最多的 HLA 分型的二代测序平台是 Roche 系统，另外 Illumina、Ion Torrent 和 Pacific Biosciences 等平台也在近些年有应用。第 16 届和第 17 届研讨会专门探讨了二代测序技术在 HLA 分型中的应用[13]。

## 参 考 文 献

[1] Browning MJ, Mcmichael AJ. HLA and MHC: Genes, Molecules, and Function. Oxford: Bios Scientific Publishers, 1996.

[2] Tiercy JM, Morel C, Freidel AC, et al. Selection of unrelated donors for bone marrow transplantation is improved by HLA class II genotyping with oligonucleotide hybridization. Proceedings of the National Academy of Sciences of the United States of America, 1991, 88(16): 7121-7125.

[3] Trachtenberg EA, Erlich HA. DNA-based HLA typing for cord blood stem cell transplantation. Journal of Hematotherapy, 1996, 5(3): 295-300.

[4] Bunce M, O'Neill CM, Barnardo MC, et al. Phototyping: comprehensive DNA typing for HLA-A, B, C, DRB1, DRB3, DRB4, DRB5 & DQB1 by PCR with 144 primer mixes utilizing sequence-specific primers (PCR-SSP). Tissue Antigens, 1995, 46(5): 355-367.

[5] Bunce M, Young NT, Welsh KI. Molecular HLA typing—the brave new world. Transplantation, 1997, 64(11): 1505-1513.

[6] Dupont B. "Phototyping" for HLA: the beginning of the end of HLA typing as we know it. Tissue Antigens, 1995, 46(5): 353-354.

[7] Little AM, Marsh SG, Madrigal JA. Current methodologies of human leukocyte antigen typing utilized for bone marrow donor selection. Current Opinion in Hematology, 1998, 5(6): 419-428.

[8] Argüello JR, Little AM, Bohan E, et al. High resolution HLA class I typing by reference strand mediated conformation analysis (RSCA). Tissue Antigens, 1998, 52(1): 57-66.

[9] Rozemuller EH, Bouwens AG, van Oort E, et al. Sequencing-based typing reveals new insight in HLA-DPA1 polymorphism. Tissue Antigens, 1995, 45(1): 57-62.

[10] Scheltinga SA, Johnston-Dow LA, White CB, et al. A generic sequencing based typing approach for the identification of HLA-A diversity. Human Immunology, 1997, 57(2): 120-128.

[11] Hosomichi K, Shiina T, Tajima A, et al. The impact of next-generation sequencing technologies on HLA research. Journal of Human Genetics, 2015, 60(11): 665-673.

[12] Erlich HA. HLA typing using next generation sequencing: an overview. Human Immunology, 2015, 76(12): 887-890.

[13] de Santis D, Dinauer D, Duke J, et al. 16(th) IHIW: review of HLA typing by NGS. International Journal of Immunogenetics, 2013, 40(1): 72-76.

# 6　HLA 与抗原呈递

HLA I 类和 HLA II 类分子是对 T 细胞介导的适应性免疫至关重要的分子。T 细胞在胸腺内发育以表达两类受体之一：α 和 β T 细胞受体(T cell receptor, TCR)链构成的 αβ 受体，或 γ 和 δ T 细胞受体链构成的 γδ 受体[1, 2]。表达 αβ 受体的 T 细胞识别结合在 HLA I 类或 HLA II 类分子上的抗原肽，从而产生适应性免疫功能。而 γδ T 细胞则有许多天然免疫系统的特性，γδ T 细胞不具有 HLA 限制性，并且不依赖抗原的处理和呈递过程，在抗感染中起第一线的防御作用，目前对 γδ T 细胞的认识远远不及 αβ T 细胞。(本书中的 T 细胞是指 αβ T 细胞，γδ T 细胞则特指 γδ T 细胞。)

与编码 B 细胞免疫球蛋白重链和轻链的基因类似，T 细胞受体链的基因在发育过程中重新排列后才能有功能。胸腺中 T 细胞发育首先发生 β 链基因的重排。β 链基因有两个拷贝，如果其中一个基因发生功能性重排，会阻止另一个拷贝的重排。随后，α 链基因的重排被启动。由于这些序列重排，一个特定的 T 细胞只能表达一条 β 链，以及一条或两条 α 链。T 细胞成熟至足以在其表面表达 αβ T 细胞受体时，就要经历阴性选择与阳性选择[3]。阴性选择清除那些能与自体抗原肽有强烈相互作用的 T 细胞，而阳性选择则促进某些 T 细胞的成熟，这些 T 细胞具有与 HLA I 类或 HLA II 类分子相互作用的中等亲和力。那些不能或只能微弱地与 HLA I 类或 HLA II 类分子相互作用的 T 细胞不能成熟，并且发生凋亡[4]。这些选择作用的结果是，只有一小部分(<1%)发育中的 T 细胞能成为成熟的循环 T 细胞。这些细胞表达一种或两种形态的 αβ T 细胞受体，如果 T 细胞有两条不同的 α 链，则这两条 α 链均可独立地与该单一 β 链结合形成两对 T 细胞受体。但绝大多数情况下，阳性选择仅赋予其中一对 T 细胞受体与 HLA I 类或 HLA II 类分子相互作用的中等亲和力。由于只有这一对 T 细胞受体可用于识别抗原肽，所有成熟 T 细胞均具有功能上的单克隆性。

αβ T 细胞受体识别的抗原是细胞内蛋白质经降解产生的肽，可与人体细胞表面的 HLA I 类或 HLA II 类分子结合(图 6-1)。蛋白质被蛋白酶体降解而产生肽的过程称为抗原处理(antigen processing)，而 HLA 分子结合抗原肽从而形成对应 αβ T 细胞受体的配体的过程称为抗原呈递(antigen presentation)。因此 HLA I 类和 HLA II 类分子可呈递抗原肽至 T 细胞[5, 6]。

P 表示与 HLA 分子结合的抗原肽。CD8 T 细胞受体与 HLA I 类分子的 $\alpha_1$ 结构域、$\alpha_2$ 结构域和抗原肽相互作用形成复合体。类似地，CD4 T 细胞受体与 HLA II 类分子的 $\alpha_1$ 结构域、$\beta_1$ 结构域和抗原肽相互作用形成另一种复合体。

胸腺内发育产生的 αβ T 细胞可根据其 T 细胞受体是识别 HLA I 类分子还是 HLA II 类分子呈递的抗原肽区分为两类。识别由特定类 HLA 分子所呈递的抗原肽的 T 细胞被认为具有该类 HLA 分子的限制性。单个 T 细胞具有 HLA I 类或 HLA II 类分子的单一限制性，并在胸腺中识别该抗原时经过阳性选择。细胞表面糖蛋白 CD8 和 CD4 决定着 HLA 分子的限制性，CD8 T 细胞具有 HLA I 类分子的限制性，CD4 T 细胞具有 HLA II 类分子

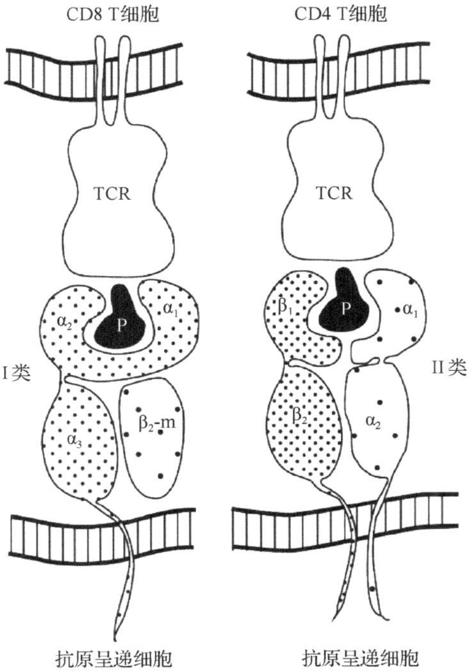


图 6-1 HLA I 类和 HLA II 类分子将抗原肽分别呈递至 CD8 T 细胞和 CD4 T 细胞的 αβ T 细胞受体[7]

的限制性(图 6-2)。CD4 和 CD8 分子被称为协同受体，因为它们类似于 T 细胞受体，通过与 HLA 分子相互作用完成 T 细胞的活化[8]。

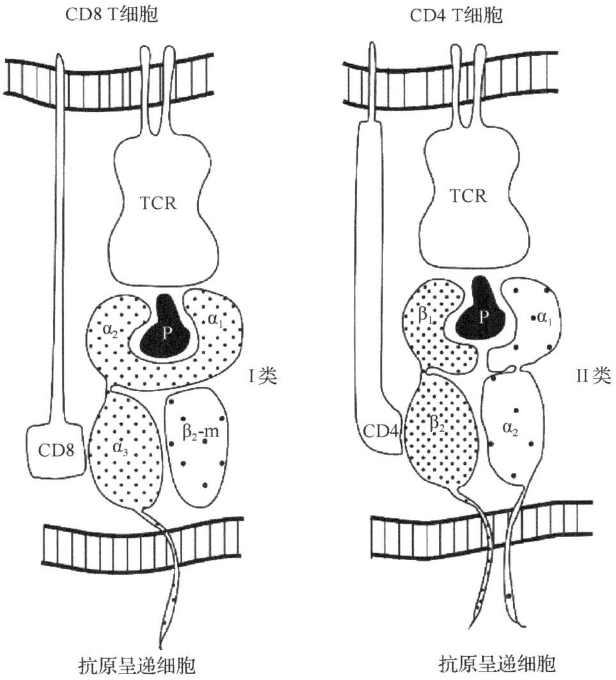


图 6-2 T 细胞协同受体 CD8 和 CD4 分别与 HLA I 类和 HLA II 类分子相互作用[7]

HLA 分子和协同受体的结合位点与 HLA 分子和 T 细胞受体结合的位点不同。CD8 与 HLA I 类分子相互作用的位点为其 $\alpha_3$ 结构域，CD4 与 HLA II 类分子相互作用的位点为其 $\beta_2$ 结构域。T 细胞的有效活化需要 HLA 分子与抗原肽(P)、T 细胞受体和协同受体同时作用。

CD8 T 细胞和 CD4 T 细胞的免疫效应功能有明显差别。CD8 T 细胞具有细胞毒性功能，可以杀死被病毒或其他胞内病原体感染的细胞。因此，CD8 T 细胞常被称为杀伤性(或细胞毒性)T 淋巴细胞(cytotoxic T lymphocyte，CTL)。CD4 T 细胞具有较广泛的效应功能，所有功能均涉及将具有免疫活性的细胞因子靶向输送至免疫系统的其他细胞。由于 CD4 T 细胞常见的功能是诱导其他免疫细胞的活化，因此其常被称为辅助性 T(T helper，$T_H$)细胞。在现有的研究中，已发现 5 种不同类型的 CD4 T 细胞：$T_H1$ 细胞活化巨噬细胞以诱发炎症；$T_H2$ 细胞刺激 B 细胞以生成具有较高亲和力的抗体并产生体液免疫反应；$T_H17$ 细胞在 IL-6、IL-17 及 TGF-β 等细胞因子的诱导下产生并主要参与自身免疫病相关的免疫调节[9, 10]；Treg 细胞为调节性 T 细胞，参与对自身免疫病及机体免疫平衡的调控[11]；滤泡性辅助性 T 细胞(follicular helper T cell，Tfh)是新近确定的一类 CD4 T 细胞，主要通过分泌 IL-21 参与生发中心的抗体类别转换[12, 13]。同时也有各种中间类型的 CD4 T 细胞。

HLA I 类和 HLA II 类分子两者的组织分布和结合抗原肽的胞内机制均不相同。这些不同使得免疫系统启动不同的 CD4 或 CD8 T 细胞应答，进而产生针对不同病原体来源的抗原肽的免疫反应。

通常，HLA I 类分子呈递的外源性抗原来自细胞内感染的病毒。这些抗原触发细胞毒性 CD8 T 细胞应答，这类应答可以杀死受感染的靶细胞并阻止病毒复制和传染。由于所有有核细胞均为病毒感染的潜在目标，因此 HLA I 类分子组成性地表达于几乎所有类型的细胞上。来自细胞质的蛋白质(包括病毒蛋白质)通过蛋白降解作用产生的肽链被选择性地转运至内质网后，在内质网内与 HLA I 类分子结合。

HLA I 类分子的重链在粗面内质网的核糖体上生成，然后被转移到内质网管腔内。HLA I 类重链在内质网管腔内与 $\beta_2$-m 装配形成异二聚体，并结合抗原肽。与 HLA I 类分子结合的多数抗原肽是在细胞质内由蛋白酶体降解胞内抗原得到的。这些胞内抗原肽通过抗原加工相关转运蛋白(transporter associated with antigen processing，TAP)将肽类从细胞质转运到内质网管腔内。TAP 是一种内质网膜上由两个亚基 TAP1 和 TAP2 组成的异源二聚体蛋白质[14, 15]。单独的 HLA I 类分子的重链及没有结合肽的 HLA-$\beta_2$-m 复合物都不稳定，这些 HLA I 类分子装配过程的中间体可通过内质网中的两个伴侣蛋白(钙联蛋白和钙网蛋白)相互作用稳定存在于内质网中。TAP 相关蛋白(TAP-associated protein，亦称为 tapasin)可协助抗原肽从 TAP 转运至尚未成熟的 HLA I 类分子，如同在 TAP 与 HLA I 类分子之间架起了一座桥梁。只有当 HLA I 类重链与 $\beta_2$-m 和内源性抗原肽形成稳定的复合体时，此复合物才能离开内质网并经过高尔基体转运至细胞表面。抗原肽与 HLA I 类分子的紧密结合意味着受感染细胞上 HLA I 类分子与其呈递的特异性抗原肽结合后不易解离，从而保证这些抗原肽不会结合到健康细胞的 HLA I 类分子上。因此，健康细胞不会被动地受到来自这些抗原特异性的 CD8 T 细胞的免疫攻击。图 6-3 描述了细胞内抗原肽的生成及其与 HLA I 类分子结合的过程。

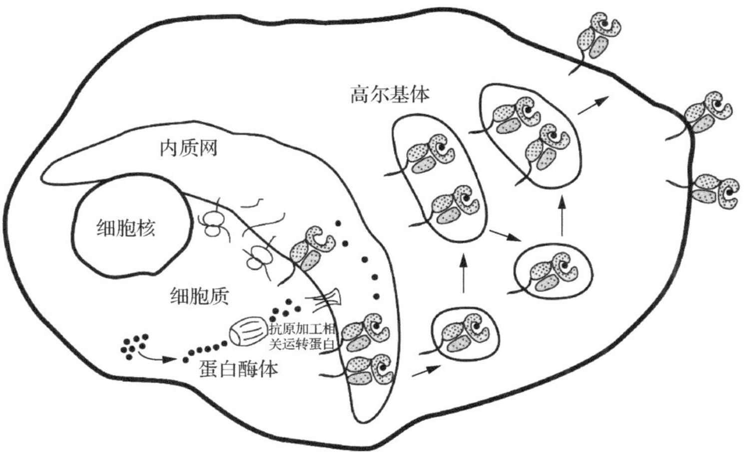


图 6-3 HLA I 类分子处理和呈递细胞内抗原的过程[7]

细胞质内的蛋白质被蛋白酶体降解成短肽，这些短肽通过 TAP 转运至内质网管腔内。HLA I 类分子的重链和 $\beta_2$-微球蛋白在核糖体上合成并被转移到内质网管腔，在内质网中 HLA 完成装配并与抗原肽结合。HLA I 类分子和抗原肽的复合体离开内质网并穿过高尔基体最终到达细胞膜表面并可被 CD8 T 细胞识别。内质网中有许多确保 HLA I 类分子和抗原肽进行正确装配的蛋白质未在图中显示。以病毒感染细胞为例，细胞质内的病毒蛋白被细胞中的溶酶体降解，并通过细胞表面的 HLA I 类分子呈递各种病毒的肽段。随后 CD8 T 细胞被激活，进而杀死被病毒感染的靶细胞，使这些细胞内的病毒无法复制而终止病毒感染。

HLA II 类分子呈递的外源性抗原主要是指进入机体的非自身抗原，包括在细胞外间隙中存活并进行复制的微生物，如许多细菌及病毒颗粒等病原体，它们均在细胞间运输。这些抗原刺激 CD4 T 细胞产生免疫应答并分泌细胞因子，进而活化巨噬细胞和 B 细胞。不同于 HLA I 类分子的抗原呈递，这种模式的抗原呈递不会发生在所有类型的细胞上，HLA II 类分子只是选择性地表达于为此专门分化出的专职抗原呈递细胞(antigen presenting cell，APC)上。巨噬细胞、B 细胞和树突细胞是主要的专职 APC。这些细胞具有专门的机制用于吞噬、杀死和降解细胞外的病原体。例如，巨噬细胞吞噬细菌并在核内体和溶酶体内将其降解。通过这种方式加工产生的抗原肽倾向于在内吞小泡中与 HLA II 类分子结合。这种抗原肽的呈递模式可活化 CD4 T 细胞，CD4 T 细胞可通过两种方式辅助巨噬细胞发挥功能：一方面释放直接活化巨噬细胞的细胞因子，另一方面辅助 B 细胞分泌具有免疫活性的抗体。

HLA II 类分子的 α 链和 β 链在内质网中装配完成但并没有在内质网腔中结合短肽。相反，α 链和 β 链与一个被称为 Ia 相关恒定链(也被称为 Ii 链)的多肽装配成一种复合结构。这种复合结构具有稳定 HLA II 类分子结构的作用，同时还可防止其与内质网中的内源性抗原肽结合。Ii 链形成一种三聚体结构，其中每个组成部分与一条 α 链和一条 β 链相互作用。钙联蛋白和钙网蛋白也辅助 HLA II 类分子在内质网中的组装。HLA II 类分子装配完成后，就可以离开内质网并穿过高尔基体。当它们经过高尔基体后，被引导至一种被称为 MHC II 类分子隔室(MHC class II compartment，MIIC)的特定内吞小泡中。Ii 链在这些小泡内被逐步降解，并且可由在核内体或溶酶体中降解产生的外源性抗原肽替换。HLA-DM 分子和 HLA-DO 分子，这两种在 MIIC 小泡中发现的 HLA II 类分子共同促进这一过程[16]。Ii 链降解时，其被称为 II 类相关恒定链短肽(class II-associated invariant chain peptide，CLIP)的部分仍与 HLA II 类分子的肽结合位点结合。HLA-DM 的作用是催化 CLIP 肽的释放及其与外源性抗原肽的置换。Ii 链降解后，HLA II 类分子移动到细胞膜。尽管 HLA-DM 和 HLA-DO 会发挥催化 CLIP 释放的作用，但仍有极少数的 HLA II 类分子到达细胞表面时与 CLIP 结合于相应的位点。图 6-4 描述了 HLA II 类分子处理和呈递细胞外抗原的过程。

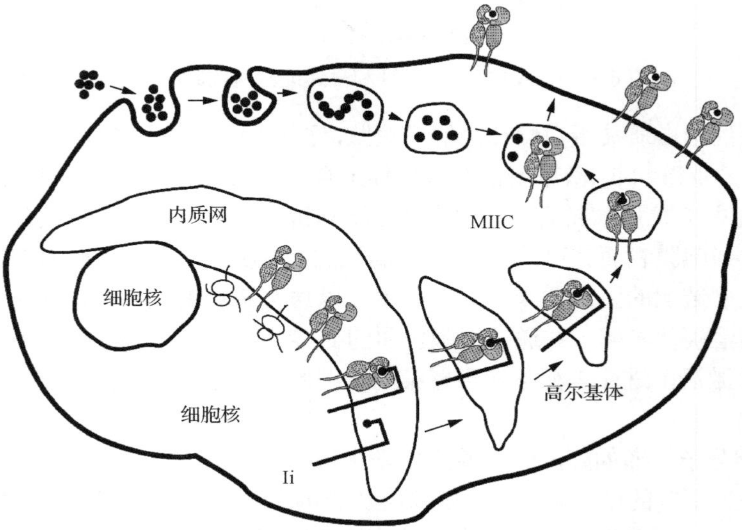


图 6-4　HLA II 类分子处理和呈递细胞外抗原的过程[7]

胞外蛋白质通过内吞作用和吞噬作用被带入细胞内，然后在核内体和溶酶体中被降解为短肽。短肽被收集到 MIIC 囊泡内，在此与 HLA II 类分子相遇。HLA II 类分子的 α 链、β 链和 Ia 相关恒定链(Ii)先在核糖体上合成，再被转移到内质网管腔内并装配成无法结合抗原肽的异源三聚体(因为 Ia 相关恒定链占据了肽结合位点)。这种异源三聚体离开内质网并穿过高尔基体进入 MIIC 囊泡，然后在这里 Ii 链被降解，并且在 HLA-DM 和 HLA-DO(未显示)的辅助下使抗原肽与 HLA II 类分子结合。HLA II 类分子和抗原肽的复合物被转移到细胞膜表面，进而被 CD4 T 细胞识别。在结缔组织中存活和复制的细菌所导致的感染而产生的免疫应答就是通过该途径起作用的：巨噬细胞吞噬细菌并将细菌的抗原肽呈递给 CD4 T 细胞，其中一些 CD4 T 细胞被活化后以分泌细胞因子的方式直接作用于巨噬细胞从而提高其吞噬细菌的速度；其他一些 CD4 T 细胞通过刺激 B 细胞产生针对细菌的特异性抗体，这些抗体通过结合细菌使其对巨噬细胞的吞噬作用更加敏感。

## 参考文献

[1] Parham P. Twenty seven years of transplantation and immunological reviews immunological reviews. Immunological Reviews, 1998: 5-6.

[2] Fehling HJ, Gilfillan S, Ceredig R. Alpha beta/gamma delta lineage commitment in the thymus of normal and genetically manipulated mice. Advances in Immunology, 1999, 71: 1-76.

[3] Sebzda E, Mariathasan S, Ohteki T, et al. Selection of the T cell repertoire. Annual Review of Immunology, 1999, 17: 829-874.

[4] Vyas JM, van der Veen AG, Ploegh HL. The known unknowns of antigen processing and presentation. Nature Reviews Immunology, 2008, 8(8): 607-618.

[5] Jensen PE. Mechanisms of antigen presentation. Clinical Chemistry and Laboratory Medicine, 1999, 37(3): 179-186.

[6] Parham P. Virtual reality in the MHC Immunological Reviews. Immunological Reviews, 1999, 167(1): 5-15.

[7] Marsh SGE, Parham P, Barber LD. The HLA Facts Book. Academic Press, 2000.

[8] Ellmeier W, Sawada S, Littman DR. The regulation of CD4 and CD8 coreceptor gene expression during T cell development. Annual Review of Immunology, 1999, 17: 523-554.

[9] Korn T, Bettelli E, Oukka M, et al. IL-17 and Th17 Cells. Annual Review of Immunology, 2009, 27: 485-517.

[10] Conti HR, Shen F, Nayyar N, et al. Th17 cells and IL-17 receptor signaling are essential for mucosal host defense against oral candidiasis. The Journal of Experimental Medicine, 2009, 206(2): 299-311.

[11] Wing K, Onishi Y, Prieto-Martin P, et al. CTLA-4 control over Foxp3+regulatory T cell function. Science, 2008, 322(5899): 271-275.

[12] Zhou L, Chong MM, Littman DR. Plasticity of CD4+ T cell lineage differentiation. Immunity, 2009, 30(5): 646-655.

[13] Crotty S. Follicular helper CD4 T cells (TFH). Annual Review of Immunology, 2011, 29: 621-663.

[14] Elliott T. Transporter associated with antigen processing. Advances in Immunology, 1997, 65: 47-109.

[15] Lopez-Albaitero A, Mailliard R, Hackman T, et al. Maturation pathways of dendritic cells determine TAP1 and TAP2 levels and cross-presenting function. Journal of Immunotherapy, 2009, 32(5): 465-473.

[16] Momburg F, Hammerling GJ. Generation and TAP-mediated transport of peptides for major histocompatibility complex class I molecules. Advances in Immunology, 1998, 68: 191-256.

# 7　HLA 与自然杀伤细胞

第六章讲解了 CD8 T 细胞如何识别由 HLA I 类分子呈递的抗原肽。这种相互作用激活 CD8 T 细胞，使其增殖分化成效应细胞，从而杀死呈递特异性抗原肽的靶细胞。自然杀伤细胞（natural killer cell，NK 细胞）是第二类具有细胞毒性的淋巴细胞，其功能亦受到细胞表面受体与 HLA I 类分子相互作用的控制[1, 2]。

由于缺少由基因重排导致的多样性受体的克隆性表达，NK 细胞的细胞表型与 B 细胞和 T 细胞有所不同。NK 细胞大多以一种否定的方式被准确定义，即表面无免疫球蛋白或 T 细胞受体的成熟淋巴细胞。没有特别的细胞表面分子的特征可将 NK 细胞与其他淋巴细胞区别开来，NK 细胞表面的所有已知成分均可出现于其他类型的细胞上，特别是通常出现在 T 细胞上。实际上，人体 NK 细胞常被定义为缺少细胞表面标志 CD3（T 细胞受体的组成部分）而表达 CD16 和（或）CD56 细胞表面糖蛋白的细胞。

NK 细胞在外周血中循环。由于 NK 细胞的细胞质中富含毒性颗粒，所以与循环的 B 细胞和 T 细胞相比体积更大。基于这种形态，NK 细胞亦被称为大颗粒淋巴细胞（large granular lymphocyte，LGL）。这些颗粒与细胞毒性 CD8 T 细胞中的相似。NK 细胞为感染出现后立即进入炎症部位并行使免疫功能的天然免疫细胞。除了其细胞毒性功能外，NK 细胞还分泌某些细胞因子。例如，在感染早期，尚未形成 T 细胞应答时，NK 细胞是干扰素 γ 的主要来源。对于已知的少数缺乏 NK 细胞的患者，即使存在 T 细胞介导的适应性免疫，也会遭受长期危及生命的病毒感染。两种细胞的这种关联说明 NK 细胞是对病毒感染早期免疫防御的必要要素，补充了细胞毒性 T 细胞的免疫活性。

NK 细胞介导的细胞杀伤活性与 HLA I 类分子的表达呈负相关关系。例如，从采取的新鲜外周血中获得的 NK 细胞可以杀死人类白血病细胞系 K562（该细胞表面几乎无 HLA I 类分子的表达）。该现象的分子基础是 NK 细胞表面的一些 HLA I 类分子的特异性受体[1, 2]。这些受体在遇到 HLA I 类配体分子时可向 NK 细胞发送抑制活化的信号，从而阻止 NK 细胞发挥细胞毒性作用和分泌细胞因子（图 7-1）。该抑制机制的目的之一是阻止 NK 细胞杀死健康细胞。因此，每个 NK 细胞至少表达一个能与自体 HLA I 类分子相互作用的抑制性受体。在免疫防御中，该机制可引导 NK 细胞攻击 HLA I 类分子表达缺陷或缺失的靶细胞。被病毒感染的靶细胞中的 HLA I 类分子表达下调，是病毒为逃避 CD8 T 细胞的攻击而采用的常见免疫逃逸策略。许多肿瘤细胞也通过下调 HLA I 类分子表达来逃避 CD8 T 细胞的免疫攻击。由于 NK 细胞和 CD8 T 细胞对 HLA I 类分子的识别和应答方式的差异，这两种细胞能针对病毒感染靶细胞或肿瘤靶细胞提供互补性的免疫防御措施。

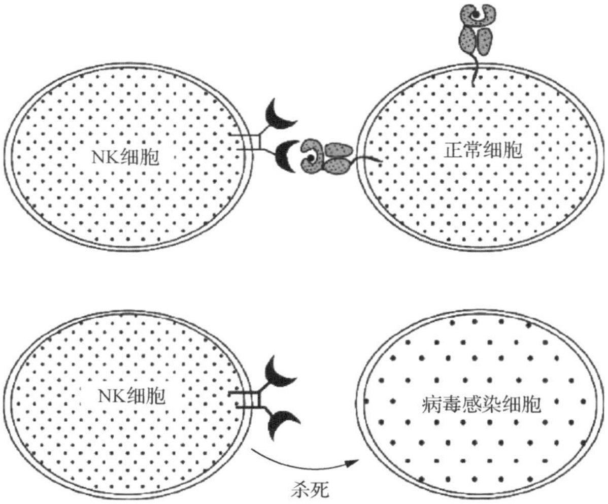


图 7-1 NK 细胞功能受到抑制受体的调节，这种受体对具有丰富多态性的 HLA I 类分子有特异性的识别。因为正常细胞 HLA I 类分子与表达于 NK 细胞表面的抑制受体相互作用，所以不会被自体 NK 细胞杀死。当细胞缺失 HLA I 类表达时，如感染某种病毒，则可由 NK 细胞引发靶细胞溶解[3]

细胞表面有两种不同类型的糖蛋白可作为人类NK细胞的HLA I类分子抑制性受体。其中一种为膜分子 CD94 和 NKG2A 通过二硫键共价结合组成的异源二聚体[4, 5]。这两条多肽链都各含一个存在于哺乳动物 C 型凝集素家族中的糖基识别结构域，该结构域的原型蛋白是甘露糖结合蛋白[6]。它们是 II 型膜蛋白，其氨基端位于细胞质内，而羧基端位于细胞外。

与 CD94: NKG2A 受体结合的 HLA I 类分子配体复合物由 HLA-E 重链、$\beta_2$-微球蛋白，以及一条来源于 HLA-A、HLA-B、HLA-C 或 HLA-G 重链的前导序列的短肽构成(图 7-2)。HLA-E 上的结合位点对这种被呈递的短肽具有高度特异性。虽然 HLA-E 本身也有比

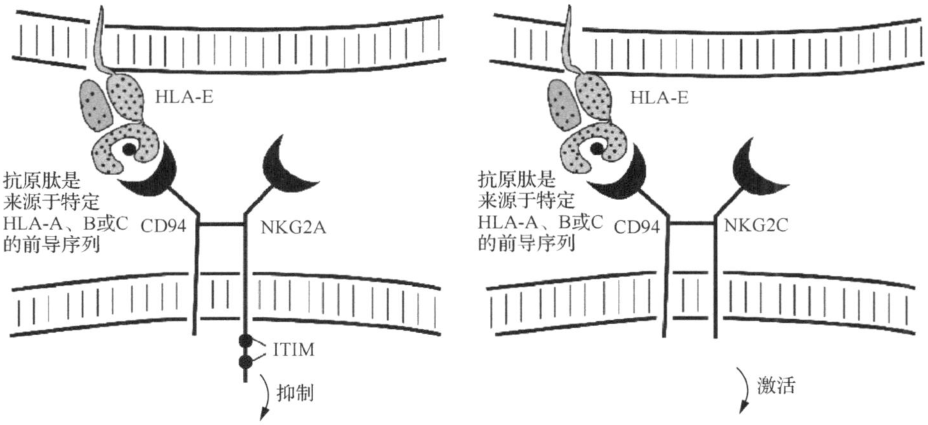


图 7-2 来源于 HLA-A、HLA-B 或 HLA-C 分子的肽链结合于 HLA-E 分子并与 CD94:NKG2 受体相互作用。在该受体中，识别并结合 HLA-E 和前导肽复合物的特异性取决于 CD94。而 NKG2 则决定并传导由配体复合物识别产生的胞内信号的种类。NKG2A 拥有包含 ITIM 基序的长胞质尾区并传导抑制信号，而 NKG2C 拥有短胞质尾区并转导活化信号[3]

HLA-A、HLA-B 或 HLA-C 稍短的前导序列，却无法用于为 HLA-E 自身提供结合肽。但并不是所有结合了短肽的 HLA-E 都可与 CD94:NKG2A 异源二聚体相互作用。因此，细胞表面 HLA-E 分子与 NK 细胞表面的 CD94:NKG2A 受体相互作用的程度取决于细胞自身的 HLA-A、HLA-B 和 HLA-C 类型。尽管 CD94:NKG2A 复合物和 C 型凝集素具有结构相似性，但是没有证据显示它们与 HLA-E 的相互作用涉及碳水化合物。

CD94 和 NKG2A 的基因在人体 12 号染色体上紧密相连。*CD94* 是单拷贝基因；而 NKG2A 则属于一个包含了 *NKG2A*、*NKG2C*、*NKG2D* 和 *NKG2E* 的基因家族。CD94 也可以与 NKG2C 糖蛋白形成异源二聚体并由 NK 细胞表达。NKG2C 与 NKG2A 的胞外部分结构相似，并且 CD94:NKG2C 受体和 CD94:NKG2A 受体对于结合了 HLA-E 的 I 类分子前导肽具有相似的特异性(图 7-2)。但是，CD94:NKG2A 受体向 NK 细胞传递抑制信号，而 CD94:NKG2C 受体传递活化信号。造成这种差异的原因在于 NKG2 蛋白多肽链胞质尾区的不同。NKG2A 拥有一个包含免疫受体酪氨酸抑制基序(immune receptor tyrosine-based inhibitory motif，ITIM)的长胞质尾区，ITIM 基序能与 SHP-1 磷酸酶(一种含有 SH2 结构域的负调控信号蛋白)相互作用，而 NKG2C 含有能与活化信号蛋白 DAP 12 相互作用的短胞质尾区。

在 12 号染色体上，不仅包含 CD94 和 NKG2 的基因，还有能编码 NK 细胞表面凝集素样分子家族的基因。小鼠的 6 号染色体上的直系同源区也包含相似的基因区，包括编码小鼠 NK 细胞的 I 类凝集素样受体的 *Ly-49* 基因家族。该染色体区被称为自然杀伤复合物基因区(natural killer complex，NKC)[7]。*Ly-49* 基因为小鼠 NK 细胞提供所有已知的 MHC I 类受体，而该基因家族在人类 NKC 中为单个伪基因。

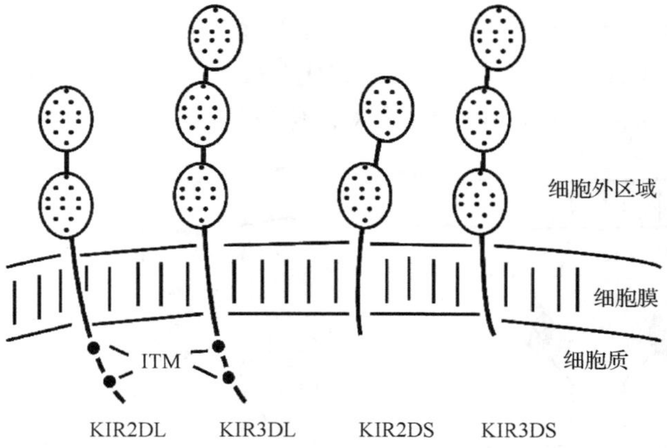


图 7-3　不同 KIR 的免疫球蛋白样受体的细胞外结构域的数量和胞质尾区长度各不相同。图中所示为 4 组 KIR 的名称。其中数字 2 或 3 代表 KIR 有 2 个或 3 个细胞外 Ig 样结构域；L 或 S 代表拥有长的或短的胞质尾区[3]

人类 NK 细胞上的第二种 HLA I 类受体为 I 型膜蛋白(氨基端在细胞外而羧基端在细胞内)，这种膜蛋白的膜外区部分主要是由 2 个或 3 个免疫球蛋白(immunoglobulin, Ig) C2 样结构域构成(图 7-3)。这些受体称为杀伤细胞免疫球蛋白样受体(killer-cell immunoglobulin-like receptor，KIR)。与凝集素样受体结构相似的是，KIR 包括抑制性受体和活化受体两种：一类 KIR 含有携带 ITIM 基序的长胞质尾区（命名中用字母 L 示意），为抑制性受体；另一类 KIR 只有短的胞质尾区（命名中用字母 S 示意），缺乏 ITIM 基序，为活化受体（图 7-3）。

HLA-C 是为 KIR 提供配体的最主要的 HLA I 类分子。根据重链第 80 位的等位基因多态性，HLA-C 同种异型蛋白可被分为两类（表 7-1）：C2 类分子，第 80 位为赖氨酸，与含有两个 Ig 样结构域的 KIR2DL1 相互作用；C1 类分子，第 80 位为天冬酰胺，与 KIR2DL2 和 KIR2DL3 相互作用。有 30%～40%的 HLA-B 同种异型蛋白可作为配体与含有 3 个 Ig 样结构域的 KIR3DL1 相互作用，这些同种异型蛋白均带有 HLA-Bw4 公共抗原表位，该抗原表位的特异性由 HLA-B 重链第 77 位和第 80 位残基上的某些特定序列所决定（表 7-1）。一些 HLA-A 同种异型蛋白也表达 Bw4 抗原表位，如 HLA-A24，亦可与 KIR3DL1 相互作用[8, 9]。在 HLA-B 同种异型分子中，Bw4 表位呈递的抗原对于 KIR3DL1 的亲和力各不相同，显示了在这些 HLA I 类分子重链内的其他序列多态性对配体结合也是有影响的。尚未发现识别 HLA-Bw6 公共抗原表位（与 HLA-Bw4 互补）的 KIR。此外，目前已知某些种类的 HLA-A 同种异型蛋白，如 HLA-A3 和 HLA-A11，可与 KIR3DL2 相互作用。某些活化性 KIR 和抑制性 KIR 对 HLA I 类分子具有相同的特异性，而其他一些 KIR 不与 HLA I 类分子相互作用且其特异性未知。表 7-2 列出了目前已知的 KIR 及其对应的 HLA 配体。

**表 7-1　HLA-B/C 同种异型蛋白根据第 77 位和第 80 位残基分类**

| HLA | 分类/抗原表位 | 第 77 位残基 | 第 80 位残基 |
| --- | --- | --- | --- |
| HLA-B | Bw4 | N（天冬酰胺） | I（异亮氨酸） |
| HLA-B | Bw4 | N（天冬酰胺） | T（苏氨酸） |
| HLA-B | Bw4 | D（天冬氨酸） | T（苏氨酸） |
| HLA-B | Bw4 | S（丝氨酸） | T（苏氨酸） |
| HLA-B | Bw6 | G（甘氨酸） | N（天冬酰胺） |
| HLA-B | Bw6 | S（丝氨酸） | N（天冬酰胺） |
| HLA-C | C1 | | N（天冬酰胺） |
| HLA-C | C2 | | K（赖氨酸） |

**表 7-2　KIR 及其对应的 HLA 配体[7]**

| KIR | HLA 配体 |
| --- | --- |
| 2DL1 | HLA-C2 |
| 2DS1 | HLA-C2 |
| 2DL2 | HLA-C1 |
| 2DL3 | HLA-C1 |
| 2DS2 | HLA-C1 |
| 2DL4 | HLA-G |
| 2DL5 | 未知 |

续表

| KIR | HLA 配体 |
|---|---|
| 2DS3 | 未知 |
| 2DS4 | HLA-A11, HLA-C |
| 2DS5 | 未知 |
| 3DL1 | HLA-Bw4 |
| 3DS1 | HLA-Bw4 |
| 3DL2 | HLA-A3,11 |
| 3DL3 | 未知 |

KIR 识别的所有 HLA-B 和 HLA-C 型分子均受该 HLA I 类重链 $\alpha_1$ 结构域的同一片段(第 77～83 位残基)的多态性影响。该区域内的一些残基位于 HLA I 类蛋白的外表面，在这些地方它们可与 KIR 直接相互作用。虽然 KIR 识别 HLA 分子时，HLA 也必须呈递抗原肽，但不同于 HLA-E 呈递的由 CD94:NKG2 受体识别的前导肽，抗原肽的精确序列对 KIR 识别的影响相对更小。

编码对 HLA I 类分子特异性抑制的受体基因家族(包括 KIR)位于人体 19 号染色体上，是白细胞受体复合体(lymphocyte receptor complex，LRC)的成员[10, 11]。在序列上与 KIR 基因家族紧密相连的是有相似分子结构的其他基因家族。联系最紧密的是白细胞免疫球蛋白受体(immunoglobulin-like transcript，LIR)基因家族(也称免疫球蛋白样转录体受体)，目前的研究已表明这类家族中的一些基因表达于 NK 细胞上并且是 HLA I 类分子的抑制性受体，如 ILT2 等[12, 13]。

B 细胞只表达单个 Ig 受体，T 细胞表达一个或两个 T 细胞受体，而 NK 细胞最多可以表达来自 CD94:NKG2 和 KIR 家族的 9 个受体[14]，且目前已被证实 NK 细胞还表达一些 ILT 和 NCR(natural cytotoxicity receptor)受体，如 ILT2、NKp30、NKp46 等[15~17]。NK 细胞表达的受体数量在不同的细胞中各不相同，组合也各不相同。除了某些特定的 KIR 能在 NK 细胞上普遍表达外，其余大部分未被普遍表达。因此，由于单个 NK 细胞表达的受体组合情况不同，个体 NK 细胞群有相当大的异质性。不同细胞受体组合的差异决定了个体 NK 细胞受体库的多样性。NK 细胞受体库的组合规则大体上可包括两点：一是每个 NK 细胞至少表达一个针对自体 HLA I 类分子的特异性抑制受体；二是个体拥有的每种 KIR 和 CD94:NKG2 的基因都通过不同的 NK 细胞亚群得到表达。

CD94:NKG2 和 KIR 受体还会表达于少量循环 T 细胞亚群上，并在 αβ T 细胞和 γδ T 细胞中均有发现。表达这两种受体的 αβ 细胞多为具有记忆表型的 CD8 T 细胞。

## 参 考 文 献

[1] Kärre K. NK Cells, MHC class I molecules and the missing self scandinavian journal of immunology. Scandinavian Journal of Immunology, 2002, 55(3): 221-228.

[2] Lanier LL. NK cell receptors. Annual Review of Immunology, 1998, 16: 359-393.

[3] Marsh SGE, Parham P, Barber LD. The HLA Facts Book. Academic Press, 2000.

[4] Bjorkstrom NK, Riese P, Heuts F, et al. Expression patterns of NKG2A, KIR, and CD57 define a process of CD56dim NK-cell differentiation uncoupled from NK-cell education. Blood, 2010, 116(19): 3853-3864.

[5] Caligiuri MA. Human natural killer cells. Blood, 2008, 112(3): 461-469.

[6] Boyington JC, Riaz AN, Patamawenu A, et al. Structure of CD94 reveals a novel C-type lectin fold: implications for the NK cell-associated CD94/NKG2 receptors. Immunity, 1999, 10(1): 75-82.

[7] Yokoyama WM, Seaman WE. The Ly-49 and NKR-P1 gene families encoding lectin-like receptors on natural killer cells: the NK gene complex. Annual Review of Immunology, 1993, 11: 613-635.

[8] Jamil KM, Khakoo SI. KIR/HLA interactions and pathogen immunity. Journal of Biomedicine & Biotechnology, 2011, 2011(1110-7243): 298348.

[9] Thananchai H, Gillespie G, Martin MP, et al. Cutting edge: allele-specific and peptide-dependent interactions between KIR3DL1 and HLA-A and HLA-B. Journal of Immunology, 2007, 178(1): 33-37.

[10] Wagtmann N, Rojo S, Eichler E, et al. A new human gene complex encoding the killer cell inhibitory receptors and related monocyte/macrophage receptors. Current Biology : CB, 1997, 7(8): 615-618.

[11] Wende H, Colonna M, Ziegler A, et al. Organization of the leukocyte receptor cluster (LRC) on human chromosome 19q13.4. Mammalian Genome: Official Journal of the International Mammalian Genome Society, 1999, 10(2): 154-160.

[12] Navarro F, Llano M, Bellon T, et al. The ILT2 (LIR1) and CD94/NKG2A NK cell receptors respectively recognize HLA-G1 and HLA-E molecules co-expressed on target cells. European Journal of Immunology, 1999, 29(1): 277-283.

[13] Beziat V, Descours B, Parizot C, et al. NK cell terminal differentiation: correlated stepwise decrease of NKG2A and acquisition of KIRs. PloS One, 2010, 5(8): e11966.

[14] Valiante NM, Uhrberg M, Shilling HG, et al. Functionally and structurally distinct NK cell receptor repertoires in the peripheral blood of two human donors. Immunity, 1997, 7(6): 739-751.

[15] van der Ploeg K, Chang C, Ivarsson MA, et al. Modulation of human leukocyte antigen-C by human cytomegalovirus stimulates KIR2DS1 recognition by natural killer cells. Frontiers in Immunology, 2017, 8: 298.

[16] Wilkinson GW, Tomasec P, Stanton RJ, et al. Modulation of natural killer cells by human cytomegalovirus. Journal of Clinical Virology: the Official Publication of the Pan American Society for Clinical Virology, 2008, 41(3): 206-212.

[17] Poli A, Michel T, Theresine M, et al. CD56 bright natural killer (NK) cells: an important NK cell subset. Immunology, 2009, 126(4): 458-465.

# 8　HLA 分子的三维结构

## 8.1　HLA I 类分子的三维结构

功能性 HLA Ⅰ类分子包括两条多肽链构成的稳定复合体及一个结合短肽。轻链 $\beta_2$-微球蛋白($\beta_2$-m)由非 HLA 基因编码，是一条含 99 个氨基酸残基的可溶性多肽链，可折叠成 C1 型单体免疫球蛋白样结构域。HLA I 类重链(45kDa)也称 α 链，有 3 个胞外结构域($\alpha_1$、$\alpha_2$ 和 $\alpha_3$)，各含约 90 个氨基酸残基，通过单次跨膜的疏水序列连接到胞质区。重链的氨基端在细胞外而羧基端在细胞内，因此它是 I 型跨膜糖蛋白。近膜端 $\alpha_3$ 结构域是 C1 型免疫球蛋白结构域，而 $\alpha_1$ 和 $\alpha_2$ 结构域结构相似，不同于 C1 型免疫球蛋白结构域和其他免疫球蛋白样结构域。结构域内含有二硫键是 $\alpha_2$ 和 $\alpha_3$ 结构域及 $\beta_2$-m 的固定特征。重链在第 86 位天冬酰胺上有一个单独的 *N*-糖基化位点，$\beta_2$-m 则未发生糖基化。

HLA Ⅰ类分子的抗原肽结合槽两端封闭，接纳的抗原肽长度有限，通常是由 8～10 个氨基酸残基构成的短肽。健康细胞中的短肽来自于细胞质内正常细胞成分的常规更新和降解，被称为自身抗原肽。短肽通过 TAP 转运进内质网，并在此与作为装配复合体的 HLA I 类重链和 $\beta_2$-m 结合。尽管一个 HLA I 类分子只能与一个短肽结合，但不同的 HLA I 类分子可与不同氨基酸序列的短肽结合。因此成千上万不同的自身抗原肽通过相应的单一 HLA I 类分子呈递至细胞表面。如果细胞被病原体感染，一些与 HLA I 类分子结合的抗原肽则来自于外源蛋白的降解。HLA Ⅰ类分子的结构反映了其紧密的短肽结合力和广泛的结合肽谱之间的协调，进而对来源于病原体的短肽进行有效监控。

HLA-A、HLA-B 和 HLA-C 分子 4 个胞外结构域($\alpha_1$、$\alpha_2$、$\alpha_3$ 和 $\beta_2$-m)的三维结构已通过 X 射线晶体学确定，显示为一个常见结构(图 8-1)。远膜端由 $\alpha_1$ 和 $\alpha_2$ 结构域共同构成凹槽[1]，该凹槽可被抗原肽占据，凹槽底部由 $\alpha_1$ 和 $\alpha_2$ 结构域氨基端形成的一层 8 条 β 折叠链构成，凹槽侧壁则由 $\alpha_1$ 和 $\alpha_2$ 结构域羧基端形成的 α 螺旋结构构成。近膜端 $\alpha_3$ 结构域与 $\beta_2$-m 配对形成支撑抗原肽结合位点的基座样结构。

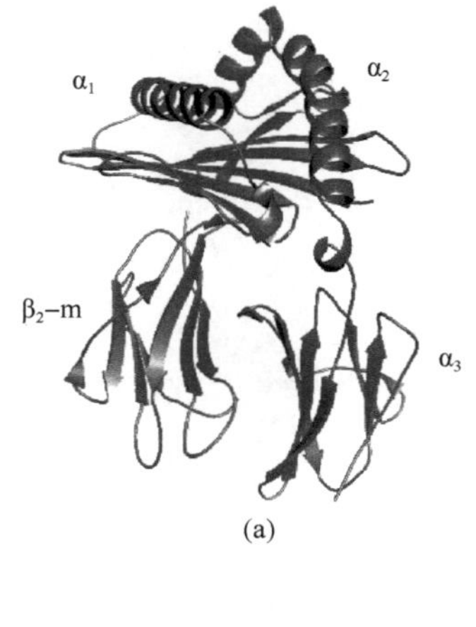


(a)

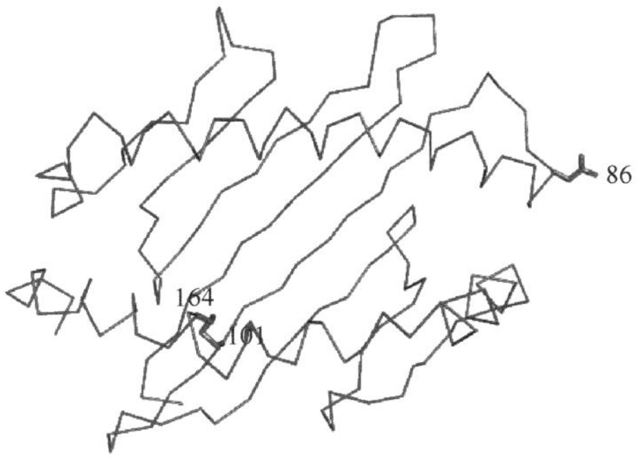


(b)

图 8-1 HLA I 类分子的三维结构

(a) 带状物为重链($\alpha_1$、$\alpha_2$ 和 $\alpha_3$) 和 $\beta_2$-m 胞外结构域的多肽骨架。β 折叠链显示为从氨基端指向羧基端的扁平箭头。(b) HLA I 类肽结合位点俯视图，显示 $\alpha_1$ 和 $\alpha_2$ 结构域的 α-碳骨架。图中标记了连接残基 101～164 的二硫键和第 86 位 *N*-糖基化位点

抗原肽以延伸构型占据结合位点，两个末端向下接入凹槽末端。这种结合模式将 HLA I 类分子结合的抗原肽长度限制为 8～10 个氨基酸残基。结合亲和力多来自肽段两端主链(肽键骨架)与聚集在肽结合槽末端的保守酪氨酸残基之间的氢键作用力。高亲和力结合可确保相同的抗原肽与 HLA I 类分子在后者生命周期内始终保持结合，阻止健康细胞的自身肽与外源肽之间的交换，从而避免细胞在没有被病原体感染的情况下由于交换机制造成损伤。

合成短肽与 HLA I 类重链和 $\beta_2$-m 通过体外组装获得的复合物结构表明，结合位点内的亚位点(也称口袋)可选择性地容纳某些短肽的侧链[1]。HLA I 类重链的多态性残基主要位于这些口袋之内，通过改变口袋的大小、形状和电荷以决定优先结合哪条肽段的侧链。肽结合槽可分为由 A、B、C、D、E 和 F 编号表示的 6 个口袋(表 8-1)，但对于某一特定短肽，并非一定要占据所有口袋。大多数 HLA-A 和 HLA-B 同种异型分子在短肽的第 2 位和羧基端具有选择性，这两个残基的侧链分别结合在口袋 B 和 F 中。短肽中间的残基并没有埋没在结合位点中，因此对这些氨基酸没有或只有较少限制，这种灵活性为多种短肽的结合提供了便利。

**表 8-1 形成 HLA I 类分子短肽结合口袋的残基**

| 口袋 | 构成残基 | 短肽中相应结合残基位置 |
|---|---|---|
| A | 5、7、59、63、66、99、159、163、167、171 | 1 |
| B | 7、9、24、25、34、45、63、66、67、70、99 | 2 |
| C | 9、70、73、74、97 | 6 |
| D | 99、113、114、155、156、159、160 | 3 |
| E | 97、114、147、152、156 | 7 |
| F | 77、80、81、84、95、116、123、143、146、147 | 羧基端 |

口袋的大小、形状和特征与其结合的肽侧链相关。肽段第 2 位上的残基包含在 B 口袋里，其特异性由 HLA I 类重链中具有多态性的第 9、45、63 和 67 位上的残基决定。B*27:05 的 B 口袋中第 45 位上存在带负电荷的谷氨酸残基，这造成短肽第 2 位对带正电荷的精氨酸具有强选择性。相反，B*40:01 的 B 口袋中第 45 位上带正电荷的赖氨酸会选择第 2 位上存在带负电荷的谷氨酸的肽类。B*07:02 和 B*35:01 的 B 口袋部分被第 67 位上庞大的芳香侧链阻断(分别是酪氨酸和苯丙氨酸)，与第 63 位上的天冬酰胺结合形成一个浅槽，它们通常选择第 2 位是带有紧凑侧链的脯氨酸的肽类。

羧基端的残基与 F 口袋相互作用，其特异性由 HLA I 类分子重链中第 77、80、81、95、97、114 和 116 位的多态性决定。第 116 位上的残基尤其具有影响力。当第 116 位上为酪氨酸或苯丙氨酸时(如 A*02:01 和 B*14:01)，偏好的羧基端是疏水性氨基酸亮氨酸和缬氨酸。相反，当第 116 位残基是丝氨酸时(如 B*15:01)，偏好的肽羧基端是芳香残基。当天冬氨酸在第 77 和 116 位上时(如 A*11:01 和 B*27:05)，在羧基端可以发现精氨酸和赖氨酸。

与 HLA-A、HLA-B 和 HLA-C 相比，HLA-E 是具有高度短肽选择特异性的寡态性 HLA I 类分子。HLA-E 倾向于结合来自 HLA-A、HLA-B 和 HLA-C 重链前导序列的短肽，而非来自其自身前导序列的短肽。前导序列具有极度疏水性，且与 HLA-E 结合的短肽几乎全部由疏水性氨基酸构成。尽管 HLA-E 的基本结构与其他 HLA I 类分子相似[2]，但其高度短肽选择性则是通过使用全部 6 个特异性口袋来容纳短肽的疏水氨基酸侧链而实现的。HLA-E 结合位点对于 HLA I 类前导肽具有特异性，因而当细胞表达 HLA-E 而不表达其他 HLA I 类重链时，由于缺少合适的结合短肽，没有或只有少数 HLA-E 可到达细胞膜。短肽:HLA-E 复合体为 NK 细胞表达的 CD94:NKG2 受体提供配体。通过监测 HLA-E 表达水平，这些受体使 NK 细胞对病原体介导的 HLA-A、HLA-B 和 HLA-C 缺失保持敏感，而该策略常被细胞内病原体用来逃避 CD8 杀伤性 T 细胞的识别(请参见第七章)。

短肽与 HLA I 类分子结合后，其中间暴露部分和两个 α 螺旋的上表面形成与 T 细胞受体相互作用的平面。通过 X 射线晶体学对 HLA I 类分子和 T 细胞受体的共结晶进行研究[3, 4]，观察到 T 细胞受体 α 链和 β 链的可变结构域同时与 α 螺旋及结合短肽的暴露残基发生接触。T 细胞受体沿着与 $\alpha_1$ 和 $\alpha_2$ 结构域的 β 折叠片平行的对角线方向结合 HLA I 类分子，并插入两结构域 α 螺旋的高点之间(图 8-2)。T 细胞受体 α 链高可变区(互补决定区，即 complementarity-determining region，CDR)与包含短肽氨基端的凹槽区相互作用，而 T 细胞受体 β 链高可变区与包含短肽羧基端的凹槽区相互作用。α 链和 β 链的第三高可变区(CDR3)位于凹槽中央，形成了与短肽中部氨基酸残基(九聚体肽中的第 5 位残基)侧链结合的口袋。到目前为止，结构研究表明，HLA I 类分子与 T 细胞受体 α 链比其与 β 链的相互作用更保守。

T 细胞受体与 HLA I 类分子的 $\alpha_1$ 和 $\alpha_2$ 结构域相互作用，而 CD8 协同受体与 $\alpha_3$ 结构域相互作用(请参见第 6 章图 6-2)。CD8 分子由 α 和 β 异源二聚体或两个 α 链的同源二

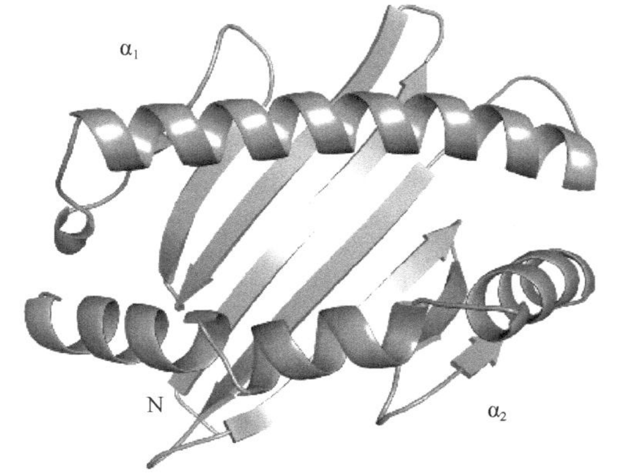


(a)

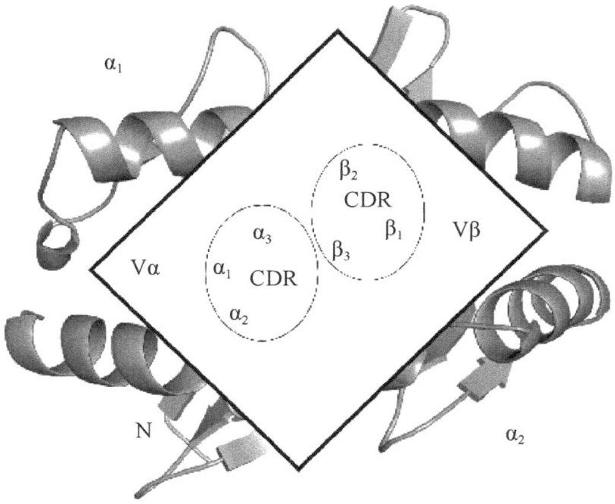


(b)

图 8-2 T 细胞受体与 HLA I 类分子的相互作用

(a) HLA I 类分子 $α_1$ 和 $α_2$ 结构域顶部的带状示意图。(b) T 细胞受体以带状示意图上方的矩形覆盖区域表示，并显示 T 细胞受体 Vα 和 Vβ 链的互补决定区

聚体组成。HLA I 类分子的识别位点在 CD8 α 链上。每条 CD8 链均由细胞外免疫球蛋白样结构域构成，该结构域经长柄连接至跨膜锚定区和胞质区。免疫球蛋白样结构域是与 HLA I 类分子相互作用的位点。已确定 CD8 α 免疫球蛋白样结构域[5]的二聚体晶体结构，以及其与 HLA-A2 共晶体的结构[6]。CD8 α 同源二聚体与 HLA I 类分子的侧面广泛结合，其中两条 CD8 链以非对称模式参与相互作用。HLA I 类分子 $α_3$ 结构域的第 223～229 位残基形成的酸性环是与 CD8 相互作用的中间部分，环内的各种单一突变即足以消除协同受体的活性。HLA I 类分子和 T 细胞受体相互作用的表面与 CD8 协同受体没有交叠。这样 HLA I 类分子可以同时与 CD8 和 T 细胞受体在 T 细胞表面相互作用[7]。

## 8.2　HLA II 类分子的三维结构

HLA II 类分子是由两种跨膜糖蛋白 α 链（33～35kDa）和 β 链（26～28kDa）构成的异源二聚体。两条链的胞外氨基端均由两个胞外域组成，各含 90～100 个氨基酸，并经单次跨膜的疏水序列连接至胞内羧基端。α 链的远膜区域被称为 $\alpha_1$，近膜区域被称为 $\alpha_2$。同样地，β 链的远膜区域被称为 $\beta_1$，近膜区域被称为 $\beta_2$。两处近膜区域具有 Cl 型免疫球蛋白结构域特征。$\alpha_1$ 和 $\alpha_2$ 结构域分别有一个 *N*-联糖基化位点，$\alpha_2$ 结构域内还有一个二硫键。$\beta_1$ 结构域内有一个 *N*-联糖基化位点，$\beta_1$ 和 $\beta_2$ 结构域内各包含一个二硫键。

尽管蛋白质序列明显非同源，但 HLA II 类分子与 HLA I 类分子整体结构相似。HLA II 类分子的 4 个胞外结构域分别类似于 HLA I 类分子的 4 个胞外结构域。HLA II 类分子的 $\alpha_1$ 和 $\alpha_2$ 结构域分别相当于 HLA I 类分子的 $\alpha_1$ 和 $\beta_2$-m 结构域，HLA II 类分子的 $\beta_1$ 和 $\beta_2$ 结构域分别相当于 HLA I 类分子的 $\alpha_2$ 和 $\alpha_3$ 结构域（图 8-3）。

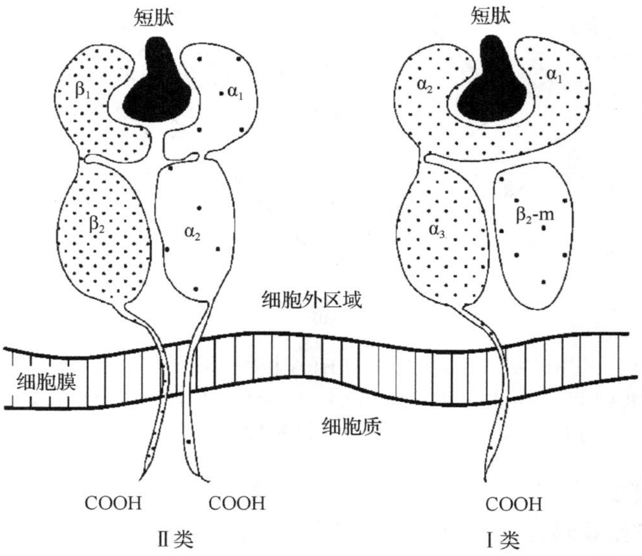


图 8-3　HLA I 类和 HLA II 类分子结构域组织对比图[10]

这种结构相似性与 HLA I 类和 HLA II 类分子将抗原肽分别呈递至 CD8 T 细胞和 CD4 T 细胞的类似功能相一致。使用位点特异性突变体进行的研究已证实，CD4 结合位点是 HLA II 类分子近膜区域的 $\beta_2$ 结构域，其中 $\beta_2$ 结构域与结合 CD8 的 HLA I 类分子 $\alpha_3$ 结构域同源。对于几种分别与短肽结合的 HLA-DR 分子的三维结构测定已证实：HLA II 类分子远膜区域可形成短肽结合凹槽（图 8-4）。$\alpha_1$ 和 $\beta_1$ 氨基端折叠成 β 折叠片从而形成短肽结合凹槽的底部，同时 $\alpha_1$ 和 $\beta_1$ 羧基端以 α 螺旋构象形成结合凹槽的侧壁。HLA II 类分子与占据结合凹槽的短肽形成 HLA II 类复合物，类似于 HLA I 类分子。

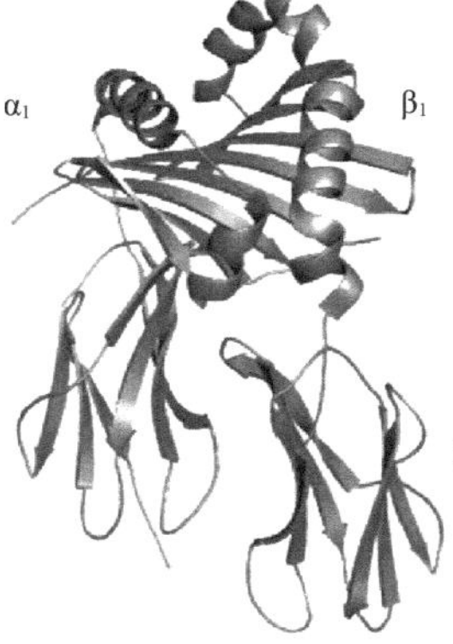


(a)

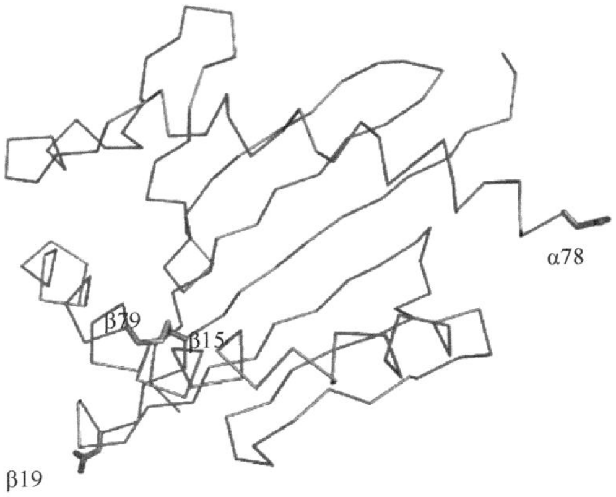


(b)

图 8-4 HLA II 类分子的三维结构

(a) 图中带状物所示为 α 链和 β 链胞外结构域的多肽骨架。β 折叠链显示为从氨基端指向羧基端的扁平箭头。(b) HLA-DR 短肽结合位点俯视图，显示 $\alpha_1$ 和 $\beta_1$ 结构域的 α-碳骨架。图中标记了连接 β15 残基和 β79 残基的二硫键，以及 α78 和 β19 处的 *N*-联糖基化位点

虽然 HLA I 类和 HLA II 类分子三维结构几乎重叠，但仍存在细小的差别可对功能产生重大影响[1]。α 螺旋结构域内的细微改变可产生带有开放末端的 HLA II 类分子短肽结合位点，使得短肽的两端悬在结合槽外。HLA I 类分子结合的短肽末端埋藏在结合槽内，并且结合力多来自于短肽末端和结合槽末端口袋之间的氢键。而在缺乏此种相互作用的 HLA II 类分子中，占据结合位点的短肽中间部分与结合槽内残基之间可形成有规律的间隔性保守氢键。由于是末端结合，HLA I 类分子结合的短肽长度限制为 8～10 个氨基酸。相反，由于短肽以其中部被固定的方式与 HLA II 类分子结合，其长度可以更长和更多变。通常情况下，与 HLA II 类分子结合的短肽长度为 12～24 个氨基酸，但更长的短肽也不少见(图 8-5)。

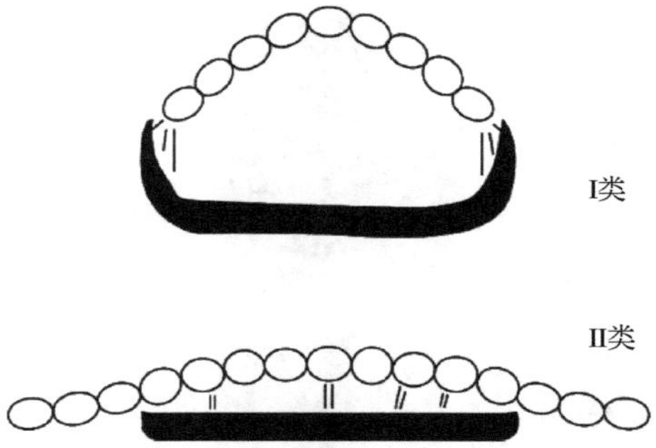


图 8-5 占据 HLA I 类和 HLA II 类分子结合位点的短肽[10]

每一个小珠代表一个氨基酸

HLA II 类分子短肽结合槽内的保守残基与短肽骨架之间形成的氢键提供一部分短肽结合力，这部分结合力与 HLA II 类分子种类无关，并且存在于所有的 HLA II 类分子中。短肽结合位点内的多态性位点提供了另一部分结合力，导致不同的 HLA II 类分子与不同氨基酸序列的短肽相结合。HLA-DR1 结合流感血凝素短肽的三维结构显示：五肽侧链占据结合位点中的互补口袋(表 8-2)，这些相互作用是造成不同 HLA II 类分子亚型短肽选择性的原因[8]。结合槽一端的一个大的疏水亚位点是 HLA-DR 结合槽内最明显的一处口袋，由来自 HLA-DR α 链和 HLA-DR β 链的残基共同组成。该口袋具有由 β 链第 86 位氨基酸残基(甘氨酸或缬氨酸)决定的两种特异性。当为甘氨酸时(如 HLA-DR1 的情形)，口袋偏向于与体积较大的芳香族或脂肪族残基结合。相反，当第 86 位残基为缬氨酸时，该残基较为笨重的侧链使得口袋变小，因而更偏向于与较小的脂肪族残基结合。短肽与 HLA-DR 分子的结合似乎都取决于该口袋与短肽中氨基酸残基侧链的相互作用。与此口袋相互作用的侧链位于短肽氨基端处，并在短肽残基编号中被指定为相对位置 1。

**表 8-2 形成 HLA II 类 HLA-DR1 分子短肽结合口袋的残基**

| 短肽定位<br>(口袋空间内) | 构成残基<br>(HLA-DR α 链) | 构成残基<br>(HLA-DR β 链) |
|---|---|---|
| 相对位置 1 | 7、32、34、43 | 85、86、89、90 |
| 相对位置 4 | 9 | 13、70、71、74、78 |
| 相对位置 6 | 11、62、65、66 | 9、11、13 |
| 相对位置 7 | | 28、47、61、67、71 |
| 相对位置 9 | 69、72、73、76 | 9、57 |

一般来说，与 HLA I 类分子相比，HLA II 类分子短肽结合位点内的口袋对于所容纳氨基酸的限制较少。HLA II 类分子结合位点较低的选择性及其与较长短肽结合的潜质，使得某些“混合”肽可与几种 HLA II 类分子相结合。

II 类相关恒定链短肽(class II-associated invariant-chain peptide，CLIP)是混合肽的一种，由恒定链的第 83～107 位氨基酸组成。恒定链与处于生物合成期的 HLA II 类分子有关，可促进其装配，诱导向内质网外的运输，并在 HLA II 类分子进入核内体之前抑制短肽结合(详见第六章)。与 HLA-DR3 结合的 CLIP 的三维结构表明，它可以以类似抗原肽的方式占据短肽结合位点[9]。为有效阻断短肽结合位点，CLIP 必须能够与所有的 HLA II 类分子相结合。根据这一性质，已从许多类型的 HLA II 类分子中分离出 CLIP 或其衍生物。

## 参考文献


[1] Madden DR. The three-dimensional structure of peptide-MHC complexes. Annual Review of Immunology, 1995, 13: 587-622.

[2] O'Callaghan CA, Tormo J, Willcox BE, et al. Structural features impose tight peptide binding specificity in the nonclassical MHC molecule HLA-E. Mol Cell, 1998, 1 (4) : 531-541.

[3] Ding YH, Smith KJ, Garboczi DN, et al. Two human T cell receptors bind in a similar diagonal mode to the HLA-A2/Tax peptide complex using different TCR amino acids. Immunity, 1998, 8 (4) : 403-411.

[4] Garboczi DN, Biddison WE. Shapes of MHC restriction. Immunity, 1999, 10 (1) : 1-7.

[5] Leahy DJ, Axel R, Hendrickson WA. Crystal structure of a soluble form of the human T cell coreceptor CD8 at 2.6 Å resolution. Cell, 1992, 68 (6) : 1145-1162.

[6] Gao C. Crystal structure of the complex between human CD8alpha (alpha) and HLA-A2. Nature, 1997, 387 (6633) : 630-634.

[7] Jones EY, Tormo J, Reid SW, et al. Recognition surfaces of MHC class I. Immunol Rev, 1998, 163: 121-128.

[8] Stern LJ, Brown JH, Jardetzky TS, et al. Crystal structure of the human class II MHC protein HLA-DR1 complexed with an influenza virus peptide. Nature, 1994, 368 (6468) : 215-221.

[9] Ghosh P, Amaya M, Mellins E, et al. The structure of an intermediate in class II MHC maturation: CLIP bound to HLA-DR3. Nature, 1995, 378 (6556) : 457-462.

[10] Marsh SGE, Parham P, Barber LD. The HLA Facts Book. Academic Press, 2000.

# 9　HLA 的肽结合基序

HLA I 类和 HLA II 类多态性基因座的等位基因序列对比显示，核苷酸替换集中在编码肽结合槽的外显子，以及与 T 细胞受体相互作用的位点上。对晶体学结构更细致的分析显示，核苷酸替换选择性地集中在与结合肽或 T 细胞受体直接接触的氨基酸的位点上。HLA 的这些特征位点显示多态性是自然选择的结果[1]。通常认为传染性疾病流行带来的压力选择了具有独特短肽结合属性的 HLA 新等位基因。

同型和异型的 HLA 之间氨基酸序列的差异不会改变 HLA I 类和 HLA II 类分子的基本结构。短肽结合位点的保守氨基酸可以让 HLA 与短肽主链形成一系列氢键来提供大部分结合亲和力，这使得 HLA 分子可以呈递多种多样的短肽，以便有效监控病原体来源的短肽。但是，这种多样性并非无限。HLA 肽结合位点由结构学上的各种口袋、深槽和凸起构成，HLA 只结合与 HLA 结合位点结构互补的肽。短肽结合位点的多态性氨基酸决定了肽结合位点的精确大小、形状和电荷，通过这种方式，HLA 多态性可改变其不同异型分子选择性结合的短肽类型，并影响与 T 细胞受体的相互作用。

每种 HLA 分子可以结合若干不同短肽序列，这些短肽序列通常表现为具有一定规律性的结构，这种特征结构称为肽结合基序(peptide-binding motif)。具有较强选择性的位置称为锚定位点，在此位置富集的氨基酸称为锚定残基。根据每个位点对不同氨基酸残基的偏好程度由高到低，可将不同氨基酸残基划分为优先残基、耐受残基和排斥残基。以 HLA-A*01:01 为例，其肽结合基序示于图 9-1 中。

| HLA蛋白名称 | 氨基酸序列 (九肽) | | | | | | | | |
|---|---|---|---|---|---|---|---|---|---|
| A*0101 | 位置 | | | | | | | | |
| | 1 | [2] | 3 | 4 | 5 | 6 | 7 | 8 | [9] |
| | | **S** | **D** | | | | | | **Y** |
| | | **T** | | | | | | | F |
| | | A | | | | | | | |
| | | I | | | | | | | |
| | | L | | | | | | | |
| | | M | | | | | | | |
| | | V | | | | | | | |

图 9-1　HLA-A*01:01 九肽结合基序和序列

图中数字 1～9 表示氨基酸位置，带框数字如 [2] 表示该位置为锚定位点。优先残基用黑体表示，耐受残基用常规字体表示。数据来源于 IEDB 数据库(http://www.iedb.org/MHCalleleId/251)

HLA I 类结合肽长度为 8～10 个氨基酸残基，其中大部分由 9 个残基组成。统一的长度使许多 HLA I 类肽结合基序很容易被鉴定。大部分 HLA-A 和 HLA-B 同种异型分子的肽结合基序有两个锚定位点，第一个在羧基端，第二个通常在第 2 位上。根据 HLA I

类同种异型分子的三维结构可以看出，锚定残基的侧链占据着肽结合位点的口袋[2, 3]。HLA I类分子的肽结合凹槽包括 6 个口袋(A、B、C、D、E 和 F)，其中仅有 2～4 个常被占据(请参见第八章表 8-1)。每个口袋结合的侧链类型取决于 HLA I类分子类型，更具体来说是取决于构成口袋的具有多态性的位置上的氨基酸残基。

HLA II 类分子结合的肽类通常比 HLA I 类分子结合的肽类更长并且在大小方面(12～24 个氨基酸)变化更多。出现这些差异是因为 HLA II 类分子肽结合位点的末端为开放状态，而陷入中间的肽类末端能以多变的方式自由延伸出凹槽。因此，HLA II 类分子通常结合一组来源于蛋白质的具有重叠部分的短肽，这些短肽共有一个核心区域，但是由于其开端和末端不在相同位置，因此总长度不同(图 9-2)。所有这些特征使得与 HLA II 类分子结合的肽不具有明显的规律性特征。因此，与许多 HLA I 类分子亚型相比，HLA II 类分子并没有简单的短肽结合基序。

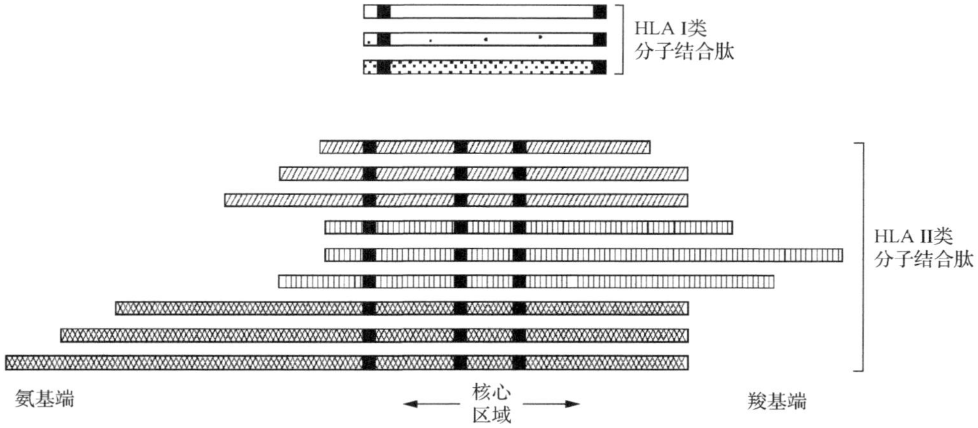


图 9-2　HLA II 类分子结合的肽比 HLA I 类分子结合的肽更长并且异质性更强。锚定位点以黑色方框显示[17]

天然与 HLA 分子结合的肽类可以通过免疫共沉淀纯化 HLA-短肽复合物获得[4]，也可以直接从细胞表面酸性洗脱获得[5]。获得的肽混合物可通过反相高效液相色谱法(reversed-phase high performance liquid chromatography，RP-HPLC)和分光光度法检测的单峰成分进一步分离，然后按 Edman 降解法测序。但是，这种类型的分析仅限于一些丰度高的可用 HPLC 充分分离的多肽。即使选择单个充分分离的峰，它们也通常包含混合肽。为了克服这些问题，更为敏感的质谱法被应用于 HLA 结合肽分析[6]。两台质谱仪串联放置，可用于鉴定从 HLA 分子分离的肽的氨基酸序列。肽混合物首先在微毛细管中通过 RP-HPLC 片段化成几部分，微毛细管会将这些直接送入第一台质谱仪中。该机器用于纯化待分析的单个肽并将其直接送至可被惰性气体分子片段化的碰撞室中。每个片段的分子量及其丰度在第二台质谱仪中测量。根据这些数据可推断出肽的结构。序列归属的正确性可通过合成肽片段化结构模式与自然肽结构模式的对比进行检测。与 Edman 降解法相比，结合了微毛细管 RP-HPLC 的电喷雾离子化串联质谱仪是用于测定肽混合物里的低丰度多肽的强有力工具。

基于质谱法的估算显示，一种典型的 HLA I 类同种异型分子可在一个细胞内结合 2000～10 000 个不同肽。大部分肽占总肽池的 0.01%～0.1%，每个细胞有 100～1000 个单种短肽-HLA I 复合体。即使是丰度最高的肽也仅占总肽池的 1%。类似的，一个细胞内有 2000 多种不同肽与 HLA II 类同种异型分子结合，其中丰度最高的肽占总肽池的 1%。

HLA 结合肽来源蛋白质的分布位置一般符合 HLA I 类和 HLA II 类分子抗原加工与呈递的路径(请参见第六章图 6-3 和图 6-4)。HLA I 类结合肽来自细胞内合成的细胞质和细胞核蛋白，如核糖体蛋白、热休克蛋白和组蛋白。这些蛋白质在细胞质内作为细胞成分常规更新的一部分经历蛋白质水解。如此生成的肽被转运到内质网内并在此结合新生 HLA I 类分子。HLA II 类分子结合来自细胞外或完整的膜蛋白的肽，它们并不一定由细胞合成但是可以进入核内体隔室，如白蛋白、载脂蛋白、转染受体，以及 HLA I 类和 HLA II 类分子本身。当研究培养过的细胞时，也可能发现来自牛血清蛋白、细胞生长的培养基成分的肽。

人工合成短肽也可以用于研究 HLA 的肽结合基序。合成的短肽通过生化测定、细胞表面染色等方法确定其与 HLA 结合与否，以及结合的亲和力、稳定性等参数。通过分析天然以及人工合成的 HLA 结合短肽，迄今为止，人们已经获得了大量关于 HLA 结合短肽的数据，并收录于 IEDB 数据库中[7]。

伴随着生物信息学的发展，机器学习被用于 HLA 研究领域，并衍生出若干预测短肽与 HLA 结合情况的工具[8]。这些工具常用的算法包括位置特异性评分矩阵(position-specific scoring matrix，PSSM)、支持向量机(support vector machine，SVM)、隐马尔可夫模型(hidden Markov model，HMM)以及人工神经网络(artificial neural network，ANN)等。相比而言，较复杂的 SVM、HMM、ANN 比 PSSM 更具优势，因为可以同时考虑结合过程的非线性因素及不同位置之间的相互作用。一系列的基准测试证明[9, 10]，目前基于 ANN 的 netMHC 和 netMHCpan[11]等是表现最好的预测工具。针对 HLA I 类分子结合短肽的预测已经具备相当高的准确率，以 SARS 病毒为例，有 86%～93%的针对常见 HLA 类型预测的短肽被实验证明可与 HLA 结合[12]。但是，由于缺少足够的实验数据，以及 HLA II 类分子结合短肽本身的复杂性，目前针对 HLA II 类分子结合短肽的预测远没有 I 类成熟。

T 细胞抗原表位是指可以被 TCR 识别的抗原肽-MHC 复合物。即使在受感染的细胞中，病原体来源的肽通常也只占全部 HLA 分子呈递肽的很小一部分。细胞表面 100 个拷贝的肽即可激发一次 T 细胞应答，所以病原体来源的肽的直接分离和序列确定基本不可行。因此，研究者通常先获取来自外周血或组织的淋巴细胞，并在特定条件下培养得到 CD8 或 CD4 T 细胞单克隆群体，然后以合成的短肽能否激活单克隆 T 细胞的功能为标准，判断某短肽是否为 T 细胞抗原表位。

对 HLA I 类和 HLA II 类分子结合短肽的计算机预测可以帮助鉴定被 T 细胞识别的抗原表位。在不借助计算机预测的情况下，合成覆盖全部蛋白质的重叠肽库(这种肽库由特定长度和步移的首尾相搭的肽组成，这些肽覆盖完整全长蛋白质)用于 T 细胞功能试验，成本高且耗时。相反，结合计算机预测，预先筛选出可能性高的短肽，则可以节约大量成本。目前，计算机预测已经被广泛用于病毒疫苗[13, 14]、肿瘤疫苗[15, 16]等的设计。但需要注意的是，该方法法存在一定的局限性。某些与 HLA 结合的肽不符合相关基序，并且由于蛋白质水解作用和转运方式对肽供给的影响，合成肽的识别并不意味着该短肽在细胞内与 HLA 分子的结合。

## 参 考 文 献


[1] Parham P. Genomic organization of the MHC: structure, origin, and function. Immunol Rev, 1999, 167: 1-379.

[2] Stern LJ, Wiley DC. Antigenic peptide binding by class I and class II histocompatibility proteins. Structure, 1994, 2(4): 245-251.

[3] Madden DR. The three-dimensional structure of peptide-MHC complexes. Annual Review of Immunology, 1995, 13: 587-622.

[4] Parham P. Purification of immunologically active HLA-A and -B antigens by a series of monoclonal antibody columns. The Journal of Biological Chemistry, 1979, 254(18): 8709-8712.

[5] Storkus WJ, Zeh HJ, Salter RD, et al. Identification of T-cell epitopes: rapid isolation of class I-presented peptides from viable cells by mild acid elution. Journal of Immunotherapy with Emphasis on Tumor Immunology: Official Journal of the Society for Biological Therapy, 1993, 14(2): 94-103.

[6] Engelhard VH. Structure of peptides associated with class I and class II MHC molecules. Annual Review of Immunology, 1994, 12: 181-207.

[7] Vita R, Overton JA, Greenbaum JA, et al. The immune epitope database (IEDB) 3.0. Nucleic Acids Research, 2015, 43 (Database issue): 405-412.

[8] Backert L, Kohlbacher O. Immunoinformatics and epitope prediction in the age of genomic medicine. Genome Medicine, 2015, 7: 119.

[9] Trolle T, Metushi IG, Greenbaum JA, et al. Automated benchmarking of peptide-MHC class I binding predictions. Bioinformatics, 2015, 31(13): 2174-2181.

[10] Zhang GL, Ansari HR, Bradley P, et al. Machine learning competition in immunology - Prediction of HLA class I binding peptides. Journal of Immunological Methods, 2011, 374(1-2): 1-4.

[11] Andreatta M, Nielsen M. Gapped sequence alignment using artificial neural networks: application to the MHC class I system. Bioinformatics, 2016, 32(4): 511-517.

[12] Sylvester-Hvid C, Nielsen M, Lamberth K, et al. SARS CTL vaccine candidates; HLA supertype-, genome-wide scanning and biochemical validation. Tissue Antigens, 2004, 63(5): 395-400.

[13] Buggert M, Norstrom MM, Czarnecki C, et al. Characterization of HIV-specific CD4+ T cell responses against peptides selected with broad population and pathogen coverage. PloS One, 2012, 7(7): e39874.

[14] Perez CL, Larsen MV, Gustafsson R, et al. Broadly immunogenic HLA class I supertype-restricted elite CTL epitopes recognized in a diverse population infected with different HIV-1 subtypes. Journal of Immunology, 2008, 180(7): 5092-5100.

[15] Sahin U, Derhovanessian E, Miller M, et al. Personalized RNA mutanome vaccines mobilize poly-specific therapeutic immunity against cancer. Nature, 2017, 547(7662): 222-226.

[16] Ott PA, Hu Z, Keskin DB, et al. An immunogenic personal neoantigen vaccine for patients with melanoma. Nature, 2017, 547(7662): 217-221.

[17] Marsh SGE, Parham P, Barber LD. The HLA Facts Book. Academic Press, 2000.

# 10　HLA 的进化与人类学

不同脊椎动物物种主要组织相容性复合物(major histocompatibility complex，MHC)的对比显示出 MHC I 类和 MHC II 类基因的多样性，这种多样性强于其他常见基因[1]。MHC I 类和 MHC II 类基因数量各不相同，即使最相近的物种之间也只有很少甚至没有共用的等位基因。MHC 多态性在不同物种之间和同一物种的不同种群之间也各不相同。有些物种(如人类)拥有众多等位基因，而其他物种(如麝牛)基本上只有单一类型的 MHC。有大量证据显示，许多 I 类和 II 类多态性基因并不是存活和繁殖必不可少的[2]。实验室中，未表达 MHC I 类基因和 II 类基因的小鼠仍可发育、存活和繁衍。这类试验显示 MHC 多态性基因不参与哺乳动物的发育或管家功能，但是当其暴露于微生物环境中时，这些基因便可致力于对上述发育和功能的保护。

HLA I 类和 II 类多态性基因进化的重要影响在于，它为人类个体提供了 HLA I 类和 HLA II 类抗原呈递功能的多样性。多数人类 HLA 基因为杂合子，因此每个个体可表达 6 种 HLA I 类分子和 6 种或更多种 HLA II 类分子。因为同种异型分子拥有不同肽结合基序，所以该多样性理论上扩大了感染期间呈递的来源于病原体的肽的范围。呈递肽的多样性的增加通常被认为会进一步加强 T 细胞应答的强度和广度[3]。通过这种方式，HLA I 类和 HLA II 类基因的多态性给予个体更强的免疫防御和存活能力。

多组 HLA I 类和 HLA II 类等位基因序列内的核苷酸替换模式显示，替换分布并不是随机的。非同义编码替换存在很强的倾向性，这种替换改变了与结合肽直接作用或接触 T 细胞受体的位置上的氨基酸残基。这种倾向性显示 HLA 多态性是自然选择的结果[4-6]。这些结果的一种常见解读即该选择是抗原呈递的新模式，该模式可为对抗不断蔓延的流行性传染病提供保护。种群研究显示，HLA 纯合子极少，也说明自然界对 HLA 多态性和杂合性的选择。同时有证据显示小鼠和人类倾向于拥有不同 MHC 类型的配偶，该机制会增强同一种群的杂合性水平[7]。

所有人类群体都具有一定水平的 HLA 多态性来确保多数人为杂合子。此外，比较不同人类群体发现，其拥有的等位基因的差异及其频率不同。事实上，绝大多数 HLA I 类和 HLA II 类等位基因具有本地化地理区域的人类群体特征。因此就存在具有非洲、亚洲、美洲、大洋洲或欧洲特征的等位基因。相比之下，全球范围广泛分布的等位基因的数量并不多。

地域特异性的亚型与分布更广的亚型之间的区别通常在于一些本地化的替换簇群，而且，这些替换后的位点经常可以在其他等位基因亚型中找到。用一些 B*35 亚型举例说明这种模式，如表 10-1 所示，B*35:02 将第 109 位的 F 替换为与 B*35:01 相同的 L，则形成新的等位基因 B*35:04；B*35:03 将第 114 位的 D 替换为与 B*35:02 相同的 N，则形成新的等位基因 B*35:06。这种改变一个序列的一部分使之与另一序列类似的机制称为转换。对单个精子的分析已表明，这类事件能够在种系中产生新的等位基因。相同基因座等位基因之间发生的转换称为等位基因转换，不同但是同源的基因座基因之间发生的转换则称为基因转换(图 10-1)。这两种机制均对现代人类群体中发现的 HLA 等位基因有所贡献，但是基因转换比等位基因转换出现的频率明显更低。转换可以使肽结合口袋内的结构元件被交换，从而改变肽结合的特异性。

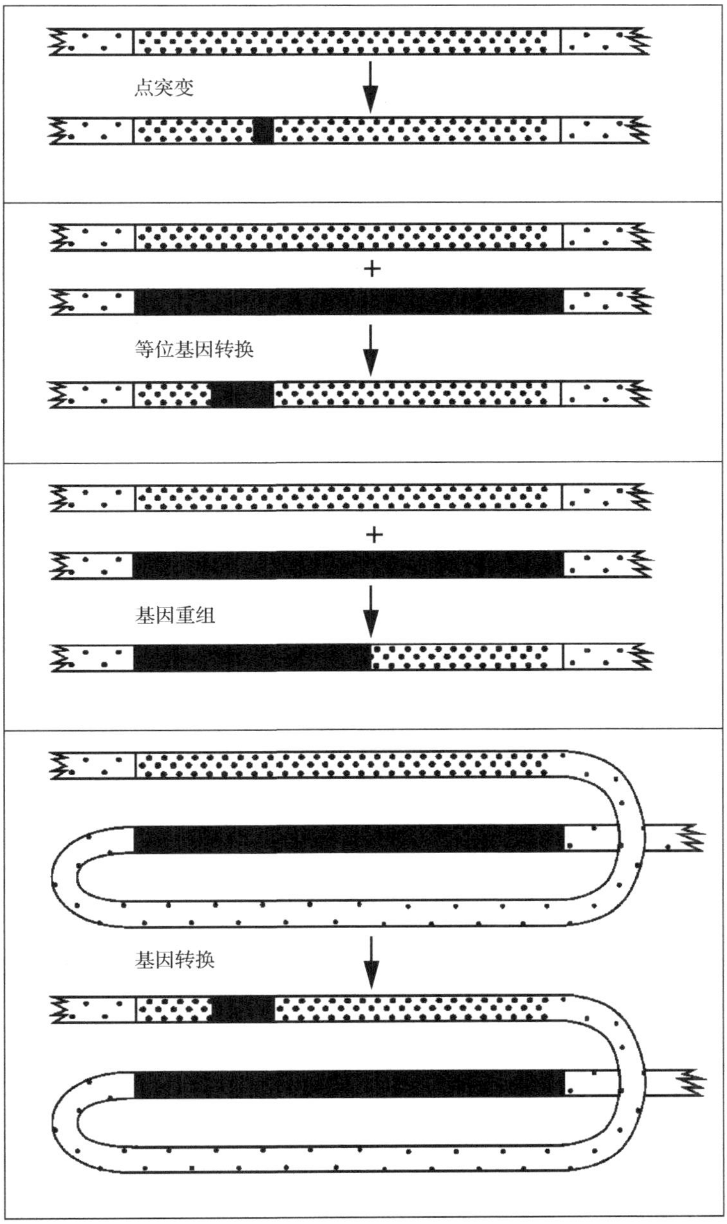


图 10-1 新等位基因产生的 4 种不同机制[9]

**表 10-1　5 个 HLA-B*35 亚型之间的氨基酸差异（将其他亚型与 B*35:01 进行对比，与 B*35:01 一致的氨基酸残基以短线显示）**

| 抗原亚型 | 氨基酸残基 | | | | | | | | | | | | | | | | | | |
|---|---|---|---|---|---|---|---|---|---|---|---|---|---|---|---|---|---|---|---|
| | 16 | 42 | 45 | 63 | 67 | 77 | 94 | 95 | 97 | 99 | 103 | 109 | 114 | 11 | 131 | 152 | 156 | 163 | 171 |
| B*35:01 | G | A | T | N | F | S | I | I | R | Y | L | L | D | S | S | V | L | L | Y |
| B*35:02 | - | - | - | - | - | - | - | - | - | - | - | F | N | Y | - | - | - | - | - |
| B*35:03 | - | - | - | - | - | - | - | - | - | - | - | - | - | F | - | - | - | - | - |
| B*35:04 | - | - | - | - | - | - | - | - | - | - | - | - | N | Y | - | - | - | - | - |
| B*35:06 | - | - | - | - | - | - | - | - | - | - | - | - | N | F | - | - | - | - | - |

由转换形成新等位基因的最显著示例见于南美洲的印第安人群体。南美洲和中美洲的印第安人群体是大约 13 000 年前殖民整个美洲的东亚移民的后裔。这些群体多样化的 *HLA-B* 等位基因是由东亚鼻祖带来的少量较陈旧的 *HLA-B* 等位基因之间转换产生的[3]。

某些 HLA 等位基因的形成还与基因重组有关。例如，*HLA-A*69:01* 等位基因的结构显示它是通过 *HLA-A*02:01* 和 *HLA-A*68:01* 之间的重组形成的。*HLA-A*69:01* 的外显子 1 和外显子 2 来源于 *HLA-A*68:01*，而其余外显子来源于 *HLA-A*02:01*。点突变也与人类群体中存在的多种 HLA 等位基因的形成有关，并且这种机制也是目前所有 HLA 等位基因多态性产生的根本原因。

与人类最密切相关的物种为普通黑猩猩和倭黑猩猩。大约 500 万年前，现代人类和黑猩猩的祖先在近赤道的非洲形成分支。一个流行的人类进化观点认为，解剖学意义上的现代人于 100 000～200 000 年前在非洲进化并逐渐替代其他所有早期人类分支[8]。人类群体离开非洲并殖民于亚洲和欧洲，大约 40 000 年前他们替代了在那里的尼安德特人。同时人类周游列岛，穿过东南亚到达新几内亚，然后是澳大利亚。大约 20 000 年前人类到达亚洲东北部的最边缘，并在最后一个冰河时代末期——约 13 000 年前，小部分群体穿过白令海峡从而开始了美洲的殖民，他们只花了 1000 年到达南美洲的最南端。航海祖先波利尼亚人在相同时代的 3000～1000 年前逐渐移民到太平洋岛屿。这段移民和定居史的结果就是人类居住到地球除南极洲外的各个大陆上。

在现代人类已居住在地球上的至少 9/10 的时间内，整个群体是通过打猎和从野外采集食物生存的。农业、动植物的驯养在大约 11 000 年前开始，而工业主要是最近 500 年的产物。在整个历史上，人口的规模、密度和结构由其生活方式决定。采猎者居住在部落群体中，其人口密度必然很低，因为每个部落都需要一定的迁移范围以获得足够的食物。随着农业的发展，人类开始定居下来，人口的一部分（即农民）可以为全体人类提供食物。人口密度增加且使城市成为可能；非农民居住在城市中并从事各种各样不断增加的与生存无关的活动。工业化极大地增加了农民可以生产的食物，机械运输让城市从中心不断外延，而新的建筑方式使楼宇拔地而起。所有这些因素，结合对卫生保健、公共环境和疾病特征的认识，使得人类群体增加到我们今天所看到的规模和密度。

事实上，大多数 HLA 研究是在最发达国家的大城市人口的基础上进行的。在这些群体中发现了大量的 HLA 等位基因，引发了关于这是人类群体的内在特征，还是农业和工业革命之后人口结构变化的外在结果这一问题。

某些人类群体直到近代仍保持了采猎的生活方式，其 HLA 等位基因的研究对于理解为何人类群体中有如此多 HLA 等位基因具有重要意义。美洲和大洋洲的土著群体为人们提供了大量有用信息，因为这些群体的历史均有完好的文档记录且在某种程度上比其他群体更为简单。大洋洲最初由大约 40 000 年前来自新几内亚的人居住；美洲大约在 13 000 年前由来自东亚的人居住。大洋洲和美洲原始居民的后裔完全脱离其他民族而生存和进化，直至 15 世纪被由海路到达的欧洲人打破。本土大洋洲人和美洲人的现代部落群体的 HLA I 类和 HLA II 类多态性基因座上有 4～10 个等位基因。这些数字能够让我们估计不同历史时期人类采猎群体中发现的多态性水平。这些等位基因的数量足以生成大量的种群杂合子。在北美印第安人群体中，几乎所有 HLA 等位基因都与亚洲和欧洲群体中发现的那些相同并且由始祖群体带来。同样地，大洋洲土著的大多 HLA 等位基因与新几内亚人和来自东南亚及太平洋的其他民族所共有。这些共性显示，个体 HLA 等位基因可以在群体中保存成千上万年。

南美印第安人群体显示出不同的情况。在这些群体中存在令人印象深刻的大量新的变异等位基因，尤其是 *HLA-B* 基因座，但是它们是最初由亚洲带到美洲的等位基因之间转换的产物。这表明 12 000 年的时间足以使人类群体进化出一大群新的等位基因。在部落群体中新等位基因并未增加等位基因的整体数量，但是替代了旧的等位基因。根据这个示例，我们可以了解这类过程的持续作用最终如何导致所有初始等位基因被更新的重组形式替代。另外，当部落合并时，合并群体中等位基因的数量比每一个组成部落的等位基因数量更多。自从农业发展以来，部落合并不断持续，这一过程最终导致今天大量高度混合的城市群体出现。因此，这类群体中发现的大量 HLA 等位基因可能是混合的结果而不是病原体选择的结果。

为什么 12 000 年后北美印第安人的大部分等位基因在最初即存在，而南美印第安人却获得了许多新变异等位基因？HLA 基因多态性选择的主要动力被认为是传染性疾病，因此群体 HLA 多态性的进化取决于其疾病史。北美洲、中美洲和南美洲的气候、地理和生物环境有差异，这些区域的人类疾病史同样有很大差异。

如之前提到的，HLA 多态性的第一个优点是其杂合者相比纯合者可形成更多的个体免疫应答。在感染期间，每个基因的两个等位基因亚型会呈递不同外源肽并独立刺激 T 细胞应答。HLA 多态性的第二个优点是个体 HLA 类型的差异能够阻止感染的传播。病原体很容易通过进化逃避或颠覆免疫应答，其中许多机制是针对 HLA 分子的。例如，在感染过程中出现的选择性新病毒变异，这种变异的病毒已失去诱导 T 细胞应答所需要的抗原表位。HLA 类型的同质性有助于感染的传播，因为对一个个体的成功适应代表对所有个体的适应。相反，HLA 类型的异质性应可减缓感染的传播，因为每个宿主都产生不同的应答，并且在一个宿主中生成的适应未必在下一个宿主中有帮助。从这个角度讲，罕见 HLA 亚型有其独特的优点，因为它们面对之前已遇到的病原体的可能性低于常见等位基因。这类对罕见等位基因的选择会有利于新变异的产生。

在给定选择水平下可保持的等位基因的数量与人口规模相关。小规模群体中的等位基因更倾向于偶尔丢失，这是所谓基因漂变的结果。同样地，最新变异体的频率也可偶尔增加。威胁生命的感染导致的死亡会减少人口规模，在这种情况下，对特定 HLA 类型的选择和基因漂变可以共同造成等位基因的丢失。当群体从疾病发作中恢复时，其人口规模会扩大，选择和漂变都可以增加新生成变异等位基因的频率。一直有小而独立的群体从反复发作的疾病中存活，使得在南美印第安人中可见多样的和部落特异的 HLA 多态性。这一情况没有在北美群体中发生可能缘于复合变量的差异，即较大群体、较少疾病发生和较少严重疾病[3]。

## 参 考 文 献


[1] Trowsdale J. "Both man & bird & beast": comparative organization of MHC genes. Immunogenetics, 1995, 41(1): 1-17.

[2] Parham P. Virtual reality in the MHC. Immunological Reviews, 1999, 167: 5-15.

[3] Parham P, Ohta T. Population biology of antigen presentation by MHC class I molecules. Science, 1996, 272(5258): 67-74.

[4] Hughes AL, Nei M. Pattern of nucleotide substitution at major histocompatibility complex class I loci reveals overdominant selection. Nature, 1988, 335(6186): 167-170.

[5] Hughes AL, Nei M. Nucleotide substitution at major histocompatibility complex class II loci: evidence for overdominant selection. Proceedings of the National Academy of Sciences of the United States of America, 1989, 86(3): 958-962.

[6] Hughes AL, Hughes MK. Natural selection on the peptide-binding regions of major histocompatibility complex molecules. Immunogenetics, 1995, 42(4): 233-243.

[7] Penn D, Potts W. How do major histocompatibility complex genes influence odor and mating preferences? Advances in Immunology, 1998, 69: 411-436.

[8] Diamond J. Guns, Germs, and Steel: The Fates of Human Societies. New York: WWNorton and Co, 1997.

[9] Marsh SGE, Parham P, Barber LD. The HLA Facts Book. Academic Press, 2000.

# 11　HLA 与疾病

在 1967 年召开的第三届国际组织相容性会议上，Amiel 首次报道了霍奇金病（Hodgkin's disease）患者的抗原“4C”（该抗原由 HLA-B 的血清学抗原 B5、B35 和 B18 共同组成）在患病人群中的频率（51%）明显高于正常人对照组（27%），由此拉开了 HLA 与疾病相关性研究的序幕。随着 HLA 分型技术的逐步完善，世界各地越来越多的学者开始致力于 HLA 多态性与疾病易感性和（或）抗病性的研究。Amiel 所发现的 HLA 与霍奇金病的相关性并非十分显著，相对危险度（risk ratio，RR）仅为 2.8；但 1973 年，Brewerton 团队和 Schlosstein 团队先后报道了 HLA-B27 和强直性脊柱炎（ankylosing spondylitis，AS）之间的强相关性：这两个团队发现强直性脊柱炎患者中 HLA-B27 表型率高达 88%～96%，而健康人对照组表型率仅为 4%～8%，此结果也相继被其他研究团队证实，两者的 RR 值高达 100 以上。紧接着，Jersild 及其团队首次报道了与疾病相关的 HLA II 类抗原——HLA-DR2（当时称为 LD-7a），其被发现与多发性硬化症相关[1]。自此之后，HLA 与疾病相关性的报道层出不穷。

目前已被报道的与 HLA 相关的疾病多达百种，其中以自身免疫性疾病居多[2]，我们列举了一些目前研究得较多的疾病及与其相关 HLA 的信息，见表 11-1。

**表 11-1　与 HLA 相关的常见疾病**

| 疾病名称 | 部分相关的 HLA |
|---|---|
| 强直性脊柱炎 | B27 |
| 莱特尔/赖特综合征 | B27 |
| 急性前葡萄膜炎 | B27 |
| 亚急性甲状腺炎 | B35 |
| 银屑病 | Cw36 |
| 发作性睡病 | DQB1 |
| 弥漫性毒性甲状腺肿 | DR3 |
| 重症肌无力 | DR3 |
| 类风湿关节炎 | DRB1 |
| 乳糜泻 | DQ2 |
| 多发性硬化症 | DR2 |
| I 型糖尿病 | DQ、DR |
| 霍奇金病 | A1 |
| 特发性血色素沉着病 | A3 |
| 系统性红斑狼疮 | DR、DQ |

续表

| 疾病名称 | 部分相关的 HLA |
|---|---|
| 特发性膜性肾病 | DR3 |
| 自身免疫性肝炎(AIH) | DRB1 |
| 炎症性肠病(IBD) | DPA1 |
| 结核病(TB) | DQB1 |
| 哮喘 | DQB1、DRB1 |

血色病(hemachromatosis)是一种身体铁负荷过多的慢性疾病，最初研究发现其与HLA-A3多态性相关，之后被证实其真正相关基因为*HFE*。由*HFE*基因编码的蛋白质是类HLA I类分子，该蛋白质与β2-微球蛋白相结合并被表达于肠道细胞表面，通过与转铁蛋白受体相互作用而调节消化食物中的铁吸收量。*HFE*位于6号染色体短臂*HLA-A*基因座的端粒一侧，距*HLA-A*基因座约4Mb。血色病患者携带*HFE*基因的缺陷等位基因，导致无法合成功能性HFE蛋白，*HFE*等位基因与*HLA-A3*基因之间存在连锁不平衡，在HLA-A和HFE之间4Mb基因区中的重组受到抑制。如果有正常的重组率，血色病和*HLA-A3*基因之间可能不会显示关联性[3]。

有些早期被认为与HLA多态性相关的疾病随后被证实是由与HLA I、II类分子结构无关的基因多态性引起的。例如，先天性肾上腺皮质增生症(congenital adrenal hyperplasia，CAH)是由类固醇21-羟化酶CYP21编码基因的缺陷等位基因引起的，这种酶通过肾上腺皮质细胞参与类固醇的生物合成。类固醇21-羟化酶的编码基因位于HLA III类基因区[4]。先天性肾上腺皮质增生症和HLA I、II类分子可能无功能性联系，而是由于进化的偶然性，*CYP21*基因与*HLA*基因并列。HLA复合体包含各种不同类型蛋白质的编码基因，而与这些基因的缺陷等位基因相关联的疾病通常被错认为与HLA基因相关。

在许多与HLA多态性相关的疾病中，尽管普遍认为HLA I类或HLA II类同种异型分子直接参与了致病机制[5]，但是，并不是所有拥有这类同种异型或单倍型HLA抗原的人都会染病。例如，只有2% HLA-B27抗原分型的个体会患强直性脊柱炎，而表达HLA-B27抗原且家族中有疾病史的人发病率会升到20%。由此表明，疾病的产生是由多个基因引起的。

I型糖尿病(type I diabetes，T1DM)是被研究得较深入的疾病，它是由于胰腺内产生胰岛素的β细胞被选择性地破坏而导致胰岛素绝对缺乏的一种器官特异性自身免疫疾病。遗传因素在T1DM发病中起重要作用，其中HLA基因尤为重要，可引发大约一半的遗传效应。研究表明，HLA II类*DR*基因和*DQ*基因与其高度相关。在很多种族中，*HLA-DQB1*02:01*、*HLA-DQB1*03:02*和*HLA-DQA1*05:01*是常见的T1DM易感基因，而*HLA-DQB1*03:01*和*HLA-DQB1*06:02*对T1DM的发生则有一定的保护效应[6]。系统性红斑狼疮(systemic lupus erythematosus，SLE)是一种自身免疫炎症性疾病，其除了与HLA-DR和HLA-DQ高度相关外，最近还发现HLA-G通过抑制NK细胞和细胞毒性T细胞的杀伤活性等[7]，防止SLE的进一步加重而起保护作用。

此外，不同地区、不同种族 HLA 相关基因对疾病的易感性存在差异。在日本人群中，T1DM 易感基因为 *DPB1*02:01*，我国则为 *DRB1*03:01*、*DQA1*03:01*、*DQB1*02:01*[6]。其他与 HLA 相关的自身免疫疾病也显示了类似的基因复杂性。

除了对于疾病的遗传易感性，环境因素在 HLA 相关自身免疫疾病的发病和进程中也扮演着重要的角色。识别这些因素是一个挑战，因为疾病症状的出现会远远滞后于致病机制的触发。但是在几乎所有情况下都有相关证据显示，自身免疫 T 细胞作为感染性免疫应答的副产物出现并触发了疾病的发生。例如，柯萨奇病毒感染与 T1DM 相关，而多种肠道细菌感染与 HLA-B27 相关疾病有关。

HLA 多态性与人类免疫缺陷病毒(human immunodeficiency virus，HIV)的感染及艾滋病(acquired immune deficiency syndrome，AIDS)的病程进展呈相关性。Bailey 及其团队的研究发现，HLA-B*27 可识别 HIV 衣壳蛋白 p24 上的保守表位，其携带者感染 HIV 后，在未经治疗的情况下，体内 CD4 细胞可维持在高比例状态，且患者发生病毒血症的概率较低，故此表型的 HIV 感染者的病程进展较为缓慢[8]。其他 HLA 研究显示，与 HIV 感染后病程缓慢进展有关的还有 HLA-B*57[9]；而 HLA-B*35 则与快病程进展相关[10]。尽管 HLA 多态性对 HIV 感染及 AIDS 疾病进程的影响机制并不清晰，但其可能与不同 HLA 分子对关键性病毒抗原(如 Gag)呈递能力的不同有一定关系。也有研究发现，HLA 公共抗原表位 Bw4 的 HIV 抗病性可能是通过 HLA 和 KIR 的基因-基因相互作用来实现的：KIR3DS1 可与第 80 位为异亮氨酸的 HLA-B Bw4(HLA-B Bw4-80Ile)等位基因相互作用从而延缓 AIDS 的疾病进程；若没有 KIR3DS1，仅 HLA-B Bw4-80Ile 不会延缓病程；若没有 HLA-B Bw4-80Ile，KIR3DS1 则表现出与加快 AIDS 病程进展相关[11~13]。

对冈比亚地区的成年乙型肝炎患者的研究显示，HLA-DRB1*13:02 与体内乙型肝炎病毒(HBV)的清除和急性乙型肝炎的自限性有关[14]。Nishida 及其团队的研究发现，亚洲人群中的 HLA-DPA1 和 HLA-DPB1 与慢性乙型肝炎的易感性有显著关联，并将 *HLA-DPB1*09:01* 列为潜在的 HBV 慢性感染易感基因，*HLA-DPB1*02:01* 则是潜在的保护基因[15]。Diepolder 及其团队则发现，HLA-DR13 基因型患者在 HBV 的急性感染期，其体内会出现较强的 CD4 T 细胞应答反应，且较少患者进展为慢性肝炎，猜测 HBV 的清除可能归功于 HLA-DR13 对 HBV 存在着更高效的抗原呈递作用[16]。

对西非疟疾的研究显示，HLA-B53 与重症疟疾的易感性相关，尽管在东非未显示相似关联。这种差异可能的原因为两个地区疟疾的菌株不同且东非的菌株不具备可由 HLA-B53 呈递的保护性抗原表位[17]。由威康信托疾病控制联盟(Wellcome Trust Case-Control Consortium，WTCCC)和 MalariaGEN 联盟共同开展的对冈比亚地区的重症疟疾患者和健康人之间的全基因组关联分析(genome-wide association study，GWAS)结果显示，染色体 6p21/MHC 区域与重症疟疾的关联性并不显著，提示在疟原虫感染后向重症疟疾的病程进展中，HLA 可能并未起到关键性的作用[18]。

鉴于关于其他传染病的 GWAS 开展得并非十分广泛，且绝大多数研究样本量较小、单个研究位点存在选择偏倚、研究群体存在遗传异质性等，关于 HLA 多态性与传染病之间的关联仍有待更广泛而深入的研究。

对 HLA 和疾病的关联通常会被问到一个问题，究竟 HLA 的多态性是真正参与疾病的诱发，还是只作为一个未被发现的致病基因的连锁基因参与其中。只有确定致病机制，这个问题才能解答，但这是一项艰巨的任务。猜测 HLA 与疾病的关联可能包含以下因素：①某些 HLA 分子可能是致病抗原的受体，从而造成对相关疾病易感[19]；②HLA 基因并非引发疾病的直接原因，它与易感基因呈连锁不平衡状态，仅作为可检出的遗传标志存在[3]；③HLA 抗原分子结构与致病抗原相似，机体或对该抗原产生免疫耐受，或在免疫反应中发生交叉反应而损伤了自身组织[20]。总的来说，单一因素并不能全面地诠释 HLA 在某种疾病中所起的作用，我们更倾向于认为其与疾病的相关性可能是多种机制共同作用的结果。

## 参考文献

[1] Thorsby E. A short history of HLA. Tissue Antigens, 2009, 74(2): 101-116.

[2] Shiina T, Inoko H, Kulski JK. An update of the HLA genomic region, locus information and disease associations: 2004. Tissue Antigens, 2004, 64(6): 631-649.

[3] Ten Elshof AE, Brittenham GM, Chorney KA, et al. Gamma delta intraepithelial lymphocytes drive tumor necrosis factor-alpha responsiveness to intestinal iron challenge: relevance to hemochromatosis. Immunol Rev, 1999, 167: 223-232.

[4] Hannah-Shmouni F, Chen W, Merke DP. Genetics of congenital adrenal hyperplasia. Endocrinology and Metabolism Clinics of North America, 2017, 46(2): 435-458.

[5] Caillat-Zucman S. Molecular mechanisms of HLA association with autoimmune disease. Tissue Antigens, 2008, 73: 1-8.

[6] Ghodke Y, Joshi K, Chopra A, et al. HLA and disease. European Journal of Epidemiology, 2005, 20(6): 475-488.

[7] Morandi F, Rizzo R, Fainardi E, et al. Recent advances in our understanding of HLA-G biology: lessons from a wide spectrum of human diseases. Journal of Immunology Research, 2016, 2016(3): 4326495.

[8] Bailey JR, Williams TM, Siliciano RF, et al. Maintenance of viral suppression in HIV-1-infected HLA-B*57+ elite suppressors despite CTL escape mutations. J Exp Med, 2006, 203(5): 1357-1369.

[9] Migueles SA, Sabbaghian MS, Shupert WL, et al. HLA B*5701 is highly associated with restriction of virus replication in a subgroup of HIV-infected long term nonprogressors. Proc Natl Acad Sci U S A, 2000, 97(6): 2709-2714.

[10] Tomiyama H, Miwa K, Shiga H, et al. Evidence of presentation of multiple HIV-1 cytotoxic T lymphocyte epitopes by HLA-B*3501 molecules that are associated with the accelerated progression of AIDS. J Immunol, 1997, 158(10): 5026-5034.

[11] Trowsdale J. Genetic and functional relationships between MHC and NK receptor genes. Immunity, 2001, 15(3): 363-374.

[12] Martin MP, Gao X, Lee JH, et al. Epistatic interaction between KIR3DS1 and HLA-B delays the progression to AIDS. Nat Genet, 2002, 31(4): 429-434.

[13] Martin MP, Qi Y, Gao X, et al. Innate partnership of HLA-B and KIR3DL1 subtypes against HIV-1. Nat Genet, 2007, 39(6): 733-740.

[14] Hohler T, Gerken G, Notghi A, et al. HLA-DRB1*1301 and *1302 protect against chronic hepatitis B. J Hepatol, 1997, 26(3): 503-507.

[15] Nishida N, Sawai H, Kashiwase K, et al. New susceptibility and resistance HLA-DP alleles to HBV-related diseases identified by a trans-ethnic association study in Asia. PloS One, 2014, 9(2): e86449.

[16] Bettencourt A, Carvalho C, Leal B, et al. The protective role of HLA-DRB1(*)13 in autoimmune diseases. J Immunol Res, 2015, 2015(1): 948723.

[17] Cserti-Gazdewich CM, Mayr WR, Dzik WH. Plasmodium falciparum malaria and the immunogenetics of ABO, HLA, and CD36 (platelet glycoprotein IV). Vox Sang, 2011, 100(1): 99-111.

[18] Blackwell JM, Jamieson SE, Burgner D. HLA and infectious diseases. Clin Microbiol Rev, 2009, 22(2): 370-385, Table of Contents.

[19] McAdam S, Klenerman P, Tussey L, et al. Immunogenic HIV variant peptides that bind to HLA-B8 can fail to stimulate cytotoxic T lymphocyte responses. J Immunol, 1995, 155(5): 2729-2736.

[20] Marcilla M, Lopez de Castro JA. Peptides: the cornerstone of HLA-B27 biology and pathogenetic role in spondyloarthritis. Tissue Antigens, 2008, 71(6): 495-506.

# 12　HLA 与器官移植

人体免疫系统在发育期间，对自身组分或自身抗原，即与淋巴细胞接触的健康细胞和组织，产生免疫耐受。尤其重要的是，人体免疫系统可对表达于相同个体细胞表面的自身 HLA Ⅰ类和Ⅱ类同种异型抗原产生免疫耐受，相反，对于数量众多的异体 HLA 抗原无耐受性。

在医学上，当细胞、组织或器官在不同 HLA 类型的人体之间进行移植时，会触发强烈的同种异体排斥反应，进而威胁到受体和供体的存活。医生使用两种不同方法以预防或减少这些反应。第一种方法是使供体和受体的 HLA 类型尽可能匹配，旨在减少免疫系统对移植供体的攻击，同时保存其对感染的应答能力。第二种方法则使用免疫抑制药物来干扰所有抗原的免疫应答。通过对上述两种方法的联合使用并加以完善，目前已使器官或组织移植成为各种退行性、恶性和遗传性疾病的一项常规治疗方法[1]。

肾脏为最先开始被移植的实质脏器，且至今仍是最常被移植的器官。其次最常见的为心脏移植和肝脏移植。实质器官移植中的同种异体排斥反应主要为宿主抗移植物反应。已知在实质脏器移植中存在 3 种排斥反应，并且基于在动力学方面的差异分别被称为超急性排斥、急性排斥和慢性排斥[1, 2]。

超急性排斥发生在已有循环抗体的移植受体中，这些抗体可与器官供体的 HLA Ⅰ类抗原或 ABO 血型抗原发生反应。怀孕、输血或早期器官移植是刺激抗 HLA 抗体产生的先期事件。此外，机体在应对常见细菌感染时，由细菌多糖引起的抗体能与 ABO 抗原的糖脂产生交叉反应。在超急性排斥中，受体体内本身存在的抗体可与供体的血管内皮细胞相结合，然后激活补体系统引起大量炎症反应，造成严重的局部缺血和供体坏死。供体器官的血管一旦通过外科手术连接至受体，立即产生超急性排斥。移植器官可能根本无法开始工作。

目前尚未发现可以阻止超急性排斥的方法。为避免超急性排斥，供体和受体需进行交叉匹配测验，将受体血清与潜在供体的血细胞进行反应[1]，确定受体本身没有与移植器官反应的抗体。

急性排斥由受体对移植器官表达的 HLA 分子的初次免疫应答引起。它在移植后数周内发生，此时器官已开始工作。移植手术造成的损伤和破坏可产生有利于刺激免疫应答的炎症性环境。移植物中的细胞和其他物质引流至局部淋巴结，在此活化同种异体反应性 T 细胞和 B 细胞。由此产生的炎症性 CD4 和细胞毒性 CD8 T 细胞效应因子随后迁移到移植供体的组织。在此进一步诱发炎症和细胞死亡，如果不加以阻止则会导致供体器官功能的丧失和最终坏死。辅助型 CD4 T 细胞同时刺激同种异体反应性 B 细胞生成识别异型 HLA 的抗体，并与供体细胞表达的 HLA Ⅰ类和Ⅱ类抗原多态性决定簇相结合。当抗体与供体血管的内皮细胞相结合时，可激发如同超急性排斥中的激活补体系统和阻碍血供的凝血反应。

在急性排斥中，B 细胞和 T 细胞效应因子的产生依赖于 T 细胞的活化。因此，移植患者中急性排斥的预防和减少依赖于 T 细胞活化程度的降低。这可以通过使用一系列免疫抑制药物实现，其中一些药物专门干扰 T 细胞活化，如环孢素 A 和他克莫司。所有移植受体都需接受免疫抑制药物治疗，但是因为这些药物具有毒性并且使患者易受感染，所以应采取在避免排斥反应的前提下尽量使用最低剂量的治疗策略。因此间歇发作的排斥反应经常发生，发作时通常可以通过增加免疫抑制剂的剂量，或者体内输注抗 CD3 或其他 T 细胞特异性抗体来缓解。

慢性排斥在移植后数月至数年内发生，经历慢性排斥的器官表现出伤口愈合的类似特征，包括成纤维细胞、内皮细胞或上皮细胞增殖和移植物实质和血管内的胶原沉积，所有这些过程均会导致间质纤维化、局部缺血以及移植功能的丧失。慢性排斥目前是肾移植失败的主要原因[3]。慢性排斥的根本机制仍未明确，目前认为免疫学因素和非免疫学因素均参与其中。

骨髓移植中的排斥反应与实质器官移植不同[4, 5]，主要为移植物抗宿主反应。骨髓移植受体的免疫系统被治疗所采用的辐射和细胞毒性药物故意破坏，而移植的多能造血干细胞会及时重建其免疫系统。骨髓移植后产生的主导性同种异型反应由移植骨髓中的成熟 T 细胞造成，且后者可对移植受体的细胞和组织表达的主要和次要组织相容性抗原作出反应。这些反应会在身体的大多数组织中（倾向于集中在皮肤、肠道和肝脏）突然发生，并引起被称为移植物抗宿主病（graft versus host disease，GVHD）的疾病。所有同种异体骨髓移植的受体几乎都会经历这种疾病，但是严重程度不同。

T 细胞、B 细胞和 NK 细胞均促进了移植后由于 HLA 差异引发的同种异型反应。但是效应 T 细胞的作用是最重要的[2, 6]。这是因为某一个体循环中的全部 T 细胞是该个体 HLA 多态性的强选择性产物。该选择强度使得仅不到 1%的未成熟 T 细胞存活，并成为能够产生免疫应答的成熟 T 细胞。

T 细胞在胸腺内发育期间，那些与自身抗原、自身 HLA 复合体发生强烈作用的细胞经阴性选择过程被清除。另外，与自身抗原、自身 HLA 复合体发生微弱作用的 T 细胞同样不能成熟并死亡。相反，与自身抗原、自身 HLA 复合体具有中等亲和力的 T 细胞经阳性选择过程，最终发育成熟。因此，每个进入循环的成熟 T 细胞都经过在胸腺中与自身 HLA、自身抗原复合物的某种特定结合的阳性选择。当此类 T 细胞面对感染时，其受体与自身 HLA 呈递的外源性抗原相互作用。现在考虑一个假定移植，其中供体和受体拥有完全不同的 HLA I 类和 II 类分子。在这种情况下，移植受体的 T 细胞要面对与其在发育期间被选择的不同的 HLA 分子，同时供体 HLA 的肽结合基序与受体的不同。所以，许多（如果并非全部）呈递于供体细胞表面的自身抗原、HLA 复合物与阴性选择期间受体 T 细胞遇到的那些不同。因此，许多由供体 HLA 呈递的自身抗原会被受体的 T 细胞看作外源性抗原。小鼠试验表明，高达 10%的 T 细胞有可能对完全同种异体移植作出反应。由于同种异体反应性 T 细胞的富集，即使一个 HLA I 类或 II 类同种异型分子的不匹配也会产生较强反应。该差异反映在临床移植结果的统计分析中，对 HLA 类型的完全匹配可以得出比任何程度的不匹配都更好的定性结果[7]。

移植受体 T 细胞对供体组织上 HLA 和肽的复合体作出反应的机制被称为同种异体

识别的直接途径。同种异体识别的另一个机制被称为间接途径[6]。在该途径中，来源于供体的 HLA 分子由受体的抗原呈递细胞进行加工处理。受体 HLA 分子对来源于供体 HLA I 类和 II 类分子的蛋白肽类进行呈递，其中包含了未在受体 HLA 抗原分子中呈递的多态性肽，并刺激受体 T 细胞产生克隆。在间接途径中同种异体 HLA 分子的作用与其他外源性抗原相同。图 12-1 显示了两种类型的同种识别。

同种异体反应性 B 细胞可生成与细胞表面 HLA I 类和 II 类抗原表面决定簇作用的抗体。许多抗原表位位于形成抗原结合位点的结构域中：HLA I 类分子中的 $\alpha_1$ 和 $\alpha_2$ 结构域，以及 HLA II 类分子中的 $\alpha_1$ 和 $\beta_1$ 结构域。针对几个不同抗原表位的抗体能够同时与同一个 HLA I 类或 II 类分子结合。含有针对同种异体 HLA 的抗体的人体血清为 HLA 血清学分型系统奠定了基础。

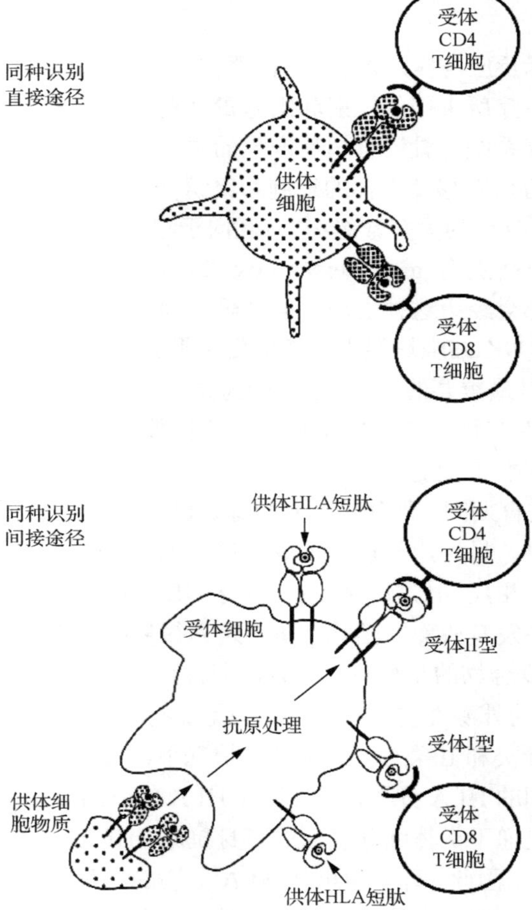


图 12-1　同种识别直接途径和间接途径的对比[17]

直接途径中，来自供体的细胞表达供体 HLA I 类分子，以直接刺激受体 T 细胞的克隆。间接途径中，受体抗原呈递细胞可吞噬并处理供体中的细胞物质。来源于供体 HLA 分子的肽由受体 HLA 分子结合并在巨噬细胞表面被呈递至受体 T 细胞

NK 细胞群体亦能够通过同种异体反应性应答杀死同种异体细胞。NK 细胞群体的异质性由 CD94:NKG2 受体与 KIR 受体表达数量和组合的不同决定(请参见第七章)。NK 细胞发育期间施加的选择使每个细胞均表达至少一种与自身 HLA I 类抗原作用的抑制性受体。通过这种方式阻止所有循环 NK 细胞攻击健康的自体细胞。例如，具有 HLA-Cw*01 和 HLA-Cw*02 杂合性的个体 X 将会拥有以 Cw*01 或 Cw*02 作为抑制性分子的不同 NK 细胞亚群。表达 KIR2DL1 的亚群受 Cw*02 抑制，而表达 KIR2DL2 的亚群受 Cw*01 抑制(图 12-2)(NK 细胞的第三个亚群同时表达 KIR2DL1 和 KIR2DL2，并受 Cw*01 和 Cw*02 抑制)。现在假设个体 Y 具有 Cw*02 纯合性。当个体 Y 的靶细胞面对个体 X 的 NK 细胞时，它们可抑制表达 KIR2DL1 的 NK 细胞亚群而不能抑制表达 KIR2DL2 的 NK 细胞亚群。因此个体 Y 的细胞可以被个体 X 中以 KIR2DL2 作为其唯一的 HLA I 类分子抑制性

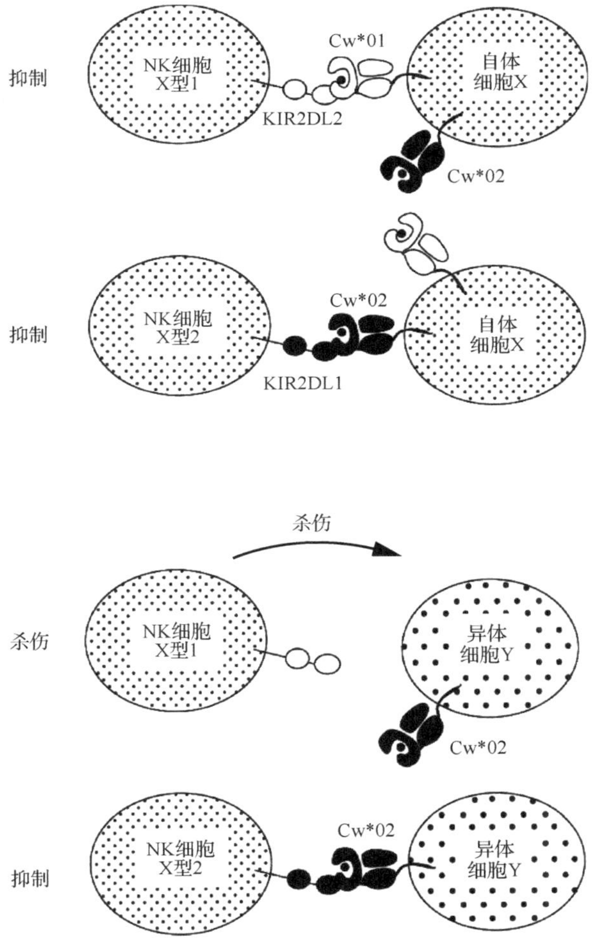


图 12-2　自然杀伤(NK)细胞介导的同种异型反应[17]

个体 X 为 HLA-Cw*01 和 HLA-Cw*02 杂合子。因此，个体 X 拥有两种不同的 NK 细胞亚群：受 HLA-Cw*01 抑制的类型 1 和受 HLA-Cw*02 抑制的类型 2。相反，个体 Y 是 HLA-Cw*02 的纯合子。如果个体 Y 的靶细胞与个体 X 的 NK 细胞混合，由于检测到前者在个体 Y 细胞中缺失 HLA-Cw*01，因此它们被自体环境中受 HLA-Cw*01 抑制的 NK 细胞亚群杀死

受体的 NK 细胞亚群杀死(图 12-2)。从现象方面来说，这些同种异体反应性 NK 细胞可以杀死缺少自身 HLA I 类分子的同种异体靶细胞。因此 NK 细胞被认为能够检测“自身缺失”[8]。移植中潜在同种异型反应的特异性可以根据供体和受体的 HLA 和 KIR 类型加以预测。临床观察和利用动物模型的研究显示，NK 细胞在移植中的作用比较复杂[9~11]。一方面同种异体反应性 NK 细胞可以诱导对移植物的排斥，另一方面 NK 细胞通过杀死移植物中的抗原呈递细胞、残留恶性肿瘤或者巨细胞病毒(在人群中高度流行，且大多无症状)感染的细胞等机制，对移植物和受体的存活起促进作用。临床分析显示预测的 KIR 不匹配度与移植物的存活之间并无显著关联。目前普遍认为需要针对不同亚群的 NK 细胞进行分析才能准确界定 NK 细胞在移植中的作用。

通过使用免疫抑制药物，可使存在明显 HLA 类型差异的实质器官被成功移植。虽然 HLA 匹配可使肾脏和心脏移植患者长期获益，但由于缺少供体及其他限制，不可能为每位患者都提供良好匹配的供体。相反，HLA 匹配在肝脏移植中并不重要，甚至有证据显示，同种异体差异实际上可以改善结果。

骨髓移植对 HLA 差异比实质器官移植更敏感,并且其成功与否直接取决于供体和受体之间的 HLA 匹配[12, 13]。通常，HLA 匹配度越高，骨髓移植预后越好。在家族内部，HLA 多样性受限并且兄弟姐妹之间可能拥有相同的 HLA 分型(两个兄弟姐妹 HLA 完全相同的概率为 1/4)。因此，HLA 匹配供体的查找首先要在患者家族内进行。一半以上需要骨髓移植的患者能够找到可作供体的 HLA 匹配的家庭成员。尽管这些情况中不存在 HLA 不相容性，但是由于次要组织相容性基因座的不相容性，仍可能产生移植物抗宿主反应。

当姐妹为与其 HLA 相同的兄弟捐献骨髓时，可发生常见类型的次要组织相容性差异。这是由只在男性中表达的蛋白质导致的，这些由 Y 染色体编码的组织相容性抗原被称为 H-Y 抗原。来源于这些蛋白质的肽类通过男性细胞的 HLA I 类抗原呈递，但是不通过女性细胞内相同的 HLA I 类抗原呈递。当骨髓被从一位姐妹移植到与其 HLA 相同的兄弟时，前者的某些 CD8 T 细胞对来源于 Y 染色体的抗原作出反应并造成移植物抗宿主病。当男性患者可以选择 HLA 相同的兄弟或姐妹作为供体时，兄弟通常为首选，因为能避免对 H-Y 抗原的应答。

通过研究接受 HLA 相同的骨髓移植患者的同种异体反应性 CD8 T 细胞应答，已定义多种其他次要组织相容性抗原[2, 14]。这些应答是由 6 号染色体以外其他染色体上编码基因的多态性造成的，它们由受体而非供体内细胞呈递的多态性肽类造成。因为多态性肽类需结合一个 HLA I 类组织相容性复合物从而刺激 T 细胞应答，因此它们仅表现为某种特定的 HLA I 类限制性的次要组织相容性抗原。

对于需要骨髓移植但在家族内没有 HLA 相容供体的患者，可寻找 HLA 匹配的非亲属供体。因为移植骨髓只会对供体带来极少不便，所以可以建立同意充当非亲属患者供体的 HLA 分型全国登记资料库。首个形成这些登记资料的为英国安东尼·诺兰骨髓基金会，该机构目前已有超过 300 000 名潜在供体登记。目前世界上最大的登记处为美国国家骨髓捐赠计划(NMDP)，它有超过 300 万名已登记的潜在供体[15, 16]。中国造血干细胞捐献者资料库(http://www.cmdp.org.cn/)，亦称作“中华骨髓库”，截至 2017 年 3 月 31 日，拥有入库志愿者数据已达 236 万人份。

当供体被征募至登记处时，他们只需要捐赠部分外周血，工作人员从中分离淋巴细胞以较低分辨率进行 HLA 分型。分型的结果被输入登记处数据库。当患者需要非亲属供体时，可在数据库检索拥有与患者相同的低分辨率 HLA 类型的潜在供体。然后以较高分辨率分型确定谁能提供最高匹配，以及谁能充当最佳供体。通常该检索会显示若干潜在供体。绝大多数被征募至登记处的人从未被要求捐赠骨髓。

在登记处群体中找到匹配良好的供体的概率随着患者 HLA 类型在整个群体中的频率不同而变化。具有常见 HLA 类型的患者可以找到许多匹配良好的供体，而具有不常见 HLA 类型的患者可能很难找到一个。民族群体在个体 HLA 等位基因和单倍型的频率方面，以及总体 HLA 多样性方面都存在差异。通常，如果在与患者相同的民族群体中进行检索，那么找到匹配的概率会增加。合作协议有利于在全球范围内检索供体，骨髓可从一国供体捐赠给另一国的患者。

对于某些患者来说，同种异体骨髓移植的替代选择是自体骨髓移植。这种情况下，可在实验室对从患者自身抽取的骨髓样本进行处理，旨在清除恶性肿瘤细胞的同时保留干细胞。同时对患者进行化疗和放疗以破坏恶性细胞。随后自体干细胞被再次输入患者体内以重建造血系统。自体干细胞的替代来源为外周血。为使干细胞从骨髓迁移至外周血，采用细胞毒性药物和细胞因子对患者进行联合治疗。在自体移植中可避免移植物抗宿主病，但是存在潜在的风险，即由再输注干细胞制剂中残留的恶性细胞造成的复发。

移植物抗宿主病(GVHD)由移植骨髓中的成熟 T 细胞造成，T 细胞甚至可能来源于污染骨髓抽出物的外周血。用于降低 GVHD 发生概率的一个方法是从骨髓中清除 T 细胞。这样可有效减少 GVHD 的发生，但是会导致移植失败和恶性复发的比率升高。这些试验和其他观察表明，骨髓移植后的同种异型反应有益于清除残留肿瘤细胞及 GVHD 的不良影响，这被称为移植物抗白血病效应(graft versus leukemia，GVL)。目前尚不清楚的是，介导 GVL 的细胞是否与介导 GVHD 的细胞不同。此类差异如果存在，则说明存在选择性重建可介导 GVL 且无 GVHD 的骨髓的可能性。

## 参考文献

[1] Naesens M, Kuypers DR, de Vusser K, et al. The histology of kidney transplant failure: a long-term follow-up study. Transplantation, 2014, 98(4): 427-435.

[2] Frohn C, Fricke L, Puchta JC, et al. The effect of HLA-C matching on acute renal transplant rejection. Nephrology, Dialysis, Transplantation: Official Publication of the European Dialysis and Transplant Association - European Renal Association, 2001, 16(2): 355-360.

[3] Ingulli E. Mechanism of cellular rejection in transplantation. Pediatric Nephrology, 2010, 25(1): 61-74.

[4] Bruno B, Rotta M, Patriarca F, et al. A comparison of allografting with autografting for newly diagnosed myeloma. The New England Journal of Medicine, 2007, 356(11): 1110-1120.

[5] Pavletic SZ, Khouri IF, Haagenson M, et al. Unrelated donor marrow transplantation for B-cell chronic lymphocytic leukemia after using myeloablative conditioning: results from the Center for International Blood and Marrow Transplant research. Journal of Clinical Oncology: Official Journal of the American Society of Clinical Oncology, 2005, 23(24): 5788-5794.

[6] Opelz G. Impact of HLA compatibility on survival of kidney transplants from unrelated live donors. Transplantation, 1997, 64(10): 1473-1475.

[7] Suciu-Foca N, Harris PE, Cortesini R. Intramolecular and intermolecular spreading during the course of organ allograft rejection. Immunological Reviews, 1998, 164: 241-246.

[8] Karre K. How to recognize a foreign submarine. Immunological Reviews, 1997, 155: 5-9.

[9] Lopez-Botet M, Vilches C, Redondo-Pachon D, et al. Dual role of natural killer cells on graft rejection and control of cytomegalovirus infection in renal transplantation. Frontiers in immunology, 2017, 8: 166.

[10] van der Touw W, Bromberg JS. Natural killer cells and the immune response in solid organ transplantation. American Journal of Transplantation: Official Journal of the American Society of Transplantation and the American Society of Transplant Surgeons, 2010, 10(6): 1354-1358.

[11] Martin-Antonio B, Sune G, Perez-Amill L, et al. Natural killer cells: angels and devils for immunotherapy. International Journal of Molecular Sciences, 2017, 18(9).

[12] Hansen JA, Petersdorf E, Martin PJ, et al. Hematopoietic stem cell transplants from unrelated donors. Immunological Reviews, 1997, 157: 141-151.

[13] Madrigal JA, Scott I, Arguello R, et al. Factors influencing the outcome of bone marrow transplants using unrelated donors. Immunological Reviews, 1997, 157: 153-166.

[14] Goulmy E. Human minor histocompatibility antigens: new concepts for marrow transplantation and adoptive immunotherapy. Immunological Reviews, 1997, 157: 125-140.

[15] Dupont B. Immunology of hematopoietic stem cell transplantation: a brief review of its history. Immunological Reviews, 1997, 157: 5-12.

[16] Morishima Y, Sasazuki T, Inoko H, et al. The clinical significance of human leukocyte antigen(HLA) allele compatibility in patients receiving a marrow transplant from serologically HLA-A, HLA-B, and HLA-DR matched unrelated donors. Blood, 2002, 99(11): 4200-4206.

[17] Marsh SGE, Parham P, Barber LD. The HLA Facts Book. Academic Press, 2000.

# 附录I 列 表 指 南

## 等位基因

该表列出了 IMGT/HLA 数据库中截至 2017 年 4 月发现的所有 HLA 等位基因。

等位基因的详细信息，包括对应的核苷酸序列、氨基酸序列、血清学特异性、获取等位基因核苷酸序列的细胞名称和种族起源，以及欧洲分子生物学实验室(EMBL)、GenBank 基因库、基因组序列数据库(GSDB)或日本 DNA 序列资料库(DDBJ)核苷酸序列数据库中的核苷酸序列编号等，可通过 http://www.ebi.ac.uk/ipd/imgt/hla/dictionary.html 查询。

## 人群分布

该表列出了不同人群中的 HLA 等位基因分布频度。计算公式为：等位基因分布频度=等位基因数/(2×样本总量)×100%。本书仅列出了全球总和分布频度≥0.0001%的等位基因。原始数据来源于等位基因频度数据库(Allele Frequency Net Database，AFND)的 HLA 等位基因报告(HLA Allele Report)(http://www.allelefrequencies.net/datasets.asp#tag_4)。

根据地域分布，共划分为 12 个群体，具体如下。

| 地域分类 | 包含国家或地区 |
|---|---|
| 中亚 | 哈萨克斯坦、乌兹别克斯坦、吉尔吉斯斯坦、塔吉克斯坦、土库曼斯坦和阿富汗 |
| 东北亚 | 日本、蒙古、朝鲜、俄罗斯、韩国 |
| 南亚 | 巴基斯坦、印度、斯里兰卡和孟加拉国 |
| 东南亚 | 中国大陆、中国台湾、尼泊尔、不丹、越南、缅甸、老挝、柬埔寨、泰国、马来西亚、文莱、印度尼西亚和新加坡 |
| 西亚 | 塞浦路斯、土耳其（及相关岛屿）、格鲁吉亚、亚美尼亚、阿塞拜疆、叙利亚、黎巴嫩、以色列、巴勒斯坦、约旦、沙特阿拉伯半岛、伊拉克、科威特和伊朗 |
| 澳大利亚 | 澳大利亚及其所有岛屿（例如，格鲁特岛、塔斯马尼亚州等） |
| 欧洲 | 由法兰士约瑟夫地、斯瓦尔巴群岛、冰岛、地中海、黑海北部海岸、俄罗斯里海及哈萨克斯坦以西地区组成的地区，包括作为欧洲国家一部分的地中海岛屿，但塞浦路斯和属于土耳其的岛屿除外 |
| 北美 | 加拿大、美国、墨西哥、阿留申群岛和格陵兰岛 |
| 北非 | 位于毛里塔尼亚努瓦迪布和吉布提之间的一条线以北非洲大陆的国家，包括所有西撒哈拉、摩洛哥、阿尔及利亚、利比亚、埃及、厄立特里亚、吉布提、毛里塔尼亚、马里、尼日尔、乍得、苏丹和埃塞俄比亚的北部地区 |
| 太平洋岛国 | 太平洋地区由夏威夷群岛、复活节岛屿、新西兰岛屿、巽他群岛、马达加斯加、婆罗洲不属于马来西亚的地区和菲律宾 |
| 南美&中美 | 所有南美洲和中美洲国家及相关岛屿，以及加勒比海地区 |
| 撒哈拉以南非洲地区 | 撒哈拉以南非洲大陆地区，由毛里塔尼亚努瓦迪布和吉布提之间连线，以及与该地区各国有关的岛屿界定，包括毛里塔尼亚、马里、尼日尔、乍得、苏丹和埃塞俄比亚的南部地区，马达加斯加不包括在这个地区 |

**肽结合特异性**

该表列出了部分 HLA I 类分子的肽结合基序(peptide-binding motif)。数据来源于 IEDB 数据库(http://www.iedb.org/)。由于 HLA II 类肽结合基序一般比 HLA I 类基序包含更多锚定位点，每个位置特异性更加不固定，因此本书未给出 HLA II 类分子的肽结合基序信息。

利用稳定矩阵算法(stabilized matrix method，SMM)计算短肽与 HLA 分子结合的亲和力，根据 SMM 矩阵值的大小，将氨基酸残基分为：优先残基、耐受残基和排斥残基三类。详细计算及分类方法见 IEDB 数据库帮助页面(http://help.iedb.org/hc/en-us/articles/114094147071-Motif-Display-Help)。表中数字 1～10 表示氨基酸位置，带框数字如 [2] 表示该位置为锚定位点。优先残基用**黑体**表示，耐受残基用常规字体表示，排斥残基用删除线表示。氨基酸名称统一用单字母缩写表示。

# HLA-A

## A*01

### ➢等位基因

*A*01:01:01:01*
*A*01:01:01:02N*
*A*01:01:01:03*
*A*01:01:01:04*
*A*01:01:01:05*
*A*01:01:01:06*
*A*01:01:01:07*
*A*01:01:01:08*
*A*01:01:01:09*
*A*01:01:01:10*
*A*01:01:02*
*A*01:01:03*
*A*01:01:04*
*A*01:01:05*
*A*01:01:06*
*A*01:01:07*
*A*01:01:08*
*A*01:01:09*
*A*01:01:10*
*A*01:01:11*
*A*01:01:12*
*A*01:01:13*
*A*01:01:14*
*A*01:01:15*
*A*01:01:16*
*A*01:01:17*
*A*01:01:18*
*A*01:01:19*
*A*01:01:20*
*A*01:01:21*
*A*01:01:22*
*A*01:01:23*
*A*01:01:24*
*A*01:01:25*
*A*01:01:26*
*A*01:01:27*
*A*01:01:28*
*A*01:01:29*
*A*01:01:30*
*A*01:01:31*
*A*01:01:32*
*A*01:01:33*
*A*01:01:34*
*A*01:01:35*
*A*01:01:36*
*A*01:01:37*
*A*01:01:38L*
*A*01:01:39*
*A*01:01:40*
*A*01:01:41*
*A*01:01:42*
*A*01:01:43*
*A*01:01:44*
*A*01:01:45*
*A*01:01:46*
*A*01:01:47*
*A*01:01:48*
*A*01:01:49*
*A*01:01:50*
*A*01:01:51*
*A*01:01:52*
*A*01:01:53*
*A*01:01:54*
*A*01:01:55*
*A*01:01:56*
*A*01:01:57*
*A*01:01:58*
*A*01:01:59*
*A*01:01:60*
*A*01:01:61*
*A*01:01:62*
*A*01:01:63*
*A*01:01:64*
*A*01:01:65*
*A*01:01:66*
*A*01:01:67*
*A*01:01:68*
*A*01:01:69*
*A*01:01:70*
*A*01:01:71*
*A*01:01:72*
*A*01:01:73*
*A*01:01:74*
*A*01:01:75*
*A*01:01:76*
*A*01:01:77*
*A*01:01:78*
*A*01:01:79*
*A*01:01:80*
*A*01:01:81*
*A*01:02*
*A*01:03:01:01*
*A*01:03:01:02*
*A*01:04N*
*A*01:06*
*A*01:07*
*A*01:08*
*A*01:09:01*
*A*01:09:02*
*A*01:10*
*A*01:11N*
*A*01:12*
*A*01:13*
*A*01:14*
*A*01:15N*
*A*01:16N*
*A*01:17*
*A*01:18N*
*A*01:19*
*A*01:20*
*A*01:21*
*A*01:22N*
*A*01:23*
*A*01:24*
*A*01:25*
*A*01:26*
*A*01:27N*
*A*01:28*
*A*01:29*
*A*01:30*
*A*01:31N*
*A*01:32*
*A*01:33*
*A*01:35*
*A*01:36*
*A*01:37*
*A*01:38*
*A*01:39*
*A*01:40*
*A*01:41*
*A*01:42*
*A*01:43*
*A*01:44*
*A*01:45*
*A*01:46*
*A*01:47*

*A*01:48*
*A*01:49*
*A*01:50*
*A*01:51*
*A*01:52:01N*
*A*01:52:02N*
*A*01:53N*
*A*01:54*
*A*01:55*
*A*01:56N*
*A*01:57N*
*A*01:58*
*A*01:59*
*A*01:60*
*A*01:61*
*A*01:62*
*A*01:63*
*A*01:64*
*A*01:65*
*A*01:66*
*A*01:67:01*
*A*01:67:02*
*A*01:68*
*A*01:69:01*
*A*01:69:02*
*A*01:70*
*A*01:71*
*A*01:72*
*A*01:73*
*A*01:74*
*A*01:75*
*A*01:76*
*A*01:77*
*A*01:78*
*A*01:79*
*A*01:80*
*A*01:81*
*A*01:82*
*A*01:83:01*
*A*01:83:02*
*A*01:84*
*A*01:85*
*A*01:86*
*A*01:87N*
*A*01:88:01*
*A*01:88:02*
*A*01:89*
*A*01:90*
*A*01:91*
*A*01:92*
*A*01:93*
*A*01:94*
*A*01:95*
*A*01:96*
*A*01:97*
*A*01:98*
*A*01:99*
*A*01:100*
*A*01:101*
*A*01:102*
*A*01:103*
*A*01:104*
*A*01:105*
*A*01:106*
*A*01:107*
*A*01:108*
*A*01:109*
*A*01:110*
*A*01:111*
*A*01:112*
*A*01:113*
*A*01:114*
*A*01:115*
*A*01:116*
*A*01:117*
*A*01:118*
*A*01:119*
*A*01:120*
*A*01:121*
*A*01:122*
*A*01:123N*
*A*01:124*
*A*01:125*
*A*01:126*
*A*01:127*
*A*01:128*
*A*01:129*
*A*01:130*
*A*01:131*
*A*01:132*
*A*01:133*
*A*01:134*
*A*01:135*
*A*01:136*
*A*01:137*
*A*01:138*
*A*01:139*
*A*01:140*
*A*01:141*
*A*01:142*
*A*01:143*
*A*01:144*
*A*01:145*
*A*01:146*
*A*01:147Q*
*A*01:148*
*A*01:149*
*A*01:150*
*A*01:151*
*A*01:152*
*A*01:153*
*A*01:154*
*A*01:155*
*A*01:156*
*A*01:157*
*A*01:158*
*A*01:159*
*A*01:160N*
*A*01:161*
*A*01:162N*
*A*01:163*
*A*01:164*
*A*01:165*
*A*01:166*
*A*01:167*
*A*01:168*
*A*01:169*
*A*01:170*
*A*01:171*
*A*01:172*
*A*01:173*
*A*01:174*
*A*01:175*
*A*01:176*
*A*01:177*
*A*01:178N*
*A*01:179N*
*A*01:180*
*A*01:181*
*A*01:182*
*A*01:183*
*A*01:184*
*A*01:185*
*A*01:186N*
*A*01:187*
*A*01:188*
*A*01:189*
*A*01:190*
*A*01:191*
*A*01:192*
*A*01:193*
*A*01:194*
*A*01:195*
*A*01:196*
*A*01:197*
*A*01:198*
*A*01:199*
*A*01:200*
*A*01:201*
*A*01:202*
*A*01:203*
*A*01:204*
*A*01:205*
*A*01:206*

| | | | |
|---|---|---|---|
| *A*01:207* | *A*01:215* | *A*01:223* | *A*01:231* |
| *A*01:208Q* | *A*01:216* | *A*01:224* | *A*01:232* |
| *A*01:209* | *A*01:217* | *A*01:225* | *A*01:233* |
| *A*01:210* | *A*01:218* | *A*01:226* | *A*01:234* |
| *A*01:211* | *A*01:219* | *A*01:227* | *A*01:235* |
| *A*01:212* | *A*01:220* | *A*01:228Q* | *A*01:236* |
| *A*01:213* | *A*01:221* | *A*01:229* | |
| *A*01:214* | *A*01:222* | *A*01:230* | |

## ➢人群分布

| 地域 | 等位基因频度(%) | | | |
|---|---|---|---|---|
| | *A*01:01* | *A*01:02* | *A*01:03* | *A*01:06* |
| 澳大利亚 | 3.3797 | 0.0000 | 0.0000 | 0.0000 |
| 欧洲 | 7.1363 | 0.0095 | 0.0161 | 0.0028 |
| 北非 | 4.3527 | 0.2232 | 0.1674 | 0.0000 |
| 北美 | 5.4886 | 0.0483 | 0.0063 | 0.0001 |
| 东北亚 | 0.4089 | 0.0020 | 0.0000 | 0.0000 |
| 太平洋岛国 | 0.7930 | 0.0000 | 0.0000 | 0.0000 |
| 南美&中美 | 2.4970 | 0.0000 | 0.0000 | 0.0000 |
| 南亚 | 3.7616 | 0.0000 | 0.0000 | 0.2894 |
| 东南亚 | 0.7002 | 0.0021 | 0.0128 | 0.0000 |
| 撒哈拉以南非洲地区 | 2.7565 | 0.2817 | 0.1408 | 0.0000 |
| 西亚 | 6.7326 | 0.0051 | 0.5930 | 0.0043 |
| 全球总和 | 5.5370 | 0.0439 | 0.0420 | 0.0005 |

## ➢肽结合特异性

| HLA 蛋白名称 | 氨基酸序列(九肽) | | | | | | | |
|---|---|---|---|---|---|---|---|---|
| | 位置 | | | | | | | |
| | 1 | [2] | 3 | 4 | 5 | 6 | 7 | 8 | [9] |
| A*01:01 | | **S** | **D** | | | | | | **Y** |
| | | **T** | | | | | | | F |
| | | A | | | | | | | |
| | | I | | | | | | | |
| | | L | | | | | | | |
| | | M | | | | | | | |
| | | V | | | | | | | |

# A*02

## ➢等位基因

*A*02:01:01:01*
*A*02:01:01:02L*
*A*02:01:01:03*
*A*02:01:01:04*
*A*02:01:01:05*
*A*02:01:01:06*
*A*02:01:01:07*
*A*02:01:01:08*
*A*02:01:01:09*
*A*02:01:01:10*
*A*02:01:01:11*
*A*02:01:01:12*
*A*02:01:01:13*
*A*02:01:01:14*
*A*02:01:01:15*
*A*02:01:01:16*
*A*02:01:01:17*
*A*02:01:01:18*
*A*02:01:01:19*
*A*02:01:01:20*
*A*02:01:01:21*
*A*02:01:01:22*
*A*02:01:01:23*
*A*02:01:01:24*
*A*02:01:01:25*
*A*02:01:01:26*
*A*02:01:02*
*A*02:01:03*
*A*02:01:04*
*A*02:01:05*
*A*02:01:06*
*A*02:01:07*
*A*02:01:08*
*A*02:01:09*
*A*02:01:10*
*A*02:01:11*
*A*02:01:12*
*A*02:01:13*
*A*02:01:14Q*
*A*02:01:15*
*A*02:01:17*
*A*02:01:18*
*A*02:01:19*
*A*02:01:21*
*A*02:01:22*
*A*02:01:23*
*A*02:01:24*
*A*02:01:25*
*A*02:01:26*
*A*02:01:27*
*A*02:01:28*
*A*02:01:29*
*A*02:01:30*
*A*02:01:31*
*A*02:01:32*
*A*02:01:33*
*A*02:01:34*
*A*02:01:35*
*A*02:01:36*
*A*02:01:37*
*A*02:01:38*
*A*02:01:39*
*A*02:01:40*
*A*02:01:41*
*A*02:01:42*
*A*02:01:43*
*A*02:01:44*
*A*02:01:45*
*A*02:01:46*
*A*02:01:47*
*A*02:01:48*
*A*02:01:49*
*A*02:01:50*
*A*02:01:51*
*A*02:01:52*
*A*02:01:53*
*A*02:01:54*
*A*02:01:55*
*A*02:01:56*
*A*02:01:57*
*A*02:01:58*
*A*02:01:59*
*A*02:01:60*
*A*02:01:61*
*A*02:01:62*
*A*02:01:63*
*A*02:01:64*
*A*02:01:65*
*A*02:01:66*
*A*02:01:67*
*A*02:01:68*
*A*02:01:69*
*A*02:01:70*
*A*02:01:71*
*A*02:01:72*
*A*02:01:73*
*A*02:01:74*
*A*02:01:75*
*A*02:01:76*
*A*02:01:77*
*A*02:01:78*
*A*02:01:79*
*A*02:01:80*
*A*02:01:81*
*A*02:01:83*
*A*02:01:84*
*A*02:01:85*
*A*02:01:86*
*A*02:01:87*
*A*02:01:88*
*A*02:01:89*
*A*02:01:90*
*A*02:01:91*
*A*02:01:92*
*A*02:01:93*
*A*02:01:94*
*A*02:01:95*
*A*02:01:96*
*A*02:01:97*
*A*02:01:98*
*A*02:01:99*
*A*02:01:100*
*A*02:01:101*
*A*02:01:102*
*A*02:01:103*
*A*02:01:104*
*A*02:01:105*
*A*02:01:106*
*A*02:01:107*
*A*02:01:108*
*A*02:01:109*
*A*02:01:110*
*A*02:01:111*
*A*02:01:112*
*A*02:01:113*
*A*02:01:114*
*A*02:01:115*
*A*02:01:116*
*A*02:01:117*
*A*02:01:118*
*A*02:01:119*
*A*02:01:120*
*A*02:01:121*
*A*02:01:122*

*A*02:01:123*
*A*02:01:124*
*A*02:01:125*
*A*02:01:126*
*A*02:01:127*
*A*02:01:128*
*A*02:01:129*
*A*02:01:130*
*A*02:02:01:01*
*A*02:02:01:02*
*A*02:02:02*
*A*02:02:03*
*A*02:02:04*
*A*02:03:01*
*A*02:03:02*
*A*02:03:03*
*A*02:03:04*
*A*02:03:05*
*A*02:03:06*
*A*02:03:07*
*A*02:03:08*
*A*02:04*
*A*02:05:01:01*
*A*02:05:01:02*
*A*02:05:02*
*A*02:05:03*
*A*02:05:04*
*A*02:05:05*
*A*02:05:06*
*A*02:06:01:01*
*A*02:06:01:02*
*A*02:06:01:03*
*A*02:06:01:04*
*A*02:06:02*
*A*02:06:03*
*A*02:06:04*
*A*02:06:05*
*A*02:06:06*
*A*02:06:07*
*A*02:06:08*
*A*02:06:09*
*A*02:06:10*
*A*02:06:11*
*A*02:06:12*
*A*02:06:13*
*A*02:06:14*
*A*02:06:15*
*A*02:06:16*
*A*02:06:17*
*A*02:06:18*
*A*02:06:19*
*A*02:06:20*
*A*02:06:21*
*A*02:06:22*
*A*02:07:01*
*A*02:07:02*
*A*02:07:03*
*A*02:07:04*
*A*02:07:05*
*A*02:07:06*
*A*02:07:07*
*A*02:07:08*
*A*02:08*
*A*02:09*
*A*02:10*
*A*02:11:01*
*A*02:11:02*
*A*02:11:03*
*A*02:11:04*
*A*02:11:05*
*A*02:11:06*
*A*02:11:07*
*A*02:11:08*
*A*02:11:09*
*A*02:12*
*A*02:13*
*A*02:14*
*A*02:15N*
*A*02:16*
*A*02:17:01*
*A*02:17:02*
*A*02:17:03*
*A*02:17:04*
*A*02:18*
*A*02:19*
*A*02:20:01*
*A*02:20:02*
*A*02:21*
*A*02:22:01*
*A*02:22:02*
*A*02:24:01*
*A*02:24:02*
*A*02:25*
*A*02:26*
*A*02:27*
*A*02:28*
*A*02:29*
*A*02:30:01*
*A*02:30:02*
*A*02:31*
*A*02:32N*
*A*02:33*
*A*02:34*
*A*02:35:01*
*A*02:35:02*
*A*02:35:03*
*A*02:36*
*A*02:37*
*A*02:38*
*A*02:39*
*A*02:40:01*
*A*02:40:02*
*A*02:41*
*A*02:42*
*A*02:43N*
*A*02:44*
*A*02:45*
*A*02:46*
*A*02:47*
*A*02:48*
*A*02:49*
*A*02:50*
*A*02:51*
*A*02:52*
*A*02:53N*
*A*02:54*
*A*02:55*
*A*02:56:01*
*A*02:56:02*
*A*02:57*
*A*02:58*
*A*02:59*
*A*02:60:01*
*A*02:60:02*
*A*02:61*
*A*02:62*
*A*02:63*
*A*02:64:01*
*A*02:64:02*
*A*02:65*
*A*02:66*
*A*02:67*
*A*02:68*
*A*02:69*
*A*02:70*
*A*02:71*
*A*02:72*
*A*02:73*
*A*02:74:01*
*A*02:74:02*
*A*02:75*
*A*02:76:01*
*A*02:76:02*
*A*02:77*
*A*02:78*
*A*02:79:01*
*A*02:79:02*
*A*02:80*
*A*02:81*
*A*02:82N*
*A*02:83N*
*A*02:84*
*A*02:85*
*A*02:86:01*

A*02:86:02
A*02:87
A*02:88N
A*02:89
A*02:90
A*02:91
A*02:92
A*02:93:01
A*02:93:02
A*02:94N
A*02:95
A*02:96
A*02:97:01
A*02:97:02
A*02:99
A*02:101:01
A*02:101:02
A*02:102
A*02:103
A*02:104
A*02:105
A*02:106
A*02:107
A*02:108
A*02:109
A*02:110
A*02:111
A*02:112
A*02:113:01N
A*02:113:02N
A*02:114
A*02:115
A*02:116
A*02:117
A*02:118
A*02:119
A*02:120
A*02:121
A*02:122
A*02:123
A*02:124
A*02:125N
A*02:126
A*02:127
A*02:128
A*02:129
A*02:130
A*02:131
A*02:132
A*02:133
A*02:134
A*02:135
A*02:136
A*02:137
A*02:138
A*02:139
A*02:140
A*02:141
A*02:142
A*02:143
A*02:144
A*02:145
A*02:146
A*02:147
A*02:148
A*02:149
A*02:150
A*02:151
A*02:152
A*02:153:01
A*02:153:02
A*02:154
A*02:155
A*02:156
A*02:157:01
A*02:157:02
A*02:158
A*02:159
A*02:160
A*02:161
A*02:162
A*02:163
A*02:164:01
A*02:164:02
A*02:165
A*02:166
A*02:167
A*02:168
A*02:169
A*02:170
A*02:171:01
A*02:171:02
A*02:172
A*02:173
A*02:174
A*02:175
A*02:176
A*02:177
A*02:178
A*02:179
A*02:180
A*02:181
A*02:182
A*02:183
A*02:184
A*02:185
A*02:186
A*02:187
A*02:188
A*02:189
A*02:190
A*02:191
A*02:192
A*02:193
A*02:194
A*02:195
A*02:196
A*02:197:01
A*02:197:02
A*02:198
A*02:199
A*02:200
A*02:201
A*02:202
A*02:203
A*02:204
A*02:205
A*02:206
A*02:207
A*02:208
A*02:209
A*02:210
A*02:211:01
A*02:211:02
A*02:212
A*02:213
A*02:214
A*02:215
A*02:216
A*02:217:01
A*02:217:02
A*02:218
A*02:219
A*02:220
A*02:221
A*02:222N
A*02:223N
A*02:224
A*02:225N
A*02:226N
A*02:227N
A*02:228
A*02:229
A*02:230
A*02:231
A*02:232
A*02:233
A*02:234
A*02:235
A*02:236
A*02:237
A*02:238
A*02:239
A*02:240

A*02:241
A*02:242
A*02:243:01
A*02:243:02
A*02:244
A*02:245
A*02:246
A*02:247
A*02:248
A*02:249
A*02:250N
A*02:251
A*02:252
A*02:253
A*02:254
A*02:255
A*02:256
A*02:257
A*02:258
A*02:259
A*02:260
A*02:261
A*02:262
A*02:263
A*02:264
A*02:265
A*02:266
A*02:267
A*02:268
A*02:269
A*02:270
A*02:271
A*02:272
A*02:273
A*02:274
A*02:275
A*02:276
A*02:277
A*02:278
A*02:279
A*02:280
A*02:281
A*02:282
A*02:283
A*02:284N
A*02:285
A*02:286
A*02:287
A*02:288
A*02:289:01
A*02:289:02
A*02:290
A*02:291
A*02:292
A*02:293Q
A*02:294
A*02:295
A*02:296
A*02:297
A*02:298
A*02:299
A*02:300
A*02:301N
A*02:302
A*02:303
A*02:304
A*02:305N
A*02:306
A*02:307
A*02:308
A*02:309
A*02:310
A*02:311
A*02:312
A*02:313
A*02:314N
A*02:315
A*02:316
A*02:317
A*02:318
A*02:319
A*02:320
A*02:321N
A*02:322
A*02:323
A*02:324
A*02:325
A*02:326
A*02:327
A*02:328
A*02:329
A*02:330
A*02:331
A*02:332
A*02:333
A*02:334
A*02:335
A*02:336
A*02:337
A*02:338
A*02:339
A*02:340
A*02:341
A*02:342
A*02:343
A*02:344
A*02:345
A*02:346
A*02:347
A*02:348
A*02:349
A*02:350N
A*02:351
A*02:352
A*02:353
A*02:354
A*02:355
A*02:356N
A*02:357
A*02:358
A*02:359
A*02:360
A*02:361
A*02:362
A*02:363
A*02:364
A*02:365
A*02:366N
A*02:367
A*02:368
A*02:369
A*02:370
A*02:371
A*02:372
A*02:373N
A*02:374
A*02:375
A*02:376
A*02:377
A*02:378
A*02:379
A*02:380
A*02:381
A*02:382
A*02:383
A*02:384
A*02:385
A*02:386
A*02:387
A*02:388
A*02:389
A*02:390
A*02:391
A*02:392
A*02:393
A*02:394
A*02:395N
A*02:396
A*02:397
A*02:398
A*02:399
A*02:400
A*02:401
A*02:402

A*02:403
A*02:404
A*02:405
A*02:406
A*02:407
A*02:408
A*02:409
A*02:410
A*02:411
A*02:412
A*02:413
A*02:414
A*02:415
A*02:416
A*02:417
A*02:418
A*02:419:01
A*02:419:02
A*02:420
A*02:421
A*02:422
A*02:423
A*02:424
A*02:425
A*02:426
A*02:427
A*02:428
A*02:429
A*02:430
A*02:431
A*02:432
A*02:433
A*02:434
A*02:435
A*02:436
A*02:437
A*02:438
A*02:439N
A*02:440Q
A*02:441
A*02:442
A*02:443
A*02:444
A*02:445
A*02:446
A*02:447
A*02:448
A*02:449
A*02:450
A*02:451
A*02:452
A*02:453
A*02:454
A*02:455
A*02:456
A*02:457
A*02:458
A*02:459
A*02:460
A*02:461
A*02:462
A*02:463
A*02:464
A*02:465
A*02:466
A*02:467
A*02:468:01N
A*02:468:02N
A*02:469
A*02:470
A*02:471
A*02:472
A*02:473
A*02:474
A*02:475
A*02:476N
A*02:477
A*02:478
A*02:479
A*02:480
A*02:481
A*02:482
A*02:483
A*02:484
A*02:485
A*02:486
A*02:487
A*02:488
A*02:489
A*02:490N
A*02:491
A*02:492
A*02:493
A*02:494
A*02:495
A*02:496
A*02:497
A*02:498
A*02:499
A*02:500Q
A*02:501N
A*02:502
A*02:503
A*02:504
A*02:505
A*02:506N
A*02:507
A*02:508
A*02:509
A*02:510
A*02:511
A*02:512
A*02:513
A*02:514N
A*02:515
A*02:516N
A*02:517
A*02:518
A*02:519
A*02:520
A*02:521
A*02:522
A*02:523
A*02:524:01
A*02:524:02
A*02:525N
A*02:526
A*02:527
A*02:528:01
A*02:528:02
A*02:529
A*02:530
A*02:531
A*02:532
A*02:533
A*02:534
A*02:535
A*02:536
A*02:537
A*02:538
A*02:539
A*02:540N
A*02:541
A*02:542
A*02:543
A*02:544
A*02:545
A*02:546
A*02:547
A*02:548
A*02:549
A*02:550
A*02:551
A*02:552
A*02:553
A*02:554
A*02:555
A*02:556
A*02:557
A*02:558
A*02:559
A*02:560
A*02:561
A*02:562

*A*02:563*
*A*02:564*
*A*02:565*
*A*02:566*
*A*02:567*
*A*02:568*
*A*02:569*
*A*02:570*
*A*02:571*
*A*02:572*
*A*02:573*
*A*02:574*
*A*02:575*
*A*02:576*
*A*02:577*
*A*02:578*
*A*02:579*
*A*02:580*
*A*02:581*
*A*02:582*
*A*02:583*
*A*02:584*
*A*02:585*
*A*02:586*
*A*02:587*
*A*02:588*
*A*02:589*
*A*02:590*
*A*02:591:01*
*A*02:591:02*
*A*02:592*
*A*02:593*
*A*02:594*
*A*02:595*
*A*02:596*
*A*02:597*
*A*02:598*
*A*02:599*
*A*02:600*
*A*02:601*
*A*02:602*
*A*02:603*
*A*02:604*
*A*02:605Q*
*A*02:606*
*A*02:607*
*A*02:608N*
*A*02:609*
*A*02:610:01*
*A*02:610:02*
*A*02:611*
*A*02:612*
*A*02:613*
*A*02:614*
*A*02:615*
*A*02:616*
*A*02:617*
*A*02:618Q*
*A*02:619*
*A*02:620*
*A*02:621*
*A*02:622N*
*A*02:623*
*A*02:624*
*A*02:625*
*A*02:626*
*A*02:627*
*A*02:628*
*A*02:629*
*A*02:630*
*A*02:631*
*A*02:632*
*A*02:633*
*A*02:634*
*A*02:635*
*A*02:636*
*A*02:637*
*A*02:638*
*A*02:639*
*A*02:640*
*A*02:641*
*A*02:642*
*A*02:643N*
*A*02:644*
*A*02:645*
*A*02:646*
*A*02:647*
*A*02:648*
*A*02:649*
*A*02:650*
*A*02:651*
*A*02:652*
*A*02:653*
*A*02:654*
*A*02:655*
*A*02:656*
*A*02:657*
*A*02:658*
*A*02:659*
*A*02:660*
*A*02:661*
*A*02:662*
*A*02:663*
*A*02:664*
*A*02:665*
*A*02:666*
*A*02:667*
*A*02:668*
*A*02:669*
*A*02:670*
*A*02:671*
*A*02:672Q*
*A*02:673*
*A*02:674*
*A*02:675N*
*A*02:676*
*A*02:677*
*A*02:678*
*A*02:679*
*A*02:680*
*A*02:681*
*A*02:682*
*A*02:683*

## ➢人群分布

| 等位基因频度(%) | 地域 | | | | | | | | | | |
|---|---|---|---|---|---|---|---|---|---|---|---|
| | 澳大利亚 | 欧洲 | 北非 | 北美 | 东北亚 | 太平洋岛国 | 南美&中美 | 南亚 | 东南亚 | 撒哈拉以南非洲地区 | 西亚 | 全球总和 |
| *A*02:01* | 8.2505 | 13.3710 | 7.7009 | 10.0411 | 6.2127 | 3.1718 | 10.0476 | 3.4144 | 7.0726 | 5.8149 | 5.4892 | 9.8158 |
| *A*02:02* | 0.0000 | 0.0427 | 1.0045 | 0.4504 | 0.0000 | 0.0000 | 0.2973 | 0.2315 | 0.0851 | 2.2133 | 2.4932 | 0.5550 |
| *A*02:03* | 0.0000 | 0.1598 | 6.5217 | 2.2426 | 0.0000 | 0.0000 | 1.4793 | 3.3898 | 0.6019 | 19.0311 | 22.7104 | 2.8269 |
| *A*02:04* | 0.0000 | 0.0005 | 0.2790 | 0.0259 | 0.0059 | 0.0000 | 0.0595 | 0.0000 | 0.0064 | 0.0402 | 0.0015 | 0.0234 |

续表

| 等位基因频度(%) | 地域 | | | | | | | | | | | |
|---|---|---|---|---|---|---|---|---|---|---|---|---|
| | 澳大利亚 | 欧洲 | 北非 | 北美 | 东北亚 | 太平洋岛国 | 南美&中美 | 南亚 | 东南亚 | 撒哈拉以南非洲地区 | 西亚 | 全球总和 |
| *A*02:05* | 0.0994 | 0.4473 | 1.5067 | 0.5610 | 0.0217 | 0.0881 | 0.4162 | 0.2315 | 0.0596 | 1.4085 | 0.5206 | 0.5476 |
| *A*02:06* | 0.0000 | 0.1391 | 0.0000 | 0.6875 | 4.4724 | 2.7753 | 0.1189 | 1.6204 | 2.0028 | 0.0402 | 0.0304 | 0.6691 |
| *A*02:07* | 0.0994 | 0.0707 | 0.0000 | 0.3005 | 1.6850 | 0.0441 | 0.0000 | 0.0000 | 1.8581 | 0.0000 | 0.0008 | 0.2965 |
| *A*02:08* | 0.0000 | 0.0133 | 0.0000 | 0.0002 | 0.0000 | 0.0000 | 0.0000 | 0.0000 | 0.0021 | 0.0000 | 0.0036 | 0.0008 |
| *A*02:09* | 0.0000 | 0.0014 | 0.0000 | 0.0000 | 0.0000 | 0.0000 | 0.0000 | 0.1157 | 0.0021 | 0.0000 | 0.0003 | 0.0001 |
| *A*02:10* | 0.0000 | 0.0043 | 0.0000 | 0.0071 | 0.1877 | 0.0441 | 0.0000 | 0.0000 | 0.0447 | 0.0201 | 0.0000 | 0.0083 |
| *A*02:11* | 0.0000 | 0.0005 | 0.2790 | 0.0259 | 0.0059 | 0.0000 | 0.0595 | 0.0000 | 0.0064 | 0.0402 | 0.0015 | 0.0234 |
| *A*02:12* | 0.0994 | 0.4473 | 1.5067 | 0.5610 | 0.0217 | 0.0881 | 0.4162 | 0.2315 | 0.0596 | 1.4085 | 0.5206 | 0.5476 |
| *A*02:13* | 0.0000 | 0.0009 | 0.0000 | 0.0023 | 0.0040 | 0.0000 | 0.0000 | 0.0000 | 0.0021 | 0.0000 | 0.0000 | 0.0021 |
| *A*02:14* | 0.0000 | 0.0005 | 0.0558 | 0.0000 | 0.0020 | 0.0000 | 0.0000 | 0.0000 | 0.0000 | 0.2616 | 0.0003 | 0.0003 |
| *A*02:15* | 0.0000 | 0.0133 | 0.0000 | 0.0002 | 0.0000 | 0.0000 | 0.0000 | 0.0000 | 0.0021 | 0.0000 | 0.0036 | 0.0008 |
| *A*02:16* | 0.0000 | 0.0000 | 0.0000 | 0.0108 | 0.0000 | 0.0000 | 0.0000 | 0.0579 | 0.0021 | 0.0000 | 0.0286 | 0.0114 |
| *A*02:17* | 0.0000 | 0.0750 | 0.0558 | 0.0412 | 0.0020 | 0.0000 | 0.2973 | 0.0000 | 0.0021 | 0.0402 | 0.7323 | 0.0832 |
| *A*02:18* | 0.0000 | 0.0000 | 0.0000 | 0.0002 | 0.0316 | 0.0000 | 0.0000 | 0.0000 | 0.0000 | 0.0000 | 0.0000 | 0.0004 |
| *A*02:19* | 0.0000 | 0.0000 | 0.0000 | 0.0003 | 0.0020 | 0.0000 | 0.0595 | 0.0000 | 0.0021 | 0.0000 | 0.0003 | 0.0003 |
| *A*02:20* | 0.0000 | 0.0095 | 0.0000 | 0.0145 | 0.0020 | 0.0000 | 0.0595 | 0.0579 | 0.0021 | 0.0000 | 0.0005 | 0.0133 |
| *A*02:21* | 0.0000 | 0.0000 | 0.0000 | 0.0001 | 0.0000 | 0.0000 | 0.0000 | 0.0000 | 0.0021 | 0.0000 | 0.0000 | 0.0002 |
| *A*02:22* | 0.0000 | 0.0066 | 0.0000 | 0.0223 | 0.0020 | 0.0000 | 0.8323 | 0.0579 | 0.0064 | 0.0000 | 0.0015 | 0.0204 |
| *A*02:24* | 0.0000 | 0.0005 | 0.0000 | 0.0022 | 0.0000 | 0.0000 | 0.2378 | 0.0000 | 0.0021 | 0.0000 | 0.0010 | 0.0021 |
| *A*02:25* | 0.0000 | 0.0005 | 0.0000 | 0.0000 | 0.0000 | 0.0000 | 0.0000 | 0.0000 | 0.0043 | 0.0402 | 0.0003 | 0.0001 |
| *A*02:26* | 0.0000 | 0.0005 | 0.0000 | 0.0000 | 0.0000 | 0.0000 | 0.0000 | 0.0000 | 0.0021 | 0.0000 | 0.0000 | 0.0001 |
| *A*02:27* | 0.0000 | 0.0028 | 0.0000 | 0.0000 | 0.0000 | 0.0000 | 0.0000 | 0.0000 | 0.0021 | 0.0000 | 0.0003 | 0.0001 |
| *A*02:28* | 0.0000 | 0.0000 | 0.0000 | 0.0006 | 0.0040 | 0.0000 | 0.0000 | 0.0000 | 0.0000 | 0.0000 | 0.0000 | 0.0006 |
| *A*02:30* | 0.0000 | 0.0180 | 0.0000 | 0.0000 | 0.0000 | 0.0000 | 0.0000 | 0.0000 | 0.0021 | 0.0000 | 0.0028 | 0.0008 |
| *A*02:34* | 0.0000 | 0.0005 | 0.0000 | 0.0000 | 0.0000 | 0.0000 | 0.0000 | 0.0000 | 0.0021 | 0.0201 | 0.0008 | 0.0001 |
| *A*02:35* | 0.0000 | 0.0081 | 0.0000 | 0.0000 | 0.0000 | 0.0000 | 0.0000 | 0.0000 | 0.0000 | 0.0000 | 0.0003 | 0.0003 |
| *A*02:36* | 0.0000 | 0.0005 | 0.0000 | 0.0000 | 0.0020 | 0.0000 | 0.0000 | 0.0579 | 0.0043 | 0.0000 | 0.0071 | 0.0005 |
| *A*02:39* | 0.0000 | 0.0000 | 0.0000 | 0.0003 | 0.0000 | 0.0000 | 0.0000 | 0.0000 | 0.0000 | 0.0000 | 0.0000 | 0.0002 |
| *A*02:44* | 0.0000 | 0.0000 | 0.0000 | 0.0005 | 0.0020 | 0.0000 | 0.0000 | 0.0000 | 0.0021 | 0.0201 | 0.0000 | 0.0005 |
| *A*02:46* | 0.0000 | 0.0000 | 0.0000 | 0.0000 | 0.0079 | 0.0000 | 0.0000 | 0.0000 | 0.0000 | 0.0000 | 0.0000 | 0.0001 |
| *A*02:50* | 0.0000 | 0.0000 | 0.0000 | 0.0000 | 0.0000 | 0.0000 | 0.0000 | 0.0000 | 0.0000 | 0.0000 | 0.0023 | 0.0001 |
| *A*02:52* | 0.0000 | 0.0000 | 0.0000 | 0.0000 | 0.0000 | 0.0000 | 0.0000 | 0.0000 | 0.0000 | 0.0000 | 0.0015 | 0.0001 |
| *A*02:53* | 0.0000 | 0.0000 | 0.0000 | 0.0000 | 0.0040 | 0.0000 | 0.0000 | 0.0000 | 0.0064 | 0.0000 | 0.0000 | 0.0001 |
| *A*02:60* | 0.0000 | 0.0005 | 0.0000 | 0.0011 | 0.0000 | 0.0000 | 0.0000 | 0.0000 | 0.0021 | 0.0000 | 0.0000 | 0.0010 |
| *A*02:64* | 0.0000 | 0.0000 | 0.0000 | 0.0003 | 0.0000 | 0.0000 | 0.0000 | 0.0000 | 0.0000 | 0.0000 | 0.0000 | 0.0003 |
| *A*02:85* | 0.0000 | 0.0005 | 0.0000 | 0.0002 | 0.0000 | 0.0000 | 0.0000 | 0.0000 | 0.0000 | 0.0000 | 0.0000 | 0.0002 |

续表

| 等位基因频度(%) | 地域 | | | | | | | | | | | |
|---|---|---|---|---|---|---|---|---|---|---|---|---|
| | 澳大利亚 | 欧洲 | 北非 | 北美 | 东北亚 | 太平洋岛国 | 南美&中美 | 南亚 | 东南亚 | 撒哈拉以南非洲地区 | 西亚 | 全球总和 |
| *A*02:87* | 0.0000 | 0.0000 | 0.0000 | 0.0003 | 0.0000 | 0.0000 | 0.0000 | 0.0000 | 0.0000 | 0.0000 | 0.0000 | 0.0002 |
| *A*02:104* | 0.0000 | 0.0019 | 0.0000 | 0.0000 | 0.0000 | 0.0000 | 0.0000 | 0.0000 | 0.0000 | 0.0000 | 0.0000 | 0.0001 |
| *A*02:110* | 0.0000 | 0.0000 | 0.0000 | 0.0001 | 0.0000 | 0.0000 | 0.0000 | 0.0000 | 0.0000 | 0.0000 | 0.0000 | 0.0001 |
| *A*02:151* | 0.0000 | 0.0019 | 0.0000 | 0.0000 | 0.0000 | 0.0000 | 0.0000 | 0.0000 | 0.0000 | 0.0000 | 0.0000 | 0.0001 |
| *A*02:183* | 0.0000 | 0.0000 | 0.0000 | 0.0002 | 0.0000 | 0.0000 | 0.0000 | 0.0000 | 0.0000 | 0.0000 | 0.0000 | 0.0002 |
| *A*02:193* | 0.0000 | 0.0000 | 0.0000 | 0.0003 | 0.0000 | 0.0000 | 0.0000 | 0.0000 | 0.0000 | 0.0000 | 0.0000 | 0.0002 |
| *A*02:281* | 0.0000 | 0.0000 | 0.0000 | 0.0006 | 0.0000 | 0.0000 | 0.0000 | 0.0000 | 0.0000 | 0.0000 | 0.0000 | 0.0005 |

## ➢肽结合特异性

| HLA 蛋白名称 | 氨基酸序列(九肽) | | | | | | | | | 氨基酸序列(十肽) | | | | | | | | | |
|---|---|---|---|---|---|---|---|---|---|---|---|---|---|---|---|---|---|---|---|
| | 位置 | | | | | | | | | 位置 | | | | | | | | | |
| | 1 | 2 | 3 | 4 | 5 | 6 | 7 | 8 | 9 | 1 | 2 | 3 | 4 | 5 | 6 | 7 | 8 | 9 | 10 |
| | **F** | **L** | **F** | | **W** | ~~K~~ | **F** | | **I** | **F** | **L** | **F** | | | | | **W** | **Y** | **V** |
| | **Y** | **M** | **M** | | **Y** | ~~R~~ | **W** | | **L** | **Y** | **M** | **M** | | | | | ~~K~~ | | A |
| | ~~D~~ | I | **W** | | | | ~~G~~ | | **V** | ~~D~~ | I | **L** | | | | | ~~R~~ | | F |
| A*02:01 | ~~E~~ | Q | ~~E~~ | | | | ~~K~~ | | A | ~~E~~ | Q | **Y** | | | | | | | G |
| | ~~P~~ | V | ~~K~~ | | | | ~~R~~ | | M | ~~P~~ | V | ~~K~~ | | | | | | | I |
| | | | ~~R~~ | | | | | | | | | | | | | | | | L |
| | | | | | | | | | | | | | | | | | | | M |

| HLA 蛋白名称 | 氨基酸序列(九肽) | | | | | | | | | 氨基酸序列(十肽) | | | | | | | | | |
|---|---|---|---|---|---|---|---|---|---|---|---|---|---|---|---|---|---|---|---|
| | 位置 | | | | | | | | | 位置 | | | | | | | | | |
| | 1 | 2 | 3 | 4 | 5 | 6 | 7 | 8 | 9 | 1 | 2 | 3 | 4 | 5 | 6 | 7 | 8 | 9 | 10 |
| | **F** | **L** | **A** | | | | ~~K~~ | **Y** | **I** | **F** | **L** | **F** | | | | | | **Y** | **A** |
| | **Y** | **M** | **F** | | | | ~~R~~ | | **L** | ~~D~~ | **M** | **M** | | | | | | | **I** |
| | A | I | **M** | | | | | | **V** | ~~E~~ | I | | | | | | | | **L** |
| | I | | **S** | | | | | | A | ~~P~~ | K | | | | | | | | **M** |
| A*02:02 | K | | | | | | | | E | | Q | | | | | | | | **V** |
| | M | | | | | | | | F | | S | | | | | | | | F |
| | R | | | | | | | | M | | V | | | | | | | | G |
| | S | | | | | | | | P | | | | | | | | | | S |
| | W | | | | | | | | | | | | | | | | | | T |
| | L | | | | | | | | | | | | | | | | | | |

| HLA 蛋白名称 | 氨基酸序列(九肽) | | | | | | | | | 氨基酸序列(十肽) | | | | | | | | | |
|---|---|---|---|---|---|---|---|---|---|---|---|---|---|---|---|---|---|---|---|
| | 位置 | | | | | | | | | 位置 | | | | | | | | | |
| | 1 | [2] | 3 | 4 | 5 | 6 | 7 | 8 | [9] | 1 | [2] | 3 | 4 | 5 | 6 | 7 | 8 | 9 | [10] |
| | **F** | **L** | **M** | | | **V** | | | **V** | **F** | **L** | **M** | | | | | | **Y** | **V** |
| | **Y** | **M** | ~~D~~ | | | | | | A | **Y** | **M** | **Y** | | | | | | | A |
| A*02:03 | ~~D~~ | I | ~~E~~ | | | | | | I | ~~D~~ | I | ~~E~~ | | | | | | | I |
| | ~~E~~ | Q | | | | | | | L | ~~E~~ | K | | | | | | | | L |
| | ~~P~~ | V | | | | | | | | ~~P~~ | Q | | | | | | | | P |
| | | | | | | | | | | | S | | | | | | | | |
| | | | | | | | | | | | T | | | | | | | | |
| | | | | | | | | | | | V | | | | | | | | |

| HLA 蛋白名称 | 氨基酸序列(九肽) | | | | | | | | | 氨基酸序列(十肽) | | | | | | | | | |
|---|---|---|---|---|---|---|---|---|---|---|---|---|---|---|---|---|---|---|---|
| | 位置 | | | | | | | | | 位置 | | | | | | | | | |
| | 1 | [2] | 3 | 4 | 5 | 6 | 7 | 8 | [9] | [1] | 2 | 3 | 4 | 5 | 6 | 7 | 8 | 9 | [10] |
| | **F** | **Q** | **M** | **E** | | **F** | **F** | ~~D~~ | **V** | **F** | **I** | **M** | | | | | | | **G** |
| | **Y** | I | ~~K~~ | **D** | | ~~K~~ | **W** | | A | **M** | **M** | ~~K~~ | | | | | | | **V** |
| | ~~D~~ | L | ~~R~~ | | | ~~R~~ | ~~K~~ | | F | **Y** | **L** | ~~R~~ | | | | | | | A |
| | ~~E~~ | M | | | | | ~~R~~ | | I | A | **Q** | | | | | | | | I |
| | ~~P~~ | V | | | | | | | L | C | **T** | | | | | | | | L |
| | | | | | | | | | | G | **V** | | | | | | | | M |
| | | | | | | | | | | H | | | | | | | | | S |
| A*02:06 | | | | | | | | | | I | | | | | | | | | |
| | | | | | | | | | | K | | | | | | | | | |
| | | | | | | | | | | L | | | | | | | | | |
| | | | | | | | | | | N | | | | | | | | | |
| | | | | | | | | | | Q | | | | | | | | | |
| | | | | | | | | | | S | | | | | | | | | |
| | | | | | | | | | | R | | | | | | | | | |
| | | | | | | | | | | T | | | | | | | | | |
| | | | | | | | | | | W | | | | | | | | | |
| | | | | | | | | | | V | | | | | | | | | |

| HLA 蛋白名称 | 氨基酸序列(九肽) | | | | | | | | |
|---|---|---|---|---|---|---|---|---|---|
| | 位置 | | | | | | | | |
| | 1 | 2 | 3 | 4 | 5 | 6 | 7 | 8 | 9 |
| A*02:11 | F | L | F | E | W | I | W | ~~D~~ | V |
| | Y | M | W | | | V | Y | ~~I~~ | I |
| | ~~D~~ | I | Y | | | ~~R~~ | | | L |
| | ~~E~~ | | ~~K~~ | | | | | | M |
| | ~~Q~~ | | ~~R~~ | | | | | | |
| | ~~P~~ | | ~~T~~ | | | | | | |

| HLA 蛋白名称 | 氨基酸序列(九肽) | | | | | | | | |
|---|---|---|---|---|---|---|---|---|---|
| | 位置 | | | | | | | | |
| | 1 | 2 | 3 | 4 | 5 | 6 | 7 | 8 | 9 |
| A*02:12 | F | L | M | E | ~~R~~ | ~~R~~ | W | P | V |
| | Y | M | ~~H~~ | | | | Y | | A |
| | ~~D~~ | | ~~K~~ | | | | ~~K~~ | | I |
| | ~~E~~ | | ~~R~~ | | | | | | L |
| | ~~P~~ | | | | | | | | |

| HLA 蛋白名称 | 氨基酸序列(九肽) | | | | | | | | |
|---|---|---|---|---|---|---|---|---|---|
| | 位置 | | | | | | | | |
| | 1 | 2 | 3 | 4 | 5 | 6 | 7 | 8 | 9 |
| A*02:16 | F | L | F | E | ~~H~~ | ~~R~~ | P | | V |
| | Y | M | L | | | | W | | A |
| | ~~E~~ | | W | | | | ~~G~~ | | I |
| | ~~Q~~ | | ~~E~~ | | | | ~~K~~ | | L |
| | ~~P~~ | | ~~K~~ | | | | ~~R~~ | | |
| | | | ~~R~~ | | | | | | |

| HLA 蛋白名称 | 氨基酸序列(九肽) | | | | | | | | |
|---|---|---|---|---|---|---|---|---|---|
| | 位置 | | | | | | | | |
| | 1 | 2 | 3 | 4 | 5 | 6 | 7 | 8 | 9 |
| A*02:19 | F | L | M | E | ~~R~~ | V | ~~K~~ | Y | V |
| | W | M | A | | | ~~R~~ | ~~R~~ | | I |
| | Y | | D | | | | | | L |
| | | | F | | | | | | |
| | | | G | | | | | | |
| | | | L | | | | | | |
| | | | N | | | | | | |
| | | | S | | | | | | |
| | | | W | | | | | | |
| | | | Y | | | | | | |

| HLA 蛋白名称 | 氨基酸序列(九肽) | | | | | | | | |
|---|---|---|---|---|---|---|---|---|---|
| | 位置 | | | | | | | | |
| | 1 | 2 | 3 | 4 | 5 | 6 | 7 | 8 | 9 |
| A*02:50 | **A** | **I** | | | | | | | **A** |
| | **F** | **L** | | | | | | | **L** |
| | **G** | **M** | | | | | | | **P** |
| | **I** | **T** | | | | | | | **T** |
| | **K** | | | | | | | | **V** |
| | **M** | | | | | | | | C |
| | **W** | | | | | | | | D |
| | **Y** | | | | | | | | E |
| | C | | | | | | | | G |
| | H | | | | | | | | I |
| | L | | | | | | | | Q |
| | N | | | | | | | | S |
| | S | | | | | | | | |
| | R | | | | | | | | |
| | T | | | | | | | | |
| | V | | | | | | | | |

# A*03

## ➢等位基因

| | | | |
|---|---|---|---|
| *A*03:01:01:01* | *A*03:01:04* | *A*03:01:20* | *A*03:01:36* |
| *A*03:01:01:02N* | *A*03:01:05* | *A*03:01:21* | *A*03:01:37* |
| *A*03:01:01:03* | *A*03:01:06* | *A*03:01:22* | *A*03:01:38* |
| *A*03:01:01:04* | *A*03:01:07* | *A*03:01:23* | *A*03:01:39* |
| *A*03:01:01:05* | *A*03:01:08* | *A*03:01:24* | *A*03:01:40* |
| *A*03:01:01:06* | *A*03:01:09* | *A*03:01:25* | *A*03:01:41* |
| *A*03:01:01:07* | *A*03:01:10* | *A*03:01:26* | *A*03:01:42* |
| *A*03:01:01:08* | *A*03:01:11* | *A*03:01:27* | *A*03:01:43* |
| *A*03:01:01:09* | *A*03:01:12* | *A*03:01:28* | *A*03:01:44* |
| *A*03:01:01:10* | *A*03:01:13* | *A*03:01:29* | *A*03:01:45* |
| *A*03:01:01:11* | *A*03:01:14* | *A*03:01:30* | *A*03:01:46* |
| *A*03:01:01:12* | *A*03:01:15* | *A*03:01:31* | *A*03:01:47* |
| *A*03:01:01:13* | *A*03:01:16* | *A*03:01:32* | *A*03:01:48* |
| *A*03:01:01:14* | *A*03:01:17* | *A*03:01:33* | *A*03:01:49* |
| *A*03:01:02* | *A*03:01:18* | *A*03:01:34* | *A*03:01:50* |
| *A*03:01:03* | *A*03:01:19* | *A*03:01:35* | *A*03:01:51* |

A*03:01:52
A*03:01:53
A*03:01:54
A*03:01:55
A*03:01:56
A*03:01:57
A*03:01:58
A*03:01:59
A*03:01:60
A*03:01:61
A*03:01:62
A*03:02:01
A*03:02:02
A*03:02:03
A*03:02:04
A*03:03N
A*03:04:01
A*03:04:02
A*03:04:03
A*03:05:01
A*03:05:02
A*03:06
A*03:07:01
A*03:07:02
A*03:08
A*03:09
A*03:10
A*03:11N
A*03:12
A*03:13
A*03:14
A*03:15
A*03:16
A*03:17:01
A*03:17:02
A*03:18
A*03:19
A*03:20
A*03:21N
A*03:22:01
A*03:22:02
A*03:23:01
A*03:23:02
A*03:24
A*03:25
A*03:26
A*03:27
A*03:28
A*03:29
A*03:30
A*03:31
A*03:32
A*03:33
A*03:34
A*03:35
A*03:36N
A*03:37
A*03:38
A*03:39
A*03:40
A*03:41
A*03:42
A*03:43
A*03:44:01
A*03:44:02
A*03:45
A*03:46
A*03:47
A*03:48
A*03:49
A*03:50
A*03:51
A*03:52
A*03:53
A*03:54
A*03:55
A*03:56
A*03:57
A*03:58
A*03:59
A*03:60
A*03:61
A*03:62
A*03:63
A*03:64
A*03:65
A*03:66
A*03:67
A*03:68N
A*03:69N
A*03:70
A*03:71
A*03:72
A*03:73
A*03:74
A*03:75
A*03:76
A*03:77
A*03:78
A*03:79
A*03:80
A*03:81
A*03:82
A*03:83
A*03:84
A*03:85
A*03:86
A*03:87
A*03:88
A*03:89:01
A*03:89:02
A*03:90
A*03:91N
A*03:92
A*03:93
A*03:94
A*03:95
A*03:96
A*03:97
A*03:98
A*03:99
A*03:100
A*03:101
A*03:102
A*03:103
A*03:104
A*03:105
A*03:106
A*03:107
A*03:108
A*03:109
A*03:110
A*03:111
A*03:112
A*03:113
A*03:114
A*03:115
A*03:116
A*03:117
A*03:118
A*03:119
A*03:120
A*03:121
A*03:122
A*03:123:01
A*03:123:02
A*03:124
A*03:125
A*03:126
A*03:127
A*03:128
A*03:129N
A*03:130
A*03:131
A*03:132
A*03:133
A*03:134
A*03:135
A*03:136
A*03:137
A*03:138
A*03:139
A*03:140
A*03:141

A*03:142
A*03:143
A*03:144
A*03:145:01
A*03:145:02
A*03:146
A*03:147
A*03:148
A*03:149
A*03:150
A*03:151
A*03:152
A*03:153
A*03:154:01
A*03:154:02
A*03:155
A*03:156
A*03:157:01
A*03:157:02
A*03:158
A*03:159
A*03:160
A*03:161N
A*03:162N
A*03:163
A*03:164
A*03:165
A*03:166
A*03:167
A*03:168N
A*03:169
A*03:170
A*03:171
A*03:172
A*03:173
A*03:174
A*03:175
A*03:176
A*03:177
A*03:178N
A*03:179
A*03:180
A*03:181
A*03:182
A*03:183
A*03:184
A*03:185
A*03:186
A*03:187
A*03:188
A*03:189
A*03:190
A*03:191
A*03:192N
A*03:193
A*03:195
A*03:196
A*03:197N
A*03:198
A*03:199
A*03:200Q
A*03:201
A*03:202
A*03:203
A*03:204
A*03:205
A*03:206
A*03:207
A*03:208
A*03:209
A*03:210
A*03:211
A*03:212
A*03:213
A*03:214
A*03:215
A*03:216
A*03:217
A*03:218
A*03:219
A*03:220
A*03:221
A*03:222
A*03:223
A*03:224
A*03:225
A*03:226
A*03:227
A*03:228
A*03:229
A*03:230
A*03:231:01
A*03:231:02
A*03:232
A*03:233
A*03:234Q
A*03:235
A*03:236
A*03:237
A*03:238
A*03:239
A*03:240
A*03:241
A*03:242
A*03:243
A*03:244
A*03:245
A*03:246
A*03:247
A*03:248
A*03:249
A*03:250
A*03:251
A*03:252
A*03:253
A*03:254
A*03:255
A*03:256
A*03:257
A*03:258
A*03:259
A*03:260
A*03:261
A*03:262N
A*03:263
A*03:264
A*03:265
A*03:266N
A*03:267
A*03:268
A*03:269N
A*03:270
A*03:271
A*03:272
A*03:273
A*03:274
A*03:275N
A*03:276
A*03:277
A*03:278
A*03:279N

## ➢人群分布

| 地域 | 等位基因频度(%) | | | | | | | |
|---|---|---|---|---|---|---|---|---|
| | *A*03:01* | *A*03:02* | *A*03:04* | *A*03:05* | *A*03:08* | *A*03:09* | *A*03:42* | *A*03:50* |
| 澳大利亚 | 2.3857 | 0.0000 | 0.0000 | 0.0000 | 0.0000 | 0.0000 | 0.0000 | 0.0000 |
| 欧洲 | 6.7831 | 0.2417 | 0.0000 | 0.0052 | 0.0000 | 0.0000 | 0.0000 | 0.0000 |
| 北非 | 2.8460 | 0.5580 | 0.0000 | 0.0000 | 0.0000 | 0.0000 | 0.0000 | 0.0000 |
| 北美 | 4.9416 | 0.1311 | 0.0000 | 0.0001 | 0.0000 | 0.0000 | 0.0000 | 0.0000 |
| 东北亚 | 0.3694 | 0.0652 | 0.0000 | 0.0000 | 0.0000 | 0.0000 | 0.0000 | 0.0000 |
| 太平洋岛国 | 0.7048 | 0.0000 | 0.0000 | 0.0000 | 0.0000 | 0.0000 | 0.0000 | 0.0000 |
| 南美&中美 | 2.0809 | 0.0595 | 0.0000 | 0.0000 | 0.0000 | 0.0000 | 0.0000 | 0.0000 |
| 南亚 | 3.5301 | 0.5787 | 0.0000 | 0.0000 | 0.0000 | 0.0000 | 0.0000 | 0.0000 |
| 东南亚 | 0.6470 | 0.0255 | 0.0000 | 0.0021 | 0.0085 | 0.0000 | 0.0000 | 0.0000 |
| 撒哈拉以南非洲地区 | 2.8169 | 0.0201 | 0.0000 | 0.0000 | 0.0000 | 0.0000 | 0.0000 | 0.0000 |
| 西亚 | 1.3174 | 4.0172 | 0.0268 | 0.0000 | 0.0000 | 0.0010 | 0.0013 | 0.0013 |
| 全球总和 | 4.7118 | 0.3668 | 0.0016 | 0.0003 | 0.0001 | 0.0001 | 0.0001 | 0.0001 |

## ➢肽结合特异性

| HLA 蛋白名称 | 氨基酸序列(九肽) | | | | | | | | | 氨基酸序列(十肽) | | | | | | | | | |
|---|---|---|---|---|---|---|---|---|---|---|---|---|---|---|---|---|---|---|---|
| | 位置 | | | | | | | | | 位置 | | | | | | | | | |
| | 1 | 2 | 3 | 4 | 5 | 6 | 7 | 8 | 9 | 1 | 2 | 3 | 4 | 5 | 6 | 7 | 8 | 9 | 10 |
| | **K** | **I** | **F** | | | ~~D~~ | ~~D~~ | | **K** | **R** | **I** | **M** | | | | ~~D~~ | | | **K** |
| | **R** | **L** | **Y** | | | | | | R | ~~D~~ | **L** | **Y** | | | | ~~E~~ | | | Y |
| | ~~D~~ | **M** | ~~P~~ | | | | | | Y | ~~E~~ | **M** | ~~E~~ | | | | | | | |
| | ~~E~~ | **T** | | | | | | | | ~~P~~ | **T** | | | | | | | | |
| A*03:01 | ~~P~~ | **V** | | | | | | | | | **V** | | | | | | | | |
| | | A | | | | | | | | | A | | | | | | | | |
| | | Q | | | | | | | | | F | | | | | | | | |
| | | S | | | | | | | | | H | | | | | | | | |
| | | | | | | | | | | | Q | | | | | | | | |
| | | | | | | | | | | | S | | | | | | | | |
| | | | | | | | | | | | Y | | | | | | | | |

# A*11

## ➢等位基因

*A*11:01:01:01*
*A*11:01:01:02*
*A*11:01:01:03*
*A*11:01:01:04*
*A*11:01:01:05*
*A*11:01:02*
*A*11:01:03*
*A*11:01:04*
*A*11:01:05*
*A*11:01:06*
*A*11:01:07*
*A*11:01:08*
*A*11:01:09*
*A*11:01:10*
*A*11:01:11*
*A*11:01:12*
*A*11:01:13*
*A*11:01:14*
*A*11:01:15*
*A*11:01:16*
*A*11:01:17*
*A*11:01:18*
*A*11:01:19*
*A*11:01:20*
*A*11:01:21*
*A*11:01:22*
*A*11:01:23*
*A*11:01:24*
*A*11:01:25*
*A*11:01:26*
*A*11:01:27*
*A*11:01:28*
*A*11:01:29*
*A*11:01:30*
*A*11:01:31*
*A*11:01:32*
*A*11:01:33*
*A*11:01:34*
*A*11:01:35*
*A*11:01:36*
*A*11:01:37*
*A*11:01:38*
*A*11:01:39*
*A*11:01:40*
*A*11:01:41*
*A*11:01:42*
*A*11:01:43*
*A*11:01:44*
*A*11:01:45*
*A*11:01:46*
*A*11:01:47*
*A*11:01:48*
*A*11:01:49*
*A*11:01:50*
*A*11:01:51*
*A*11:01:52*
*A*11:01:53*
*A*11:01:54*
*A*11:01:55*
*A*11:01:56*
*A*11:01:57*
*A*11:01:58*
*A*11:01:59*
*A*11:01:60*
*A*11:01:61*
*A*11:01:62*
*A*11:01:63*
*A*11:01:64*
*A*11:01:65*
*A*11:01:66*
*A*11:01:67*
*A*11:01:68*
*A*11:01:69*
*A*11:01:70*
*A*11:01:71*
*A*11:01:72*
*A*11:01:73*
*A*11:01:74*
*A*11:01:75*
*A*11:01:76*
*A*11:02:01*
*A*11:02:02*
*A*11:02:03*
*A*11:02:04*
*A*11:02:05*
*A*11:02:06*
*A*11:03*
*A*11:04*
*A*11:05*
*A*11:06*
*A*11:07*
*A*11:08*
*A*11:09*
*A*11:10*
*A*11:11*
*A*11:12*
*A*11:13*
*A*11:14*
*A*11:15:01*
*A*11:15:02*
*A*11:16*
*A*11:17*
*A*11:18*
*A*11:19*
*A*11:20*
*A*11:21N*
*A*11:22*
*A*11:23*
*A*11:24:01*
*A*11:24:02*
*A*11:25:01*
*A*11:25:02*
*A*11:26*
*A*11:27*
*A*11:29*
*A*11:30*
*A*11:31*
*A*11:32:01*
*A*11:32:02*
*A*11:33:01*
*A*11:33:02*
*A*11:34*
*A*11:35*
*A*11:36*
*A*11:37*
*A*11:38*
*A*11:39*
*A*11:40*
*A*11:41*
*A*11:42*
*A*11:43*
*A*11:44*
*A*11:45*
*A*11:46*
*A*11:47*
*A*11:48*
*A*11:49*
*A*11:50Q*
*A*11:51*
*A*11:52Q*
*A*11:54*
*A*11:55*
*A*11:56*
*A*11:57*

| | | | |
|---|---|---|---|
| *A*11:58* | *A*11:97* | *A*11:137:01N* | *A*11:176* |
| *A*11:59* | *A*11:98* | *A*11:137:02N* | *A*11:177* |
| *A*11:60* | *A*11:99N* | *A*11:138* | *A*11:178* |
| *A*11:61* | *A*11:100* | *A*11:139* | *A*11:179* |
| *A*11:62* | *A*11:101* | *A*11:140* | *A*11:180N* |
| *A*11:63* | *A*11:102* | *A*11:141* | *A*11:181* |
| *A*11:64* | *A*11:103* | *A*11:142* | *A*11:182Q* |
| *A*11:65* | *A*11:104* | *A*11:143* | *A*11:183* |
| *A*11:66* | *A*11:105* | *A*11:144* | *A*11:184* |
| *A*11:67* | *A*11:106* | *A*11:145* | *A*11:185* |
| *A*11:68* | *A*11:107* | *A*11:146* | *A*11:186* |
| *A*11:69N* | *A*11:108* | *A*11:147* | *A*11:187* |
| *A*11:70:01* | *A*11:109N* | *A*11:148* | *A*11:188* |
| *A*11:70:02* | *A*11:110* | *A*11:149* | *A*11:189* |
| *A*11:71* | *A*11:111* | *A*11:150* | *A*11:190* |
| *A*11:72* | *A*11:112* | *A*11:151* | *A*11:191* |
| *A*11:73* | *A*11:113* | *A*11:152* | *A*11:192* |
| *A*11:74* | *A*11:114* | *A*11:153:01* | *A*11:193* |
| *A*11:75* | *A*11:115N* | *A*11:153:02* | *A*11:194* |
| *A*11:76* | *A*11:116* | *A*11:154* | *A*11:195* |
| *A*11:77* | *A*11:117* | *A*11:155* | *A*11:196* |
| *A*11:78N* | *A*11:118* | *A*11:156* | *A*11:197* |
| *A*11:79* | *A*11:119:01* | *A*11:157* | *A*11:198* |
| *A*11:80* | *A*11:119:02* | *A*11:158* | *A*11:199:01* |
| *A*11:81* | *A*11:120* | *A*11:159* | *A*11:199:02* |
| *A*11:82* | *A*11:121* | *A*11:160* | *A*11:200* |
| *A*11:83* | *A*11:122* | *A*11:161* | *A*11:201* |
| *A*11:84* | *A*11:123* | *A*11:162* | *A*11:202* |
| *A*11:85* | *A*11:124* | *A*11:163* | *A*11:203* |
| *A*11:86* | *A*11:125* | *A*11:164* | *A*11:204* |
| *A*11:87* | *A*11:126* | *A*11:165* | *A*11:205* |
| *A*11:88* | *A*11:127N* | *A*11:166* | *A*11:206* |
| *A*11:89* | *A*11:128* | *A*11:167* | *A*11:207* |
| *A*11:90* | *A*11:129* | *A*11:168* | *A*11:208N* |
| *A*11:91:01* | *A*11:130* | *A*11:169* | *A*11:209* |
| *A*11:91:02* | *A*11:131* | *A*11:170Q* | *A*11:210N* |
| *A*11:92* | *A*11:132* | *A*11:171* | *A*11:211* |
| *A*11:93* | *A*11:133* | *A*11:172* | *A*11:212* |
| *A*11:94* | *A*11:134* | *A*11:173* | *A*11:213* |
| *A*11:95* | *A*11:135* | *A*11:174* | *A*11:214* |
| *A*11:96* | *A*11:136* | *A*11:175* | *A*11:215N* |

| | | | |
|---|---|---|---|
| *A*11:216* | *A*11:228* | *A*11:240* | *A*11:252* |
| *A*11:217* | *A*11:229* | *A*11:241* | *A*11:253* |
| *A*11:218* | *A*11:230* | *A*11:242* | *A*11:254* |
| *A*11:219* | *A*11:231* | *A*11:243* | *A*11:255* |
| *A*11:220* | *A*11:232* | *A*11:244* | *A*11:256Q* |
| *A*11:221* | *A*11:233* | *A*11:245* | *A*11:257* |
| *A*11:222* | *A*11:234* | *A*11:246* | *A*11:258* |
| *A*11:223* | *A*11:235Q* | *A*11:247* | *A*11:259* |
| *A*11:224* | *A*11:236* | *A*11:248* | *A*11:260* |
| *A*11:225* | *A*11:237* | *A*11:249* | *A*11:261* |
| *A*11:226* | *A*11:238N* | *A*11:250* | *A*11:262* |
| *A*11:227* | *A*11:239* | *A*11:251N* | |

## ➤人群分布

| 地域 | 等位基因频度(%) | | | | | | | | | |
|---|---|---|---|---|---|---|---|---|---|---|
| | *A*11:01* | *A*11:02* | *A*11:03* | *A*11:04* | *A*11:05* | *A*11:06* | *A*11:09* | *A*11:10* | *A*11:11* | *A*11:12* |
| 澳大利亚 | 5.9642 | 0.0000 | 0.0000 | 0.0000 | 0.0000 | 0.0000 | 0.0000 | 0.0000 | 0.0000 | 0.0000 |
| 欧洲 | 3.0454 | 0.0157 | 0.0000 | 0.0024 | 0.0000 | 0.0005 | 0.0005 | 0.0000 | 0.0000 | 0.0028 |
| 北非 | 1.3393 | 0.0000 | 0.0000 | 0.0000 | 0.0000 | 0.0000 | 0.0000 | 0.0000 | 0.0000 | 0.0000 |
| 北美 | 3.5128 | 0.0756 | 0.0008 | 0.0021 | 0.0000 | 0.0000 | 0.0000 | 0.0000 | 0.0000 | 0.0000 |
| 东北亚 | 4.6521 | 0.1047 | 0.0000 | 0.0000 | 0.0040 | 0.0020 | 0.0000 | 0.0000 | 0.0000 | 0.0000 |
| 太平洋岛国 | 10.8370 | 0.1322 | 0.0000 | 0.0441 | 0.0000 | 0.0000 | 0.0000 | 0.0000 | 0.0000 | 0.0000 |
| 南美&中美 | 1.5458 | 0.0000 | 0.0595 | 0.0000 | 0.0000 | 0.0000 | 0.0000 | 0.0000 | 0.0000 | 0.0000 |
| 南亚 | 7.5810 | 0.0579 | 0.0000 | 0.0000 | 0.0000 | 0.0000 | 0.0000 | 0.0000 | 0.0000 | 0.0000 |
| 东南亚 | 13.3109 | 1.3898 | 0.0319 | 0.0213 | 0.0000 | 0.0106 | 0.0021 | 0.0128 | 0.0000 | 0.0383 |
| 撒哈拉以南非洲地区 | 0.5433 | 0.0000 | 0.0000 | 0.0000 | 0.0000 | 0.0000 | 0.0000 | 0.0000 | 0.0000 | 0.0201 |
| 西亚 | 2.5840 | 0.0003 | 0.0005 | 0.0296 | 0.0015 | 0.0000 | 0.0033 | 0.0000 | 0.0013 | 0.0000 |
| 全球总和 | 3.5220 | 0.0787 | 0.0010 | 0.0039 | 0.0001 | 0.0001 | 0.0002 | 0.0001 | 0.0001 | 0.0004 |

## ➤肽结合特异性

| HLA 蛋白名称 | 氨基酸序列(九肽) | | | | | | | | | 氨基酸序列(十肽) | | | | | | | | | |
|---|---|---|---|---|---|---|---|---|---|---|---|---|---|---|---|---|---|---|---|
| | 位置 | | | | | | | | | 位置 | | | | | | | | | |
| | 1 | 2 | 3 | 4 | 5 | 6 | 7 | 8 | 9 | 1 | 2 | 3 | 4 | 5 | 6 | 7 | 8 | 9 | 10 |
| | **S** | **I** | **F** | | | | **F** | **Y** | **K** | **A** | **I** | **M** | | | | | **F** | | **K** |
| | ~~D~~ | **M** | **M** | | | | ~~K~~ | | R | **S** | **M** | ~~R~~ | | | | | | | |
| | ~~E~~ | **S** | **Y** | | | | | | | ~~D~~ | **S** | | | | | | | | |
| A*11:01 | ~~P~~ | **T** | ~~P~~ | | | | | | | ~~P~~ | **T** | | | | | | | | |
| | | **V** | ~~R~~ | | | | | | | | **V** | | | | | | | | |
| | | A | | | | | | | | | A | | | | | | | | |
| | | L | | | | | | | | | L | | | | | | | | |
| | | Q | | | | | | | | | Q | | | | | | | | |

# A*23

## ➢等位基因

*A*23:01:01:01*
*A*23:01:01:02*
*A*23:01:01:03*
*A*23:01:02*
*A*23:01:03*
*A*23:01:04*
*A*23:01:05*
*A*23:01:06*
*A*23:01:07*
*A*23:01:08*
*A*23:01:09*
*A*23:01:10*
*A*23:01:11*
*A*23:01:12*
*A*23:01:13*
*A*23:01:14*
*A*23:01:15*
*A*23:01:16*
*A*23:01:17*
*A*23:01:18*
*A*23:01:19*
*A*23:01:20*
*A*23:02*
*A*23:03:01*
*A*23:03:02*
*A*23:04*
*A*23:05*
*A*23:06*
*A*23:07N*
*A*23:08N*
*A*23:09*
*A*23:10*
*A*23:11N*
*A*23:12*
*A*23:13*
*A*23:14:01*
*A*23:14:02*
*A*23:15*
*A*23:16*
*A*23:17*
*A*23:18*
*A*23:19N*
*A*23:20*
*A*23:21*
*A*23:22*
*A*23:23*
*A*23:24*
*A*23:25*
*A*23:26*
*A*23:27*
*A*23:28*
*A*23:29*
*A*23:30*
*A*23:31*
*A*23:32*
*A*23:33*
*A*23:34*
*A*23:35*
*A*23:36*
*A*23:37:01*
*A*23:37:02*
*A*23:38N*
*A*23:39*
*A*23:40*
*A*23:41*
*A*23:42*
*A*23:43*
*A*23:44*
*A*23:45*
*A*23:46*
*A*23:47*
*A*23:48*
*A*23:49*
*A*23:50*
*A*23:51*
*A*23:52*
*A*23:53*
*A*23:54*
*A*23:55*
*A*23:56*
*A*23:57*
*A*23:58*
*A*23:59*
*A*23:60*
*A*23:61*
*A*23:62*
*A*23:63*
*A*23:64*
*A*23:65*
*A*23:66*
*A*23:67*
*A*23:68*
*A*23:70*
*A*23:71*
*A*23:72*
*A*23:73*
*A*23:74*
*A*23:75*
*A*23:76*
*A*23:77*
*A*23:78*
*A*23:79*
*A*23:80*
*A*23:81*
*A*23:82*
*A*23:83*

## ➢人群分布

| 地域 | 等位基因频度(%) | | | | |
| --- | --- | --- | --- | --- | --- |
| | *A*23:01* | *A*23:04* | *A*23:05* | *A*23:27* | *A*23:29* |
| 澳大利亚 | 0.2982 | 0.0000 | 0.0000 | 0.0000 | 0.0000 |
| 欧洲 | 1.1709 | 0.0005 | 0.0000 | 0.0000 | 0.0000 |
| 北非 | 4.7433 | 0.0000 | 0.0000 | 0.0000 | 0.0000 |
| 北美 | 1.7486 | 0.0000 | 0.0003 | 0.0000 | 0.0000 |
| 东北亚 | 0.0178 | 0.0020 | 0.0000 | 0.0000 | 0.0000 |
| 太平洋岛国 | 0.0000 | 0.0000 | 0.0000 | 0.0000 | 0.0000 |
| 南美&中美 | 0.9512 | 0.0000 | 0.0000 | 0.0000 | 0.0000 |
| 南亚 | 0.1736 | 0.0000 | 0.0000 | 0.0000 | 0.0000 |
| 东南亚 | 0.1000 | 0.0000 | 0.0000 | 0.0000 | 0.0000 |
| 撒哈拉以南非洲地区 | 5.1308 | 0.0402 | 0.0402 | 0.0000 | 0.0000 |
| 西亚 | 1.7821 | 0.0005 | 0.0000 | 0.0015 | 0.0015 |
| 全球总和 | 1.7085 | 0.0001 | 0.0003 | 0.0001 | 0.0001 |

## ➢肽结合特异性

| HLA 蛋白名称 | 氨基酸序列(十肽) | | | | | | | | | |
| --- | --- | --- | --- | --- | --- | --- | --- | --- | --- | --- |
| | 位置 | | | | | | | | | |
| | 1 | [2] | 3 | 4 | 5 | 6 | 7 | 8 | 9 | [10] |
| A*23:01 | | **W** | **F** | | | | | **Y** | | **F** |
| | | **Y** | | | | | | | | W |
| | | F | | | | | | | | |

# A*24

## ➢等位基因

| | | | |
| --- | --- | --- | --- |
| *A*24:02:01:01* | *A*24:02:01:08* | *A*24:02:03Q* | *A*24:02:10* |
| *A*24:02:01:02L* | *A*24:02:01:09* | *A*24:02:04* | *A*24:02:11* |
| *A*24:02:01:03* | *A*24:02:01:10* | *A*24:02:05* | *A*24:02:12* |
| *A*24:02:01:04* | *A*24:02:01:11* | *A*24:02:06* | *A*24:02:13* |
| *A*24:02:01:05* | *A*24:02:01:12* | *A*24:02:07* | *A*24:02:14* |
| *A*24:02:01:06* | *A*24:02:01:13* | *A*24:02:08* | *A*24:02:15* |
| *A*24:02:01:07* | *A*24:02:02* | *A*24:02:09* | *A*24:02:16* |

A*24:02:17
A*24:02:18
A*24:02:19
A*24:02:20
A*24:02:21
A*24:02:22
A*24:02:23
A*24:02:24
A*24:02:25
A*24:02:26
A*24:02:27
A*24:02:28
A*24:02:29
A*24:02:30
A*24:02:31
A*24:02:32
A*24:02:33
A*24:02:34
A*24:02:35
A*24:02:36
A*24:02:37
A*24:02:38
A*24:02:39
A*24:02:40
A*24:02:41
A*24:02:42
A*24:02:43
A*24:02:44
A*24:02:45
A*24:02:46
A*24:02:47
A*24:02:48
A*24:02:49
A*24:02:50
A*24:02:51
A*24:02:52
A*24:02:53
A*24:02:54
A*24:02:55
A*24:02:56
A*24:02:57
A*24:02:58
A*24:02:59
A*24:02:60
A*24:02:61
A*24:02:62
A*24:02:63
A*24:02:64
A*24:02:65
A*24:02:66
A*24:02:67
A*24:02:68
A*24:02:69
A*24:02:70
A*24:02:71
A*24:02:72
A*24:02:73
A*24:02:74
A*24:02:75
A*24:02:76
A*24:02:77
A*24:02:78
A*24:02:79
A*24:02:80
A*24:02:81
A*24:02:82
A*24:02:83
A*24:02:84
A*24:02:85
A*24:02:86
A*24:02:87
A*24:02:88
A*24:02:89
A*24:02:90
A*24:02:91
A*24:02:92
A*24:02:93
A*24:02:94
A*24:02:95
A*24:02:96
A*24:02:97
A*24:02:98
A*24:02:99
A*24:02:100
A*24:02:101
A*24:03:01:01
A*24:03:01:02
A*24:03:02
A*24:03:03
A*24:03:04
A*24:04
A*24:05:01
A*24:05:02
A*24:06
A*24:07:01
A*24:07:02
A*24:08
A*24:09N
A*24:10:01
A*24:10:02
A*24:11N
A*24:13:01
A*24:13:02
A*24:14:01:01
A*24:14:01:02
A*24:15
A*24:17
A*24:18
A*24:19
A*24:20
A*24:21:01
A*24:21:02
A*24:21:03
A*24:22
A*24:23
A*24:24
A*24:25
A*24:26
A*24:27
A*24:28
A*24:29
A*24:30
A*24:31
A*24:32
A*24:33
A*24:34
A*24:35
A*24:36N
A*24:37
A*24:38
A*24:39
A*24:40N
A*24:41
A*24:42
A*24:43
A*24:44
A*24:45N
A*24:46
A*24:47
A*24:48N
A*24:49
A*24:50
A*24:51
A*24:52
A*24:53
A*24:54
A*24:55
A*24:56
A*24:57
A*24:58
A*24:59
A*24:60N
A*24:61
A*24:62
A*24:63
A*24:64
A*24:66
A*24:67
A*24:68
A*24:69
A*24:70
A*24:71
A*24:72
A*24:73

*A*24:74:01*
*A*24:74:02*
*A*24:75*
*A*24:76*
*A*24:77*
*A*24:78*
*A*24:79*
*A*24:80*
*A*24:81*
*A*24:82*
*A*24:83N*
*A*24:84N*
*A*24:85*
*A*24:86N*
*A*24:87*
*A*24:88*
*A*24:89*
*A*24:90:01N*
*A*24:90:02N*
*A*24:91*
*A*24:92*
*A*24:93*
*A*24:94*
*A*24:95*
*A*24:96*
*A*24:97*
*A*24:98*
*A*24:99*
*A*24:100*
*A*24:101*
*A*24:102*
*A*24:103*
*A*24:104*
*A*24:105*
*A*24:106*
*A*24:107*
*A*24:108*
*A*24:109*
*A*24:110*
*A*24:111*
*A*24:112*
*A*24:113*
*A*24:114*
*A*24:115*
*A*24:116*
*A*24:117*
*A*24:118*
*A*24:119*
*A*24:120*
*A*24:121*
*A*24:122*
*A*24:123*
*A*24:124*
*A*24:125*
*A*24:126*
*A*24:127*
*A*24:128*
*A*24:129*
*A*24:130*
*A*24:131*
*A*24:132N*
*A*24:133*
*A*24:134*
*A*24:135:01*
*A*24:135:02*
*A*24:136*
*A*24:137*
*A*24:138*
*A*24:139*
*A*24:140*
*A*24:141*
*A*24:142:01*
*A*24:142:02*
*A*24:143*
*A*24:144*
*A*24:145*
*A*24:146*
*A*24:147*
*A*24:148*
*A*24:149*
*A*24:150*
*A*24:151*
*A*24:152*
*A*24:153*
*A*24:154*
*A*24:155N*
*A*24:156*
*A*24:157*
*A*24:158N*
*A*24:159*
*A*24:160*
*A*24:161*
*A*24:162*
*A*24:163N*
*A*24:164*
*A*24:165*
*A*24:166*
*A*24:167*
*A*24:168*
*A*24:169*
*A*24:170*
*A*24:171*
*A*24:172:01*
*A*24:172:02*
*A*24:173*
*A*24:174*
*A*24:175*
*A*24:176*
*A*24:177*
*A*24:178*
*A*24:179*
*A*24:180*
*A*24:181*
*A*24:182*
*A*24:183N*
*A*24:184*
*A*24:185N*
*A*24:186*
*A*24:187*
*A*24:188*
*A*24:189*
*A*24:190*
*A*24:191*
*A*24:192*
*A*24:193*
*A*24:194*
*A*24:195*
*A*24:196*
*A*24:197*
*A*24:198*
*A*24:199*
*A*24:200*
*A*24:201*
*A*24:202*
*A*24:203*
*A*24:204*
*A*24:205*
*A*24:206*
*A*24:207:01*
*A*24:207:02*
*A*24:208*
*A*24:209*
*A*24:210*
*A*24:212*
*A*24:213*
*A*24:214*
*A*24:215*
*A*24:216*
*A*24:217*
*A*24:218*
*A*24:219*
*A*24:220*
*A*24:221*
*A*24:222N*
*A*24:223*
*A*24:224*
*A*24:225:01*
*A*24:225:02*
*A*24:226:01*
*A*24:226:02*
*A*24:227*
*A*24:228*
*A*24:229*
*A*24:230*

| | | | |
|---|---|---|---|
| *A*24:231* | *A*24:270* | *A*24:309* | *A*24:346* |
| *A*24:232N* | *A*24:271* | *A*24:310:01* | *A*24:347:01* |
| *A*24:233* | *A*24:272* | *A*24:310:02* | *A*24:347:02* |
| *A*24:234* | *A*24:273* | *A*24:311* | *A*24:348* |
| *A*24:235* | *A*24:274* | *A*24:312N* | *A*24:349* |
| *A*24:236* | *A*24:275* | *A*24:313:01* | *A*24:350* |
| *A*24:237* | *A*24:276* | *A*24:313:02* | *A*24:351* |
| *A*24:238* | *A*24:277* | *A*24:314* | *A*24:352* |
| *A*24:239* | *A*24:278N* | *A*24:315* | *A*24:353* |
| *A*24:240N* | *A*24:279* | *A*24:316* | *A*24:354* |
| *A*24:241* | *A*24:280* | *A*24:317* | *A*24:355* |
| *A*24:242* | *A*24:281* | *A*24:318* | *A*24:356* |
| *A*24:243* | *A*24:282* | *A*24:319* | *A*24:357N* |
| *A*24:244* | *A*24:283* | *A*24:320* | *A*24:358* |
| *A*24:245* | *A*24:284* | *A*24:321* | *A*24:359N* |
| *A*24:246* | *A*24:285* | *A*24:322* | *A*24:360* |
| *A*24:247* | *A*24:286* | *A*24:323N* | *A*24:361* |
| *A*24:248* | *A*24:287* | *A*24:324* | *A*24:362* |
| *A*24:249* | *A*24:288* | *A*24:325* | *A*24:363* |
| *A*24:250* | *A*24:289* | *A*24:326* | *A*24:364* |
| *A*24:251* | *A*24:290* | *A*24:327* | *A*24:365* |
| *A*24:252N* | *A*24:291* | *A*24:328* | *A*24:366* |
| *A*24:253* | *A*24:292* | *A*24:329* | *A*24:367* |
| *A*24:254* | *A*24:293* | *A*24:330* | *A*24:368* |
| *A*24:255* | *A*24:294Q* | *A*24:331* | *A*24:369* |
| *A*24:256* | *A*24:295* | *A*24:332* | *A*24:370N* |
| *A*24:257* | *A*24:296* | *A*24:333* | *A*24:371* |
| *A*24:258* | *A*24:297* | *A*24:334* | *A*24:372* |
| *A*24:259* | *A*24:298* | *A*24:335* | *A*24:373* |
| *A*24:260* | *A*24:299* | *A*24:336* | *A*24:374* |
| *A*24:261* | *A*24:300* | *A*24:337* | *A*24:375* |
| *A*24:262* | *A*24:301* | *A*24:338* | *A*24:376* |
| *A*24:263* | *A*24:302* | *A*24:339* | *A*24:377* |
| *A*24:264* | *A*24:303N* | *A*24:340* | *A*24:378* |
| *A*24:265* | *A*24:304* | *A*24:341* | *A*24:379* |
| *A*24:266* | *A*24:305* | *A*24:342* | *A*24:380* |
| *A*24:267* | *A*24:306* | *A*24:343* | *A*24:381* |
| *A*24:268* | *A*24:307* | *A*24:344* | *A*24:382* |
| *A*24:269* | *A*24:308* | *A*24:345* | |

## ➢人群分布

| 等位基因频度(%) | 地域 | | | | | | | | | | | |
|---|---|---|---|---|---|---|---|---|---|---|---|---|
| | 澳大利亚 | 欧洲 | 北非 | 北美 | 东北亚 | 太平洋岛国 | 南美&中美 | 南亚 | 东南亚 | 撒哈拉以南非洲地区 | 西亚 | 全球总和 |
| *A*24:02* | 11.2326 | 4.9589 | 2.6786 | 4.9521 | 16.7832 | 15.1542 | 6.5993 | 5.0926 | 8.4412 | 0.9859 | 2.8582 | 4.9447 |
| *A*24:03* | 0.0000 | 0.1310 | 0.1674 | 0.1392 | 0.0059 | 0.0000 | 0.4756 | 0.0579 | 0.1405 | 0.0402 | 0.2862 | 0.1467 |
| *A*24:04* | 0.0000 | 0.0005 | 0.0000 | 0.0005 | 0.0138 | 0.0441 | 0.0595 | 0.0579 | 0.0106 | 0.0000 | 0.4573 | 0.0281 |
| *A*24:05* | 0.0000 | 0.0005 | 0.0000 | 0.0030 | 0.0040 | 0.0000 | 0.0000 | 0.2894 | 0.0021 | 0.0000 | 0.0061 | 0.0032 |
| *A*24:06* | 0.1988 | 0.0005 | 0.0558 | 0.0000 | 0.0040 | 0.0000 | 0.0000 | 0.1736 | 0.0021 | 0.0000 | 0.0033 | 0.0003 |
| *A*24:07* | 0.0000 | 0.0161 | 0.0000 | 0.2193 | 0.0079 | 4.3172 | 0.2378 | 0.3472 | 0.5853 | 0.0201 | 0.3096 | 0.2203 |
| *A*24:08* | 0.0000 | 0.0000 | 0.0000 | 0.0016 | 0.0257 | 0.0441 | 0.0000 | 0.1736 | 0.0149 | 0.0000 | 0.0000 | 0.0018 |
| *A*24:10* | 0.0000 | 0.0005 | 0.0000 | 0.0196 | 0.0020 | 0.3084 | 0.0000 | 0.0000 | 0.1277 | 0.0000 | 0.0000 | 0.0186 |
| *A*24:13* | 0.2982 | 0.0019 | 0.0558 | 0.0000 | 0.0040 | 0.0000 | 0.0000 | 0.0579 | 0.0000 | 0.0000 | 0.0005 | 0.0002 |
| *A*24:14* | 0.0000 | 0.0000 | 0.0000 | 0.0008 | 0.0020 | 0.0000 | 0.0000 | 0.0000 | 0.0021 | 0.0000 | 0.0003 | 0.0007 |
| *A*24:17* | 0.0000 | 0.0005 | 0.0000 | 0.0316 | 0.0020 | 0.0000 | 0.0000 | 0.0000 | 0.0043 | 0.0000 | 0.4221 | 0.0535 |
| *A*24:20* | 0.0000 | 0.0014 | 0.0000 | 0.0063 | 0.2904 | 0.0000 | 0.0000 | 0.0000 | 0.0468 | 0.0000 | 0.0003 | 0.0082 |
| *A*24:22* | 0.0000 | 0.0000 | 0.0000 | 0.0037 | 0.0000 | 0.0000 | 0.0000 | 0.0000 | 0.0000 | 0.0000 | 0.0071 | 0.0037 |
| *A*24:23* | 0.0000 | 0.0000 | 0.0000 | 0.0009 | 0.0000 | 0.0000 | 0.0000 | 0.0000 | 0.0085 | 0.0402 | 0.0003 | 0.0009 |
| *A*24:25* | 0.0000 | 0.0000 | 0.0000 | 0.0103 | 0.0040 | 0.0000 | 0.0000 | 0.0000 | 0.0021 | 0.0000 | 0.0000 | 0.0092 |
| *A*24:26* | 0.0000 | 0.0005 | 0.0000 | 0.0003 | 0.0000 | 0.0000 | 0.0000 | 0.0000 | 0.0043 | 0.0000 | 0.0117 | 0.0010 |
| *A*24:27* | 0.0000 | 0.0000 | 0.0000 | 0.0000 | 0.0000 | 0.0000 | 0.0000 | 0.0000 | 0.0043 | 0.0000 | 0.0005 | 0.0001 |
| *A*24:30* | 0.0000 | 0.0000 | 0.0000 | 0.0001 | 0.0000 | 0.0000 | 0.0000 | 0.0000 | 0.0000 | 0.0000 | 0.0186 | 0.0012 |
| *A*24:31* | 0.0000 | 0.0024 | 0.0000 | 0.0000 | 0.0000 | 0.0000 | 0.0000 | 0.0000 | 0.0043 | 0.0000 | 0.0000 | 0.0001 |
| *A*24:37* | 0.0000 | 0.0000 | 0.0000 | 0.0001 | 0.0000 | 0.0000 | 0.0000 | 0.0000 | 0.0000 | 0.0000 | 0.0000 | 0.0001 |

## ➢肽结合特异性

| HLA 蛋白名称 | 氨基酸序列(九肽) | | | | | | | | |
|---|---|---|---|---|---|---|---|---|---|
| | 位置 | | | | | | | | |
| | 1 | [2] | 3 | 4 | 5 | 6 | 7 | 8 | [9] |
| A*24:02 | | **W** | | | | | **F** | | **F** |
| | | **Y** | | | | | **W** | | **I** |
| | | F | | | | | | | **W** |
| | | | | | | | | | L |
| | | | | | | | | | M |

| HLA 蛋白名称 | 氨基酸序列(九肽) | | | | | | | | |
|---|---|---|---|---|---|---|---|---|---|
| | 位置 | | | | | | | | |
| | 1 | [2] | 3 | 4 | 5 | 6 | 7 | 8 | [9] |
| A*24:03 | **Y** | **Y** | **P** | | | | | | **F** |
| | ~~D~~ | F | ~~D~~ | | | | | | I |
| | ~~E~~ | W | | | | | | | L |
| | ~~P~~ | | | | | | | | M |
| | | | | | | | | | W |

# A*25

## ➢等位基因

*A*25:01:01:01*
*A*25:01:01:02*
*A*25:01:02*
*A*25:01:03*
*A*25:01:04*
*A*25:01:05*
*A*25:01:06*
*A*25:01:07*
*A*25:01:08*
*A*25:01:09*
*A*25:01:10*
*A*25:01:11*
*A*25:02*
*A*25:03*
*A*25:04*
*A*25:05*
*A*25:06*
*A*25:07*
*A*25:08*
*A*25:09*
*A*25:10*
*A*25:11*
*A*25:12N*
*A*25:13*
*A*25:14*
*A*25:15*
*A*25:16*
*A*25:17*
*A*25:18*
*A*25:19:01*
*A*25:19:02*
*A*25:20*
*A*25:21*
*A*25:22*
*A*25:23*
*A*25:24*
*A*25:25*
*A*25:26*
*A*25:27:01*
*A*25:27:02*
*A*25:28*
*A*25:29*
*A*25:30*
*A*25:31*
*A*25:32*
*A*25:33*
*A*25:34*
*A*25:35*
*A*25:36*
*A*25:37*
*A*25:38*
*A*25:39*
*A*25:40*
*A*25:41*
*A*25:42N*
*A*25:43*
*A*25:44*

## ➢人群分布

| 地域 | 等位基因频度(%) | | |
|---|---|---|---|
| | *A*25:01* | *A*25:02* | *A*25:06* |
| 澳大利亚 | 0.2982 | 0.0000 | 0.0000 |
| 欧洲 | 1.4187 | 0.0014 | 0.0019 |
| 北非 | 0.2232 | 0.0558 | 0.0000 |
| 北美 | 0.5916 | 0.0001 | 0.0000 |
| 东北亚 | 0.0059 | 0.0000 | 0.0000 |
| 太平洋岛国 | 0.0441 | 0.0000 | 0.0000 |
| 南美&中美 | 0.1784 | 0.0000 | 0.0000 |
| 南亚 | 0.0579 | 0.0000 | 0.0000 |
| 东南亚 | 0.0043 | 0.0000 | 0.0000 |
| 撒哈拉以南非洲地区 | 0.0604 | 0.0000 | 0.0000 |
| 西亚 | 0.6690 | 0.0003 | 0.0000 |
| 全球总和 | 0.6132 | 0.0002 | 0.0001 |

## ➢肽结合特异性

| HLA 蛋白名称 | 氨基酸序列(九肽) | | | | | | | | |
|---|---|---|---|---|---|---|---|---|---|
| | 位置 | | | | | | | | |
| | 1 | 2 | 3 | 4 | 5 | 6 | 7 | 8 | 9 |
| A*25:01 | **D** | **I** | **I** | | | **M** | | **S** | **F** |
| | **E** | **T** | | | | **L** | | | **Y** |
| | **F** | **V** | | | | | | | C |
| | **Y** | A | | | | | | | H |
| | C | L | | | | | | | I |
| | G | M | | | | | | | L |
| | H | S | | | | | | | M |
| | M | W | | | | | | | R |
| | N | | | | | | | | W |
| | Q | | | | | | | | |
| | S | | | | | | | | |
| | T | | | | | | | | |
| | W | | | | | | | | |

# A*26

## ➢等位基因

| | | | |
|---|---|---|---|
| *A*26:01:01:01* | *A*26:01:07* | *A*26:01:21* | *A*26:01:35* |
| *A*26:01:01:02* | *A*26:01:08* | *A*26:01:22* | *A*26:01:36* |
| *A*26:01:01:03N* | *A*26:01:09* | *A*26:01:23* | *A*26:01:37* |
| *A*26:01:01:04* | *A*26:01:10* | *A*26:01:24* | *A*26:01:38* |
| *A*26:01:01:05* | *A*26:01:11* | *A*26:01:25* | *A*26:01:39* |
| *A*26:01:01:06* | *A*26:01:12* | *A*26:01:26* | *A*26:01:40* |
| *A*26:01:01:07* | *A*26:01:13* | *A*26:01:27* | *A*26:01:41* |
| *A*26:01:01:08* | *A*26:01:14* | *A*26:01:28* | *A*26:01:42* |
| *A*26:01:01:09* | *A*26:01:15* | *A*26:01:29* | *A*26:02:01* |
| *A*26:01:02* | *A*26:01:16* | *A*26:01:30* | *A*26:02:02* |
| *A*26:01:03* | *A*26:01:17* | *A*26:01:31* | *A*26:03:01* |
| *A*26:01:04* | *A*26:01:18* | *A*26:01:32* | *A*26:04* |
| *A*26:01:05* | *A*26:01:19* | *A*26:01:33* | *A*26:05* |
| *A*26:01:06* | *A*26:01:20* | *A*26:01:34* | *A*26:06* |

*A*26:07:01*
*A*26:07:02*
*A*26:08*
*A*26:09*
*A*26:10*
*A*26:11N*
*A*26:12*
*A*26:13*
*A*26:14*
*A*26:15*
*A*26:16*
*A*26:17*
*A*26:18*
*A*26:19*
*A*26:20*
*A*26:21*
*A*26:22*
*A*26:23*
*A*26:24*
*A*26:25N*
*A*26:26*
*A*26:27*
*A*26:28*
*A*26:29*
*A*26:30*
*A*26:31*
*A*26:32*
*A*26:33*
*A*26:34*
*A*26:35*
*A*26:36*
*A*26:37*
*A*26:38*
*A*26:39*
*A*26:40*
*A*26:41*
*A*26:42*
*A*26:43:01*
*A*26:43:02*
*A*26:45*
*A*26:46*
*A*26:47*
*A*26:48*
*A*26:49*
*A*26:50*
*A*26:51*
*A*26:52*
*A*26:53*
*A*26:54*
*A*26:55*
*A*26:56*
*A*26:57*
*A*26:58*
*A*26:59*
*A*26:60N*
*A*26:61*
*A*26:62*
*A*26:63*
*A*26:64*
*A*26:65*
*A*26:66*
*A*26:67*
*A*26:68*
*A*26:69*
*A*26:70*
*A*26:71N*
*A*26:72*
*A*26:73*
*A*26:74*
*A*26:75*
*A*26:76*
*A*26:77*
*A*26:78*
*A*26:79*
*A*26:80*
*A*26:81*
*A*26:82*
*A*26:83*
*A*26:84*
*A*26:85*
*A*26:86*
*A*26:87*
*A*26:88*
*A*26:89*
*A*26:90*
*A*26:91*
*A*26:92*
*A*26:93*
*A*26:94*
*A*26:95*
*A*26:96*
*A*26:97*
*A*26:98*
*A*26:99*
*A*26:100*
*A*26:101*
*A*26:102*
*A*26:103*
*A*26:104*
*A*26:105*
*A*26:106*
*A*26:107N*
*A*26:108*
*A*26:109*
*A*26:110*
*A*26:111*
*A*26:112*
*A*26:113*
*A*26:114*
*A*26:115*
*A*26:116*
*A*26:117*
*A*26:118*
*A*26:119*
*A*26:120*
*A*26:121*
*A*26:122*
*A*26:123*
*A*26:124*
*A*26:125*
*A*26:126*
*A*26:127N*
*A*26:128*
*A*26:129*
*A*26:130*
*A*26:131*
*A*26:132*
*A*26:133*
*A*26:134*
*A*26:135*
*A*26:136*
*A*26:137*
*A*26:138*
*A*26:139*
*A*26:140*
*A*26:141*
*A*26:142*

## ➢人群分布

| 地域 | 等位基因频度(%) | | | | | | | | | | | | | |
|---|---|---|---|---|---|---|---|---|---|---|---|---|---|---|
| | *A*26:01* | *A*26:02* | *A*26:03* | *A*26:04* | *A*26:05* | *A*26:06* | *A*26:07* | *A*26:08* | *A*26:09* | *A*26:12* | *A*26:18* | *A*26:20* | *A*26:27* | *A*26:29* |
| 澳大利亚 | 0.2982 | 0.0000 | 0.0000 | 0.0000 | 0.0000 | 0.0000 | 0.0000 | 0.0000 | 0.0000 | 0.0000 | 0.0000 | 0.0000 | 0.0000 | 0.0000 |
| 欧洲 | 2.0037 | 0.0005 | 0.0000 | 0.0000 | 0.0000 | 0.0000 | 0.0000 | 0.0000 | 0.0024 | 0.0000 | 0.0000 | 0.0009 | 0.0000 | 0.0000 |
| 北非 | 0.7254 | 0.0000 | 0.0000 | 0.0000 | 0.0000 | 0.0000 | 0.0000 | 0.0000 | 0.0000 | 0.1674 | 0.0000 | 0.0000 | 0.0000 | 0.0000 |
| 北美 | 1.4283 | 0.0340 | 0.0204 | 0.0000 | 0.0003 | 0.0001 | 0.0001 | 0.0069 | 0.0000 | 0.0000 | 0.0003 | 0.0001 | 0.0000 | 0.0000 |
| 东北亚 | 3.3721 | 0.9008 | 0.9818 | 0.0000 | 0.0277 | 0.0040 | 0.0000 | 0.0000 | 0.0000 | 0.0020 | 0.0059 | 0.0000 | 0.0000 | 0.0000 |
| 太平洋岛国 | 1.0573 | 0.0000 | 0.3965 | 0.0000 | 0.0000 | 0.0000 | 0.0000 | 0.0000 | 0.0000 | 0.0000 | 0.0000 | 0.0000 | 0.0000 | 0.0000 |
| 南美&中美 | 0.7134 | 0.0000 | 0.0000 | 0.0000 | 0.0000 | 0.0000 | 0.0000 | 0.0000 | 0.0000 | 0.0000 | 0.0000 | 0.0000 | 0.0000 | 0.0000 |
| 南亚 | 2.3148 | 0.0579 | 0.0000 | 0.0000 | 0.0000 | 0.0000 | 0.0000 | 0.0000 | 0.0000 | 0.0000 | 0.0000 | 0.0000 | 0.0000 | 0.0000 |
| 东南亚 | 1.2089 | 0.0021 | 0.0000 | 0.0000 | 0.0000 | 0.0000 | 0.0021 | 0.2128 | 0.0000 | 0.0000 | 0.0021 | 0.0000 | 0.0000 | 0.0000 |
| 撒哈拉以南非洲地区 | 0.7243 | 0.0000 | 0.0000 | 0.0000 | 0.0000 | 0.0000 | 0.0000 | 0.0000 | 0.0000 | 0.1207 | 0.0000 | 0.0000 | 0.0000 | 0.0000 |
| 西亚 | 3.8382 | 0.0166 | 0.0013 | 0.0036 | 0.0010 | 0.0000 | 0.0000 | 0.0000 | 0.0008 | 0.0133 | 0.0000 | 0.0000 | 0.0036 | 0.0036 |
| 全球总和 | 1.6041 | 0.0383 | 0.0260 | 0.0002 | 0.0006 | 0.0002 | 0.0001 | 0.0061 | 0.0001 | 0.0009 | 0.0003 | 0.0002 | 0.0002 | 0.0002 |

## ➢肽结合特异性

| HLA 蛋白名称 | 氨基酸序列(九肽) | | | | | | | | |
|---|---|---|---|---|---|---|---|---|---|
| | 位置 | | | | | | | | |
| | [1] | [2] | 3 | 4 | 5 | 6 | 7 | 8 | [9] |
| A*26:01 | **D** | **I** | | | | | | | **F** |
| | **E** | **V** | | | | | | | **M** |
| | C | **T** | | | | | | | **Y** |
| | F | A | | | | | | | I |
| | H | F | | | | | | | L |
| | M | L | | | | | | | |
| | N | M | | | | | | | |
| | Q | S | | | | | | | |
| | S | | | | | | | | |
| | T | | | | | | | | |
| | W | | | | | | | | |
| | Y | | | | | | | | |

| HLA 蛋白名称 | 氨基酸序列(九肽) | | | | | | | | |
|---|---|---|---|---|---|---|---|---|---|
| | 位置 | | | | | | | | |
| | 1 | 2 | 3 | 4 | 5 | 6 | 7 | 8 | 9 |
| | **D** | | | | | | | | **M** |
| | **E** | | | | | | | | **Y** |
| | **W** | | | | | | | | L |
| A*26:03 | C | | | | | | | | |
| | H | | | | | | | | |
| | N | | | | | | | | |
| | Q | | | | | | | | |
| | T | | | | | | | | |
| | Y | | | | | | | | |

# A*29

## ➤等位基因

*A*29:01:01:01*
*A*29:01:01:02N*
*A*29:01:02*
*A*29:01:03*
*A*29:01:04*
*A*29:01:05*
*A*29:01:06*
*A*29:01:07*
*A*29:01:08*
*A*29:01:09*
*A*29:02:01:01*
*A*29:02:01:02*
*A*29:02:01:03*
*A*29:02:01:04*
*A*29:02:02*
*A*29:02:03*
*A*29:02:04*
*A*29:02:05*
*A*29:02:06*
*A*29:02:07*
*A*29:02:08*
*A*29:02:09*
*A*29:02:10*
*A*29:02:11*
*A*29:02:12*
*A*29:02:13*
*A*29:02:14*
*A*29:02:15*
*A*29:02:16*
*A*29:02:17:01*
*A*29:02:17:02*
*A*29:02:18*
*A*29:02:19*
*A*29:02:20*
*A*29:03*
*A*29:04*
*A*29:05*
*A*29:06*
*A*29:07*
*A*29:08N*
*A*29:09*
*A*29:10:01*
*A*29:10:02*
*A*29:11*
*A*29:12*
*A*29:13*
*A*29:14*
*A*29:15*
*A*29:16*
*A*29:17*
*A*29:18*
*A*29:19*
*A*29:20*
*A*29:21*
*A*29:22*
*A*29:23*
*A*29:24*
*A*29:25*
*A*29:26*
*A*29:27*
*A*29:28*
*A*29:29*
*A*29:30*
*A*29:31*
*A*29:32*
*A*29:33*
*A*29:34*
*A*29:35*
*A*29:36*
*A*29:37*
*A*29:38*
*A*29:39*
*A*29:40*
*A*29:41*
*A*29:42*
*A*29:43*
*A*29:44*
*A*29:45*
*A*29:46*
*A*29:47*
*A*29:48*
*A*29:49*
*A*29:50*
*A*29:51*
*A*29:52*
*A*29:53*
*A*29:54*
*A*29:55*
*A*29:56*
*A*29:57*
*A*29:58*
*A*29:59*
*A*29:60*
*A*29:61*
*A*29:62*
*A*29:63*
*A*29:64*
*A*29:65*
*A*29:66*
*A*29:67*
*A*29:68*
*A*29:69*
*A*29:70*
*A*29:71*
*A*29:72*
*A*29:73*
*A*29:74*
*A*29:75*

*A*29:76*
*A*29:77*
*A*29:78N*
*A*29:79*
*A*29:80*
*A*29:81*
*A*29:82*
*A*29:83*
*A*29:84*
*A*29:85*
*A*29:86*
*A*29:87*
*A*29:88*
*A*29:89*
*A*29:90*
*A*29:91*
*A*29:92*
*A*29:93*
*A*29:94*
*A*29:95*
*A*29:96*
*A*29:97*
*A*29:98*
*A*29:99*

## ➢人群分布

| 地域 | 等位基因频度(%) | | | | | | |
|---|---|---|---|---|---|---|---|
| | *A*29:01* | *A*29:02* | *A*29:03* | *A*29:10* | *A*29:11* | *A*29:27* | *A*29:29* |
| 澳大利亚 | 0.0994 | 0.3976 | 0.0000 | 0.0000 | 0.0000 | 0.0000 | 0.0000 |
| 欧洲 | 0.1923 | 1.0213 | 0.0000 | 0.0104 | 0.0000 | 0.0000 | 0.0000 |
| 北非 | 0.3906 | 1.8973 | 0.0000 | 0.0000 | 0.0000 | 0.0000 | 0.0000 |
| 北美 | 0.2189 | 1.5028 | 0.0000 | 0.0001 | 0.0000 | 0.0000 | 0.0000 |
| 东北亚 | 0.0770 | 0.0020 | 0.0000 | 0.0000 | 0.0000 | 0.0000 | 0.0000 |
| 太平洋岛国 | 0.1762 | 0.0000 | 0.0000 | 0.0000 | 0.0000 | 0.0000 | 0.0000 |
| 南美&中美 | 0.2378 | 0.7134 | 0.0000 | 0.0000 | 0.0000 | 0.0000 | 0.0000 |
| 南亚 | 0.5787 | 0.2894 | 0.0000 | 0.0000 | 0.0000 | 0.0000 | 0.0000 |
| 东南亚 | 0.3874 | 0.0447 | 0.0000 | 0.0000 | 0.0000 | 0.0000 | 0.0000 |
| 撒哈拉以南非洲地区 | 0.3622 | 2.5352 | 0.0201 | 0.0000 | 0.1006 | 0.0000 | 0.0000 |
| 西亚 | 1.5623 | 0.3142 | 0.0005 | 0.0008 | 0.0000 | 0.0015 | 0.0015 |
| 全球总和 | 0.2990 | 1.3934 | 0.0001 | 0.0005 | 0.0001 | 0.0001 | 0.0001 |

## ➢肽结合特异性

| HLA 蛋白名称 | 氨基酸序列(九肽) | | | | | | | | | |
|---|---|---|---|---|---|---|---|---|---|---|
| | 位置 | | | | | | | | | |
| | 1 | 2 | 3 | 4 | 5 | 6 | 7 | 8 | 9 | 10 |
| A*29:02 | | **F**<br>**M**<br>**W**<br>**Y**<br>A<br>D<br>G<br>H<br>I<br>L<br>N<br>S<br>T<br>V | | | | | | | | **Y**<br>F |

# A*30

## ➢等位基因

*A*30:01:01*
*A*30:01:02*
*A*30:01:03*
*A*30:01:04*
*A*30:01:05*
*A*30:01:06*
*A*30:01:07*
*A*30:01:08*
*A*30:01:09*
*A*30:01:10*
*A*30:01:11*
*A*30:02:01:01*
*A*30:02:01:02*
*A*30:02:01:03*
*A*30:02:02*
*A*30:02:03*
*A*30:02:04*
*A*30:02:05*
*A*30:02:06*
*A*30:02:07*
*A*30:02:08*
*A*30:02:09*
*A*30:02:10*
*A*30:02:11*
*A*30:02:13*
*A*30:02:14*
*A*30:02:15*
*A*30:02:16*
*A*30:02:17*
*A*30:02:18*
*A*30:02:19*
*A*30:03*
*A*30:04:01*
*A*30:04:02*
*A*30:06*
*A*30:07*
*A*30:08*
*A*30:09*
*A*30:10*
*A*30:11:01*
*A*30:11:02*
*A*30:12*
*A*30:13*
*A*30:14L*
*A*30:15*
*A*30:16*
*A*30:17*
*A*30:18*
*A*30:19*
*A*30:20*
*A*30:22*
*A*30:23*
*A*30:24*
*A*30:25*
*A*30:26*
*A*30:27N*
*A*30:28*
*A*30:29*
*A*30:30*
*A*30:31*
*A*30:32*
*A*30:33*
*A*30:34*
*A*30:35*
*A*30:36*
*A*30:37*
*A*30:38*
*A*30:39*
*A*30:40*
*A*30:41*
*A*30:42*
*A*30:43*
*A*30:44*
*A*30:45*
*A*30:46*
*A*30:47*
*A*30:48*
*A*30:49*
*A*30:50*
*A*30:51*
*A*30:52*
*A*30:53*
*A*30:54*
*A*30:55*
*A*30:56*
*A*30:57*
*A*30:58*
*A*30:59N*
*A*30:60*
*A*30:61*
*A*30:62*
*A*30:63*
*A*30:64*
*A*30:65*
*A*30:66*
*A*30:67*
*A*30:68*
*A*30:69*
*A*30:70N*
*A*30:71*
*A*30:72*
*A*30:73N*
*A*30:74*
*A*30:75*
*A*30:76N*
*A*30:77*
*A*30:78N*
*A*30:79*
*A*30:80*
*A*30:81*
*A*30:82*
*A*30:83*
*A*30:84*
*A*30:85*
*A*30:86*
*A*30:87*
*A*30:88*
*A*30:89*
*A*30:90*
*A*30:91*
*A*30:92*
*A*30:93*
*A*30:94*
*A*30:95*
*A*30:96*
*A*30:97*
*A*30:98*
*A*30:99*
*A*30:100*
*A*30:101Q*
*A*30:102*
*A*30:103*
*A*30:104*
*A*30:105*
*A*30:106*
*A*30:107*
*A*30:108*
*A*30:109*
*A*30:110*
*A*30:111*
*A*30:112*
*A*30:113*
*A*30:114*
*A*30:115*
*A*30:116*
*A*30:117*

## ➢人群分布

| 地域 | 等位基因频度(%) | | | | | |
|---|---|---|---|---|---|---|
| | *A*30:01* | *A*30:02* | *A*30:04* | *A*30:09* | *A*30:10* | *A*30:26* |
| 澳大利亚 | 0.1988 | 0.0994 | 0.0994 | 0.0000 | 0.0000 | 0.0000 |
| 欧洲 | 0.8499 | 0.2749 | 0.0902 | 0.0000 | 0.0000 | 0.0000 |
| 北非 | 3.1250 | 1.9531 | 1.1719 | 0.0000 | 0.1674 | 0.0000 |
| 北美 | 1.2454 | 1.0291 | 0.1124 | 0.0000 | 0.0097 | 0.0000 |
| 东北亚 | 0.3793 | 0.0000 | 0.1245 | 0.0000 | 0.0000 | 0.0000 |
| 太平洋岛国 | 0.2643 | 0.0441 | 0.0000 | 0.0000 | 0.0000 | 0.0000 |
| 南美&中美 | 0.4756 | 0.7134 | 0.0595 | 0.0000 | 0.0000 | 0.0000 |
| 南亚 | 2.3148 | 0.4051 | 0.0579 | 0.0000 | 0.0000 | 0.0000 |
| 东南亚 | 1.5112 | 0.0192 | 0.0085 | 0.0064 | 0.0000 | 0.0000 |
| 撒哈拉以南非洲地区 | 3.1187 | 3.7425 | 0.4024 | 0.0201 | 0.0000 | 0.0000 |
| 西亚 | 1.4954 | 1.1317 | 0.2704 | 0.0003 | 0.0013 | 0.0133 |
| 全球总和 | 1.2444 | 0.9973 | 0.1210 | 0.0001 | 0.0088 | 0.0008 |

## ➢肽结合特异性

| HLA 蛋白名称 | 氨基酸序列(九肽) | | | | | | | | |
|---|---|---|---|---|---|---|---|---|---|
| | 位置 | | | | | | | | |
| | 1 | 2 | [3] | 4 | 5 | 6 | 7 | 8 | [9] |
| A*30:01 | | | **K** | | | | | | **K** |
| | | | **R** | | | | | | A |
| | | | F | | | | | | I |
| | | | H | | | | | | V |

| HLA 蛋白名称 | 氨基酸序列(九肽) | | | | | | | | |
|---|---|---|---|---|---|---|---|---|---|
| | 位置 | | | | | | | | |
| | 1 | [2] | 3 | 4 | 5 | 6 | 7 | 8 | [9] |
| A*30:02 | | **I** | | | | | | | **Y** |
| | | **L** | | | | | | | |
| | | **M** | | | | | | | |
| | | **S** | | | | | | | |
| | | **T** | | | | | | | |
| | | **W** | | | | | | | |
| | | **V** | | | | | | | |
| | | A | | | | | | | |
| | | F | | | | | | | |
| | | G | | | | | | | |
| | | H | | | | | | | |
| | | Q | | | | | | | |
| | | R | | | | | | | |
| | | Y | | | | | | | |

# A*31

## ➢等位基因

| | | | |
|---|---|---|---|
| *A*31:01:02:01* | *A*31:12* | *A*31:51* | *A*31:90* |
| *A*31:01:02:02* | *A*31:13* | *A*31:52* | *A*31:91* |
| *A*31:01:02:03N* | *A*31:14N* | *A*31:53* | *A*31:92* |
| *A*31:01:02:04* | *A*31:15* | *A*31:54* | *A*31:93* |
| *A*31:01:02:05* | *A*31:16* | *A*31:55* | *A*31:94* |
| *A*31:01:02:06* | *A*31:17* | *A*31:56* | *A*31:95* |
| *A*31:01:03* | *A*31:18* | *A*31:57* | *A*31:96* |
| *A*31:01:04* | *A*31:19* | *A*31:58* | *A*31:97* |
| *A*31:01:05* | *A*31:20* | *A*31:59* | *A*31:98* |
| *A*31:01:06* | *A*31:21* | *A*31:60N* | *A*31:99* |
| *A*31:01:07* | *A*31:22* | *A*31:61* | *A*31:100* |
| *A*31:01:08* | *A*31:23* | *A*31:62* | *A*31:101* |
| *A*31:01:09* | *A*31:24* | *A*31:63* | *A*31:102* |
| *A*31:01:10* | *A*31:25* | *A*31:64* | *A*31:103* |
| *A*31:01:11* | *A*31:26* | *A*31:65* | *A*31:104* |
| *A*31:01:12* | *A*31:27* | *A*31:66* | *A*31:105* |
| *A*31:01:13* | *A*31:28* | *A*31:67* | *A*31:106* |
| *A*31:01:14* | *A*31:29* | *A*31:68* | *A*31:107* |
| *A*31:01:15* | *A*31:30* | *A*31:69* | *A*31:108* |
| *A*31:01:16* | *A*31:31* | *A*31:70* | *A*31:109* |
| *A*31:01:17* | *A*31:32* | *A*31:71* | *A*31:110* |
| *A*31:01:18* | *A*31:33* | *A*31:72* | *A*31:111* |
| *A*31:01:19* | *A*31:34* | *A*31:73* | *A*31:112* |
| *A*31:01:20* | *A*31:35* | *A*31:74* | *A*31:113* |
| *A*31:01:21* | *A*31:36* | *A*31:75* | *A*31:114* |
| *A*31:01:22* | *A*31:37* | *A*31:76* | *A*31:115* |
| *A*31:01:23* | *A*31:38* | *A*31:77* | *A*31:116* |
| *A*31:01:24* | *A*31:39* | *A*31:78* | *A*31:117* |
| *A*31:01:25* | *A*31:40* | *A*31:79* | *A*31:118* |
| *A*31:02* | *A*31:41* | *A*31:80* | *A*31:119* |
| *A*31:03* | *A*31:42* | *A*31:81* | *A*31:120* |
| *A*31:04* | *A*31:43* | *A*31:82* | *A*31:121* |
| *A*31:05* | *A*31:44* | *A*31:83* | *A*31:122* |
| *A*31:06* | *A*31:45* | *A*31:84* | *A*31:123* |
| *A*31:07* | *A*31:46* | *A*31:85* | *A*31:124* |
| *A*31:08* | *A*31:47* | *A*31:86* | *A*31:125* |
| *A*31:09* | *A*31:48* | *A*31:87* | |
| *A*31:10* | *A*31:49* | *A*31:88* | |
| *A*31:11* | *A*31:50* | *A*31:89* | |

## ➢人群分布

| 地域 | 等位基因频度(%) | | | | | | | | | |
|---|---|---|---|---|---|---|---|---|---|---|
| | *A*31:01* | *A*31:02* | *A*31:03* | *A*31:04* | *A*31:06* | *A*31:08* | *A*31:09* | *A*31:11* | *A*31:12* | *A*31:15* |
| 澳大利亚 | 0.9940 | 0.0000 | 0.0000 | 0.0000 | 0.0000 | 0.0000 | 0.0000 | 0.0000 | 0.0000 | 0.0000 |
| 欧洲 | 1.1846 | 0.0000 | 0.0000 | 0.0005 | 0.0000 | 0.0005 | 0.0000 | 0.0000 | 0.0000 | 0.0000 |
| 北非 | 1.1161 | 0.0000 | 0.0000 | 0.1116 | 0.0000 | 0.0000 | 0.0000 | 0.0000 | 0.0000 | 0.0000 |
| 北美 | 1.4393 | 0.0053 | 0.0000 | 0.0000 | 0.0001 | 0.0000 | 0.0007 | 0.0001 | 0.0002 | 0.0003 |
| 东北亚 | 3.9449 | 0.0020 | 0.0000 | 0.0000 | 0.0000 | 0.0000 | 0.0000 | 0.0040 | 0.0000 | 0.0000 |
| 太平洋岛国 | 0.9692 | 0.0000 | 0.0000 | 0.0000 | 0.0000 | 0.0000 | 0.0000 | 0.0000 | 0.0000 | 0.0000 |
| 南美&中美 | 2.0214 | 0.0000 | 0.0000 | 0.0000 | 0.0000 | 0.0000 | 0.0595 | 0.0000 | 0.0000 | 0.0000 |
| 南亚 | 2.6042 | 0.0000 | 0.0000 | 0.0000 | 0.0000 | 0.4051 | 0.0000 | 0.0000 | 0.0000 | 0.0000 |
| 东南亚 | 0.9109 | 0.0021 | 0.0021 | 0.0021 | 0.0021 | 0.0021 | 0.0000 | 0.0000 | 0.0000 | 0.0000 |
| 撒哈拉以南非洲地区 | 0.4829 | 0.0000 | 0.1006 | 0.1207 | 0.0000 | 0.0000 | 0.0000 | 0.0000 | 0.0000 | 0.0000 |
| 西亚 | 0.4175 | 0.0023 | 0.0000 | 0.0056 | 0.0000 | 1.7770 | 0.0003 | 0.0003 | 0.0000 | 0.0000 |
| 全球总和 | 1.3847 | 0.0049 | 0.0001 | 0.0005 | 0.0002 | 0.1069 | 0.0007 | 0.0002 | 0.0002 | 0.0002 |

## ➢肽结合特异性

| HLA 蛋白名称 | 氨基酸序列(九肽) | | | | | | | | | 氨基酸序列(十肽) | | | | | | | | | |
|---|---|---|---|---|---|---|---|---|---|---|---|---|---|---|---|---|---|---|---|
| | 位置 | | | | | | | | | 位置 | | | | | | | | | |
| | 1 | 2 | 3 | 4 | 5 | 6 | 7 | 8 | 9 | 1 | 2 | 3 | 4 | 5 | 6 | 7 | 8 | 9 | 10 |
| A*31:01 | **H** | **A** | ~~D~~ | | ~~E~~ | | **F** | **F** | **R** | **A** | ~~P~~ | ~~E~~ | | | | | ~~D~~ | | **R** |
| | **K** | **F** | ~~P~~ | | | | **Y** | **Y** | | **K** | | | | | | | | | |
| | **M** | **I** | | | | | | | | **M** | | | | | | | | | |
| | **R** | **L** | | | | | | | | **S** | | | | | | | | | |
| | A | **M** | | | | | | | | **R** | | | | | | | | | |
| | C | **Q** | | | | | | | | C | | | | | | | | | |
| | F | **S** | | | | | | | | F | | | | | | | | | |
| | G | **T** | | | | | | | | G | | | | | | | | | |
| | I | **V** | | | | | | | | H | | | | | | | | | |
| | L | **Y** | | | | | | | | I | | | | | | | | | |
| | Q | G | | | | | | | | L | | | | | | | | | |
| | S | N | | | | | | | | N | | | | | | | | | |
| | T | W | | | | | | | | Q | | | | | | | | | |
| | V | | | | | | | | | T | | | | | | | | | |
| | Y | | | | | | | | | W | | | | | | | | | |
| | | | | | | | | | | V | | | | | | | | | |
| | | | | | | | | | | Y | | | | | | | | | |

# A*32

## ➢等位基因

| | | | |
|---|---|---|---|
| *A*32:01:01:01* | *A*32:05* | *A*32:36* | *A*32:69* |
| *A*32:01:01:02* | *A*32:06* | *A*32:37* | *A*32:70* |
| *A*32:01:01:03* | *A*32:07* | *A*32:38* | *A*32:71* |
| *A*32:01:01:04* | *A*32:08* | *A*32:39* | *A*32:72* |
| *A*32:01:01:05* | *A*32:09* | *A*32:40* | *A*32:73* |
| *A*32:01:02* | *A*32:10* | *A*32:41* | *A*32:74* |
| *A*32:01:03* | *A*32:11Q* | *A*32:42* | *A*32:75* |
| *A*32:01:04* | *A*32:12* | *A*32:43* | *A*32:76* |
| *A*32:01:05* | *A*32:13* | *A*32:44* | *A*32:77* |
| *A*32:01:06* | *A*32:14* | *A*32:45N* | *A*32:78* |
| *A*32:01:07* | *A*32:15* | *A*32:46* | *A*32:79* |
| *A*32:01:08* | *A*32:16* | *A*32:47* | *A*32:80* |
| *A*32:01:09* | *A*32:17* | *A*32:48N* | *A*32:81* |
| *A*32:01:10* | *A*32:18* | *A*32:49* | *A*32:82* |
| *A*32:01:11* | *A*32:19N* | *A*32:50* | *A*32:83* |
| *A*32:01:12* | *A*32:20* | *A*32:51* | *A*32:84* |
| *A*32:01:13* | *A*32:21* | *A*32:52* | *A*32:85* |
| *A*32:01:14* | *A*32:22* | *A*32:53* | *A*32:86* |
| *A*32:01:15* | *A*32:23* | *A*32:54* | *A*32:87* |
| *A*32:01:16* | *A*32:24* | *A*32:55:01* | *A*32:88* |
| *A*32:01:17* | *A*32:25* | *A*32:55:02* | *A*32:89* |
| *A*32:01:18* | *A*32:26:01* | *A*32:56N* | *A*32:90* |
| *A*32:01:19* | *A*32:26:02* | *A*32:57* | *A*32:91* |
| *A*32:01:20* | *A*32:27N* | *A*32:58* | *A*32:92N* |
| *A*32:01:21* | *A*32:28* | *A*32:59* | *A*32:93* |
| *A*32:01:22* | *A*32:29* | *A*32:60* | *A*32:94* |
| *A*32:01:23* | *A*32:30:01* | *A*32:61* | *A*32:95* |
| *A*32:01:24* | *A*32:30:02* | *A*32:62* | *A*32:96* |
| *A*32:01:25* | *A*32:31* | *A*32:63* | *A*32:97* |
| *A*32:01:26* | *A*32:32* | *A*32:64* | *A*32:98* |
| *A*32:01:27* | *A*32:33:01* | *A*32:65* | *A*32:99* |
| *A*32:02* | *A*32:33:02* | *A*32:66* | *A*32:100* |
| *A*32:03* | *A*32:34* | *A*32:67* | *A*32:101Q* |
| *A*32:04* | *A*32:35* | *A*32:68* | |

## ➢人群分布

| 地域 | 等位基因频度(%) | | | | | | |
|---|---|---|---|---|---|---|---|
| | *A*32:01* | *A*32:02* | *A*32:03* | *A*32:04* | *A*32:18* | *A*32:35* | *A*32:41* |
| 澳大利亚 | 0.7952 | 0.0000 | 0.0000 | 0.0000 | 0.0000 | 0.0000 | 0.0000 |
| 欧洲 | 1.7929 | 0.0014 | 0.0005 | 0.0024 | 0.0000 | 0.0000 | 0.0000 |
| 北非 | 1.4509 | 0.0000 | 0.0000 | 0.0000 | 0.0000 | 0.0000 | 0.0000 |
| 北美 | 1.3801 | 0.0000 | 0.0001 | 0.0022 | 0.0000 | 0.0000 | 0.0000 |
| 东北亚 | 0.0770 | 0.0000 | 0.0000 | 0.0000 | 0.0000 | 0.0000 | 0.0000 |
| 太平洋岛国 | 0.0881 | 0.0000 | 0.0000 | 0.0000 | 0.0000 | 0.0000 | 0.0000 |
| 南美&中美 | 0.5351 | 0.0000 | 0.0000 | 0.0000 | 0.0000 | 0.0000 | 0.0000 |
| 南亚 | 2.2569 | 0.0579 | 0.0000 | 0.0579 | 0.0000 | 0.0000 | 0.0000 |
| 东南亚 | 0.2639 | 0.0000 | 0.0043 | 0.0000 | 0.0000 | 0.0000 | 0.0000 |
| 撒哈拉以南非洲地区 | 0.8652 | 0.0000 | 0.0201 | 0.0000 | 0.0000 | 0.0000 | 0.0000 |
| 西亚 | 1.8092 | 0.0015 | 0.0008 | 0.0018 | 0.0015 | 0.0015 | 0.0015 |
| 全球总和 | 1.4001 | 0.0002 | 0.0002 | 0.0021 | 0.0001 | 0.0001 | 0.0001 |

## ➢肽结合特异性

| HLA 蛋白名称 | 氨基酸序列(九肽) | | | | | | | | |
|---|---|---|---|---|---|---|---|---|---|
| | 位置 | | | | | | | | |
| | 1 | 2 | 3 | 4 | 5 | 6 | 7 | 8 | 9 |
| A*32:01 | **K** | **I** | **F** | | | | **V** | **P** | **F** |
| | **R** | **L** | **M** | | | | **Y** | **S** | **I** |
| | A | **M** | **W** | | | | ~~K~~ | **T** | **W** |
| | H | **Q** | **Y** | | | | | | C |
| | M | **S** | | | | | | | D |
| | S | **T** | | | | | | | E |
| | | **V** | | | | | | | G |
| | | A | | | | | | | L |
| | | C | | | | | | | M |
| | | D | | | | | | | N |
| | | E | | | | | | | V |
| | | N | | | | | | | Y |
| | | W | | | | | | | |

# A*33

## ➢等位基因

| | | | |
|---|---|---|---|
| *A*33:01:01:01* | *A*33:03:29* | *A*33:37* | *A*33:77* |
| *A*33:01:01:02* | *A*33:03:30* | *A*33:39* | *A*33:78* |
| *A*33:01:02* | *A*33:03:31* | *A*33:40* | *A*33:79* |
| *A*33:01:03* | *A*33:03:32* | *A*33:41* | *A*33:80N* |
| *A*33:01:04* | *A*33:04* | *A*33:42* | *A*33:81* |
| *A*33:01:05* | *A*33:05* | *A*33:43* | *A*33:82* |
| *A*33:01:06* | *A*33:06* | *A*33:44* | *A*33:83* |
| *A*33:01:07* | *A*33:07* | *A*33:45* | *A*33:84* |
| *A*33:01:08* | *A*33:08* | *A*33:46* | *A*33:85* |
| *A*33:01:09* | *A*33:09* | *A*33:47* | *A*33:86* |
| *A*33:01:10* | *A*33:10* | *A*33:48* | *A*33:87* |
| *A*33:03:01* | *A*33:11* | *A*33:49* | *A*33:88* |
| *A*33:03:02* | *A*33:12* | *A*33:50* | *A*33:89* |
| *A*33:03:03Q* | *A*33:13* | *A*33:51* | *A*33:90* |
| *A*33:03:04* | *A*33:14* | *A*33:52* | *A*33:91* |
| *A*33:03:05* | *A*33:15* | *A*33:53* | *A*33:92* |
| *A*33:03:06* | *A*33:16* | *A*33:54* | *A*33:93* |
| *A*33:03:07* | *A*33:17* | *A*33:55* | *A*33:94* |
| *A*33:03:08* | *A*33:18:01* | *A*33:56* | *A*33:95* |
| *A*33:03:09* | *A*33:18:02* | *A*33:57* | *A*33:96N* |
| *A*33:03:10* | *A*33:19* | *A*33:58* | *A*33:97* |
| *A*33:03:11* | *A*33:20* | *A*33:59* | *A*33:98* |
| *A*33:03:12* | *A*33:21* | *A*33:60* | *A*33:99* |
| *A*33:03:13* | *A*33:22* | *A*33:61* | *A*33:100* |
| *A*33:03:14* | *A*33:23* | *A*33:62* | *A*33:101* |
| *A*33:03:15* | *A*33:24* | *A*33:63* | *A*33:102* |
| *A*33:03:16* | *A*33:25* | *A*33:64* | *A*33:103* |
| *A*33:03:17* | *A*33:26* | *A*33:65* | *A*33:104* |
| *A*33:03:18* | *A*33:27* | *A*33:66* | *A*33:105* |
| *A*33:03:19* | *A*33:28* | *A*33:67* | *A*33:106* |
| *A*33:03:20* | *A*33:29* | *A*33:68* | *A*33:107* |
| *A*33:03:21* | *A*33:30* | *A*33:69* | *A*33:108* |
| *A*33:03:22* | *A*33:31* | *A*33:70* | *A*33:109* |
| *A*33:03:23* | *A*33:32:01* | *A*33:71* | *A*33:110* |
| *A*33:03:24* | *A*33:32:02* | *A*33:72* | *A*33:111* |
| *A*33:03:25* | *A*33:33* | *A*33:73N* | *A*33:112* |
| *A*33:03:26* | *A*33:34* | *A*33:74N* | *A*33:113* |
| *A*33:03:27* | *A*33:35* | *A*33:75* | *A*33:114* |
| *A*33:03:28* | *A*33:36* | *A*33:76* | *A*33:115* |

| | | | |
|---|---|---|---|
| *A*33:116* | *A*33:120* | *A*33:124* | *A*33:128* |
| *A*33:117* | *A*33:121* | *A*33:125* | |
| *A*33:118* | *A*33:122* | *A*33:126* | |
| *A*33:119* | *A*33:123N* | *A*33:127* | |

## ➤人群分布

| 地域 | 等位基因频度(%) | | | | | |
|---|---|---|---|---|---|---|
| | *A*33:01* | *A*33:03* | *A*33:05* | *A*33:16* | *A*33:17* | *A*33:36* |
| 澳大利亚 | 0.0000 | 0.0994 | 0.0000 | 0.0000 | 0.0000 | 0.0000 |
| 欧洲 | 0.4444 | 0.3001 | 0.0066 | 0.0000 | 0.0000 | 0.0000 |
| 北非 | 1.4509 | 1.3951 | 0.0000 | 0.0000 | 0.0000 | 0.0000 |
| 北美 | 0.5840 | 1.5070 | 0.0022 | 0.0000 | 0.0000 | 0.0000 |
| 东北亚 | 0.0237 | 4.4882 | 0.0000 | 0.0000 | 0.0000 | 0.0000 |
| 太平洋岛国 | 0.0000 | 3.2599 | 0.0000 | 0.0000 | 0.0000 | 0.0000 |
| 南美&中美 | 0.5945 | 0.7729 | 0.0000 | 0.0000 | 0.0000 | 0.0000 |
| 南亚 | 0.8681 | 4.0509 | 0.0000 | 0.0000 | 0.0000 | 0.0000 |
| 东南亚 | 0.3256 | 4.5718 | 0.0000 | 0.0000 | 0.0000 | 0.0000 |
| 撒哈拉以南非洲地区 | 0.5433 | 1.1469 | 0.0000 | 0.0000 | 0.0000 | 0.0000 |
| 西亚 | 1.6753 | 0.0150 | 0.0028 | 0.0400 | 0.0084 | 0.0056 |
| 全球总和 | 0.6388 | 1.4242 | 0.0023 | 0.0024 | 0.0005 | 0.0003 |

## ➤肽结合特异性

| HLA 蛋白名称 | 氨基酸序列(十肽) | | | | | | | | | |
|---|---|---|---|---|---|---|---|---|---|---|
| | 位置 | | | | | | | | | |
| | 1 | [2] | 3 | 4 | 5 | 6 | 7 | 8 | 9 | [10] |
| A*33:01 | | **F**<br>**W**<br>**Y**<br>A<br>C<br>D<br>E<br>G<br>H<br>I<br>L<br>M<br>N<br>Q<br>S<br>T<br>V | | | | | | | **F** | **R** |

# A*34

## ➢等位基因

*A*34:01:01*　*A*34:03*　*A*34:09*　*A*34:15*
*A*34:01:02*　*A*34:04*　*A*34:10N*　*A*34:16*
*A*34:02:01*　*A*34:05*　*A*34:11*　*A*34:17*
*A*34:02:02*　*A*34:06*　*A*34:12*
*A*34:02:03*　*A*34:07*　*A*34:13*
*A*34:02:04*　*A*34:08*　*A*34:14*

## ➢人群分布

| 地域 | 等位基因频度(%) | |
|---|---|---|
| | *A*34:01* | *A*34:02* |
| 澳大利亚 | 13.7177 | 0.0000 |
| 欧洲 | 0.0038 | 0.0318 |
| 北非 | 0.0000 | 0.9487 |
| 北美 | 0.1662 | 0.3463 |
| 东北亚 | 0.0040 | 0.0000 |
| 太平洋岛国 | 4.3612 | 0.0000 |
| 南美&中美 | 0.0595 | 0.4162 |
| 南亚 | 0.0000 | 0.0000 |
| 东南亚 | 0.2490 | 0.0000 |
| 撒哈拉以南非洲地区 | 0.0201 | 1.4286 |
| 西亚 | 0.0003 | 0.0648 |
| 全球总和 | 0.1536 | 0.3148 |

# A*36

## ➢等位基因

*A*36:01*　*A*36:03*　*A*36:05*
*A*36:02*　*A*36:04*

## ➢人群分布

| 地域 | 等位基因频度(%) | |
|---|---|---|
| | *A*36:01* | *A*36:03* |
| 澳大利亚 | 0.0000 | 0.0000 |
| 欧洲 | 0.0033 | 0.0000 |
| 北非 | 0.1674 | 0.0000 |
| 北美 | 0.2389 | 0.0000 |
| 东北亚 | 0.0000 | 0.0000 |
| 太平洋岛国 | 0.0000 | 0.0000 |
| 南美&中美 | 0.1784 | 0.0000 |
| 南亚 | 0.0000 | 0.0000 |
| 东南亚 | 0.0000 | 0.0000 |
| 撒哈拉以南非洲地区 | 1.0262 | 0.0000 |
| 西亚 | 0.0319 | 0.0181 |
| 全球总和 | 0.2157 | 0.0011 |

# A*43

## ➢等位基因

*A*43:01*

## ➢人群分布

| 地域 | 等位基因频度(%) |
|---|---|
| | *A*43:01* |
| 澳大利亚 | 0.0000 |
| 欧洲 | 0.0000 |
| 北非 | 0.0000 |
| 北美 | 0.0000 |
| 东北亚 | 0.0000 |
| 太平洋岛国 | 0.0000 |
| 南美&中美 | 0.0595 |
| 南亚 | 0.0579 |
| 东南亚 | 0.0000 |
| 撒哈拉以南非洲地区 | 0.1610 |
| 西亚 | 0.0003 |
| 全球总和 | 0.0002 |

# A*66

## ➢等位基因

*A*66:01:01:01*　*A*66:06*　*A*66:14*　*A*66:22*
*A*66:01:01:02*　*A*66:07*　*A*66:15*　*A*66:23*
*A*66:01:02*　*A*66:08*　*A*66:16*　*A*66:24*
*A*66:01:03*　*A*66:09*　*A*66:17*　*A*66:25*
*A*66:02*　*A*66:10*　*A*66:18*　*A*66:26Q*
*A*66:03*　*A*66:11*　*A*66:19*　*A*66:27N*
*A*66:04*　*A*66:12*　*A*66:20*
*A*66:05*　*A*66:13*　*A*66:21*

## ➢人群分布

| 地域 | 等位基因频度(%) | | |
|---|---|---|---|
| | *A*66:01* | *A*66:02* | *A*66:03* |
| 澳大利亚 | 0.0000 | 0.0000 | 0.0000 |
| 欧洲 | 0.1795 | 0.0005 | 0.0000 |
| 北非 | 0.4464 | 0.0000 | 0.0000 |
| 北美 | 0.2766 | 0.0826 | 0.0178 |
| 东北亚 | 0.0059 | 0.0000 | 0.0000 |
| 太平洋岛国 | 0.0441 | 0.0000 | 0.0000 |
| 南美&中美 | 0.2378 | 0.0000 | 0.0000 |
| 南亚 | 0.2894 | 0.0000 | 0.0000 |
| 东南亚 | 0.0170 | 0.0000 | 0.0000 |
| 撒哈拉以南非洲地区 | 1.6499 | 0.2213 | 0.0201 |
| 西亚 | 0.5724 | 0.0015 | 0.0010 |
| 全球总和 | 0.2882 | 0.0739 | 0.0159 |

# A*68

## ➢等位基因

*A*68:01:01:01*　*A*68:01:02:02*　*A*68:01:05*　*A*68:01:09*
*A*68:01:01:02*　*A*68:01:02:03*　*A*68:01:06*　*A*68:01:10*
*A*68:01:01:03*　*A*68:01:03*　*A*68:01:07*　*A*68:01:11*
*A*68:01:02:01*　*A*68:01:04*　*A*68:01:08*　*A*68:01:12*

A*68:01:13
A*68:01:14
A*68:01:15
A*68:01:16
A*68:01:17
A*68:01:18
A*68:01:19
A*68:01:20
A*68:01:21
A*68:01:22
A*68:01:23
A*68:01:24
A*68:01:25
A*68:01:26
A*68:01:27
A*68:01:28
A*68:01:29
A*68:01:30
A*68:01:31
A*68:01:32
A*68:01:33
A*68:01:34
A*68:02:01:01
A*68:02:01:02
A*68:02:01:03
A*68:02:02
A*68:02:03
A*68:02:04
A*68:02:05
A*68:02:06
A*68:02:07
A*68:02:08
A*68:02:09
A*68:02:10
A*68:02:11
A*68:02:12
A*68:03:01
A*68:03:02
A*68:03:03
A*68:04:01
A*68:04:02
A*68:05
A*68:06
A*68:07
A*68:08:01
A*68:08:02
A*68:09
A*68:10
A*68:11N
A*68:12
A*68:13:01
A*68:13:02
A*68:14
A*68:15
A*68:16
A*68:17
A*68:18N
A*68:19
A*68:20
A*68:21:01
A*68:21:02
A*68:22
A*68:23
A*68:24
A*68:25
A*68:26
A*68:27:01
A*68:27:02
A*68:28
A*68:29
A*68:30
A*68:31
A*68:32
A*68:33
A*68:34
A*68:35
A*68:36
A*68:37
A*68:38
A*68:39
A*68:40
A*68:41
A*68:42
A*68:43:01
A*68:43:02
A*68:44
A*68:45
A*68:46
A*68:47
A*68:48
A*68:49N
A*68:50
A*68:51
A*68:52
A*68:53
A*68:54
A*68:55:01
A*68:55:02
A*68:56
A*68:57
A*68:58:01
A*68:58:02
A*68:59N
A*68:60
A*68:61
A*68:62
A*68:63
A*68:64
A*68:65
A*68:66:01
A*68:66:02
A*68:67
A*68:68
A*68:69
A*68:70
A*68:71
A*68:72
A*68:73
A*68:74
A*68:75:01
A*68:75:02
A*68:76:01
A*68:76:02
A*68:77
A*68:78
A*68:79
A*68:80
A*68:81
A*68:82
A*68:83
A*68:84
A*68:85
A*68:86
A*68:87
A*68:88
A*68:89
A*68:90
A*68:91
A*68:92
A*68:93
A*68:94N
A*68:95
A*68:96
A*68:97
A*68:98
A*68:99
A*68:100
A*68:101
A*68:102
A*68:103:01
A*68:103:02
A*68:104:01

*A*68:104:02*
*A*68:105*
*A*68:106*
*A*68:107*
*A*68:108*
*A*68:109*
*A*68:110*
*A*68:111*
*A*68:112:01*
*A*68:112:02*
*A*68:113*
*A*68:114*
*A*68:115*
*A*68:116*
*A*68:117*
*A*68:118*
*A*68:119:01*
*A*68:119:02*
*A*68:120N*
*A*68:121*
*A*68:122*
*A*68:123*
*A*68:124*
*A*68:125*
*A*68:126*
*A*68:127*
*A*68:128*
*A*68:129*
*A*68:130:01*
*A*68:130:02*
*A*68:131*
*A*68:132*
*A*68:133*
*A*68:134*
*A*68:135*
*A*68:136*
*A*68:137*
*A*68:138*
*A*68:139*
*A*68:140*
*A*68:141*
*A*68:142N*
*A*68:143*
*A*68:144*
*A*68:145*
*A*68:146*
*A*68:147*
*A*68:148Q*
*A*68:149*
*A*68:150*
*A*68:151*
*A*68:152*
*A*68:153*
*A*68:154*
*A*68:155*
*A*68:156*
*A*68:157*
*A*68:158*
*A*68:159Q*
*A*68:160*
*A*68:161*
*A*68:162*
*A*68:163*
*A*68:164*
*A*68:165*
*A*68:166*

## ➢人群分布

| 地域 | 等位基因频度(%) | | | | | | | | | | |
|---|---|---|---|---|---|---|---|---|---|---|---|
| | *A*68:01* | *A*68:02* | *A*68:03* | *A*68:04* | *A68:05* | *A68:06* | *A*68:15* | *A*68:16* | *A*68:23* | *A*68:24* | *A68:27* |
| 澳大利亚 | 0.5964 | 0.1988 | 0.0000 | 0.0000 | 0.0000 | 0.0000 | 0.0000 | 0.0000 | 0.0000 | 0.0000 | 0.0000 |
| 欧洲 | 1.7278 | 0.3162 | 0.0009 | 0.0000 | 0.0000 | 0.0005 | 0.0000 | 0.0000 | 0.0000 | 0.0014 | 0.0000 |
| 北非 | 1.6183 | 2.4554 | 0.0000 | 0.0000 | 0.0000 | 0.0000 | 0.0000 | 0.0000 | 0.0000 | 0.0000 | 0.0000 |
| 北美 | 1.7858 | 0.9514 | 0.1420 | 0.0000 | 0.0248 | 0.0009 | 0.0000 | 0.0000 | 0.0000 | 0.0001 | 0.0000 |
| 东北亚 | 0.0514 | 0.0000 | 0.0020 | 0.0000 | 0.0000 | 0.0000 | 0.0000 | 0.0000 | 0.0000 | 0.0020 | 0.0000 |
| 太平洋岛国 | 0.0441 | 0.0441 | 0.0441 | 0.0000 | 0.0000 | 0.0000 | 0.0000 | 0.0000 | 0.0000 | 0.0000 | 0.0000 |
| 南美&中美 | 4.9346 | 0.5945 | 0.0595 | 0.0000 | 0.0000 | 0.0595 | 0.0595 | 0.1189 | 0.0595 | 0.0000 | 0.0000 |
| 南亚 | 2.6620 | 0.1736 | 0.0000 | 0.0000 | 0.0000 | 0.0000 | 0.0000 | 0.0000 | 0.0000 | 0.0000 | 0.0000 |
| 东南亚 | 0.1873 | 0.0149 | 0.0000 | 0.0021 | 0.0000 | 0.0000 | 0.0000 | 0.0000 | 0.0000 | 0.0000 | 0.0000 |
| 撒哈拉以南非洲地区 | 1.2274 | 3.3199 | 0.0000 | 0.0201 | 0.0000 | 0.0000 | 0.0000 | 0.0000 | 0.0000 | 0.0000 | 0.0201 |
| 西亚 | 0.5157 | 1.7523 | 0.0043 | 0.0026 | 0.0003 | 0.0013 | 0.0003 | 0.0000 | 0.0000 | 0.0005 | 0.0000 |
| 全球总和 | 1.6825 | 0.9664 | 0.1268 | 0.0002 | 0.0221 | 0.0009 | 0.0000 | 0.0000 | 0.0000 | 0.0001 | 0.0000 |

## ➤肽结合特异性

| HLA 蛋白名称 | 氨基酸序列（九肽） | | | | | | | | | 氨基酸序列（十肽） | | | | | | | | | |
|---|---|---|---|---|---|---|---|---|---|---|---|---|---|---|---|---|---|---|---|
| | 位置 | | | | | | | | | 位置 | | | | | | | | | |
| | [1] | **2** | 3 | 4 | 5 | 6 | 7 | 8 | [9] | 1 | [2] | 3 | 4 | 5 | 6 | 7 | 8 | 9 | [10] |
| A*68:01 | **E** | **A** | **F** | | **I** | | ~~K~~ | | **R** | **M** | **A** | **A** | | | | | ~~R~~ | **Y** | **K** |
| | **F** | **I** | ~~D~~ | | | | ~~R~~ | | K | ~~K~~ | **I** | **F** | | | | | | | **R** |
| | **M** | **S** | ~~Q~~ | | | | | | | ~~P~~ | **T** | **I** | | | | | | | |
| | **T** | **T** | ~~P~~ | | | | | | | ~~V~~ | **V** | **M** | | | | | | | |
| | C | **V** | ~~R~~ | | | | | | | | D | ~~E~~ | | | | | | | |
| | D | ~~C~~ | | | | | | | | | F | | | | | | | | |
| | H | ~~R~~ | | | | | | | | | L | | | | | | | | |
| | I | | | | | | | | | | M | | | | | | | | |
| | N | | | | | | | | | | P | | | | | | | | |
| | Q | | | | | | | | | | S | | | | | | | | |
| | S | | | | | | | | | | | | | | | | | | |
| | W | | | | | | | | | | | | | | | | | | |
| | Y | | | | | | | | | | | | | | | | | | |

| HLA 蛋白名称 | 氨基酸序列（九肽） | | | | | | | | | 氨基酸序列（十肽） | | | | | | | | | |
|---|---|---|---|---|---|---|---|---|---|---|---|---|---|---|---|---|---|---|---|
| | 位置 | | | | | | | | | 位置 | | | | | | | | | |
| | 1 | [2] | 3 | 4 | 5 | 6 | 7 | 8 | [9] | [1] | 2 | 3 | 4 | 5 | 6 | 7 | 8 | 9 | [10] |
| A*68:02 | **E** | **S** | **A** | | **I** | | ~~K~~ | | **I** | **E** | **S** | | | | | | | | **G** |
| | **M** | **T** | **F** | | | | ~~P~~ | | **V** | **F** | **T** | | | | | | | | **I** |
| | ~~A~~ | **V** | ~~D~~ | | | | ~~R~~ | | A | **M** | ~~V~~ | | | | | | | | **V** |
| | ~~G~~ | A | ~~E~~ | | | | | | L | **N** | | | | | | | | | A |
| | ~~K~~ | G | ~~K~~ | | | | | | | **S** | | | | | | | | | E |
| | ~~P~~ | I | | | | | | | | **T** | | | | | | | | | L |
| | | L | | | | | | | | **W** | | | | | | | | | M |
| | | | | | | | | | | **Y** | | | | | | | | | Q |
| | | | | | | | | | | A | | | | | | | | | S |
| | | | | | | | | | | C | | | | | | | | | T |
| | | | | | | | | | | D | | | | | | | | | |
| | | | | | | | | | | G | | | | | | | | | |
| | | | | | | | | | | H | | | | | | | | | |
| | | | | | | | | | | I | | | | | | | | | |
| | | | | | | | | | | L | | | | | | | | | |
| | | | | | | | | | | Q | | | | | | | | | |
| | | | | | | | | | | R | | | | | | | | | |
| | | | | | | | | | | V | | | | | | | | | |

# A*69

## ➢等位基因

*A*69:01:01:01*　　*A*69:01:02*　　*A*69:03*

*A*69:01:01:02*　　*A*69:02*

## ➢人群分布

| 地域 | 等位基因频度(%) |
|---|---|
| | *A*69:01* |
| 澳大利亚 | 0.0000 |
| 欧洲 | 0.0575 |
| 北非 | 0.2790 |
| 北美 | 0.0781 |
| 东北亚 | 0.0000 |
| 太平洋岛国 | 0.0000 |
| 南美&中美 | 0.0000 |
| 南亚 | 0.0579 |
| 东南亚 | 0.0404 |
| 撒哈拉以南非洲地区 | 0.1207 |
| 西亚 | 0.6346 |
| 全球总和 | 0.1100 |

## ➢肽结合特异性

| HLA 蛋白名称 | 氨基酸序列(九肽) | | | | | | | | |
|---|---|---|---|---|---|---|---|---|---|
| | 位置 | | | | | | | | |
| | 1 | [2] | 3 | 4 | 5 | 6 | 7 | 8 | [9] |
| A*69:01 | **E** | **A** | **M** | | | | | | **I** |
| | ~~A~~ | **I** | ~~K~~ | | | | | | **V** |
| | ~~G~~ | **S** | ~~P~~ | | | | | | A |
| | ~~K~~ | **T** | ~~R~~ | | | | | | L |
| | ~~P~~ | **V** | | | | | | | M |
| | ~~R~~ | L | | | | | | | |
| | ~~V~~ | M | | | | | | | |
| | | P | | | | | | | |

# A*74

## ➢等位基因

*A*74:01:01*
*A*74:01:02*
*A*74:01:03*
*A*74:01:04*
*A*74:01:05*
*A*74:02:01:01*
*A*74:02:01:02*
*A*74:03*
*A*74:04*
*A*74:05*
*A*74:06*
*A*74:07*
*A*74:08*
*A*74:09*
*A*74:10*
*A*74:11*
*A*74:12N*
*A*74:13*
*A*74:14N*
*A*74:15*
*A*74:16:01*
*A*74:16:02*
*A*74:17*
*A*74:18*
*A*74:19*
*A*74:20*
*A*74:21*
*A*74:22*
*A*74:23*
*A*74:24*
*A*74:25*
*A*74:26*
*A*74:27*
*A*74:28*

## ➢人群分布

| 地域 | 等位基因频度(%) | |
|---|---|---|
| | *A*74:01* | *A*74:03* |
| 澳大利亚 | 0.0000 | 0.0000 |
| 欧洲 | 0.0081 | 0.0190 |
| 北非 | 0.5580 | 0.0000 |
| 北美 | 0.5491 | 0.0032 |
| 东北亚 | 0.0000 | 0.0000 |
| 太平洋岛国 | 0.0441 | 0.0000 |
| 南美&中美 | 0.1189 | 0.0000 |
| 南亚 | 0.0000 | 0.0000 |
| 东南亚 | 0.0745 | 0.0000 |
| 撒哈拉以南非洲地区 | 2.5352 | 0.2817 |
| 西亚 | 0.0551 | 0.0449 |
| 全球总和 | 0.4952 | 0.0064 |

# A*80

## ➢等位基因

*A*80:01:01:01*
*A*80:01:01:02*
*A*80:02*
*A*80:03*

## ➢人群分布

| 地域 | 等位基因频度(%) |
| --- | --- |
| | *A*80:01* |
| 澳大利亚 | 0.0000 |
| 欧洲 | 0.0095 |
| 北非 | 0.4464 |
| 北美 | 0.0806 |
| 东北亚 | 0.0020 |
| 太平洋岛国 | 0.0000 |
| 南美&中美 | 0.1189 |
| 南亚 | 0.0000 |
| 东南亚 | 0.0000 |
| 撒哈拉以南非洲地区 | 0.3219 |
| 西亚 | 0.0168 |
| 全球总和 | 0.0735 |

## ➢肽结合特异性

| HLA 蛋白名称 | 氨基酸序列(九肽) | | | | | | | | |
| --- | --- | --- | --- | --- | --- | --- | --- | --- | --- |
| | 位置 | | | | | | | | |
| | 1 | **2** | 3 | 4 | 5 | 6 | [7] | 8 | [9] |
| | **R** | **I** | ~~E~~ | | **I** | ~~R~~ | **F** | **F** | **Y** |
| | ~~D~~ | **L** | ~~P~~ | | ~~A~~ | | **L** | **L** | |
| A*80:01 | ~~E~~ | **M** | | | | | **M** | | |
| | | **T** | | | | | **W** | | |
| | | **V** | | | | | C | | |
| | | ~~P~~ | | | | | G | | |
| | | | | | | | H | | |
| | | | | | | | Y | | |

# HLA-B

## B*07

### ➢等位基因

| | | | |
|---|---|---|---|
| *B*07:02:01:01* | *B*07:02:29* | *B*07:05:06* | *B*07:33:01* |
| *B*07:02:01:02* | *B*07:02:30* | *B*07:05:07* | *B*07:33:02* |
| *B*07:02:01:03* | *B*07:02:31* | *B*07:05:08* | *B*07:33:03* |
| *B*07:02:01:04* | *B*07:02:32* | *B*07:06:01* | *B*07:34* |
| *B*07:02:01:05* | *B*07:02:33* | *B*07:06:02* | *B*07:35* |
| *B*07:02:01:06* | *B*07:02:34* | *B*07:07* | *B*07:36* |
| *B*07:02:01:07* | *B*07:02:35* | *B*07:08:01* | *B*07:37* |
| *B*07:02:02* | *B*07:02:36* | *B*07:08:02* | *B*07:38* |
| *B*07:02:03* | *B*07:02:37* | *B*07:09* | *B*07:39* |
| *B*07:02:04* | *B*07:02:38* | *B*07:10* | *B*07:40* |
| *B*07:02:05* | *B*07:02:39* | *B*07:11* | *B*07:41* |
| *B*07:02:06* | *B*07:02:40* | *B*07:12* | *B*07:42* |
| *B*07:02:07* | *B*07:02:41* | *B*07:13* | *B*07:43* |
| *B*07:02:08* | *B*07:02:42* | *B*07:14* | *B*07:44N* |
| *B*07:02:09* | *B*07:02:43* | *B*07:15* | *B*07:45* |
| *B*07:02:10* | *B*07:02:44* | *B*07:16* | *B*07:46* |
| *B*07:02:11* | *B*07:02:45* | *B*07:17* | *B*07:47* |
| *B*07:02:12* | *B*07:02:46* | *B*07:18:01* | *B*07:48* |
| *B*07:02:13* | *B*07:02:47* | *B*07:18:02* | *B*07:49N* |
| *B*07:02:14* | *B*07:02:48* | *B*07:19* | *B*07:50* |
| *B*07:02:15* | *B*07:02:49* | *B*07:20* | *B*07:51* |
| *B*07:02:16* | *B*07:02:50* | *B*07:21* | *B*07:52* |
| *B*07:02:17* | *B*07:02:51* | *B*07:22:01* | *B*07:53* |
| *B*07:02:18* | *B*07:02:52* | *B*07:22:02* | *B*07:54* |
| *B*07:02:19* | *B*07:03* | *B*07:23* | *B*07:55* |
| *B*07:02:20* | *B*07:04* | *B*07:24* | *B*07:56:01* |
| *B*07:02:21* | *B*07:05:01:01* | *B*07:25* | *B*07:56:02* |
| *B*07:02:22* | *B*07:05:01:02* | *B*07:26* | *B*07:57* |
| *B*07:02:23* | *B*07:05:01:03* | *B*07:27* | *B*07:58* |
| *B*07:02:24* | *B*07:05:01:04* | *B*07:28* | *B*07:59* |
| *B*07:02:25* | *B*07:05:02* | *B*07:29* | *B*07:60* |
| *B*07:02:26* | *B*07:05:03* | *B*07:30* | *B*07:61* |
| *B*07:02:27* | *B*07:05:04* | *B*07:31* | *B*07:62* |
| *B*07:02:28* | *B*07:05:05* | *B*07:32* | *B*07:63* |

B*07:64
B*07:65
B*07:66
B*07:67N
B*07:68:01
B*07:68:02
B*07:68:03
B*07:69
B*07:70
B*07:71
B*07:72
B*07:73
B*07:74
B*07:75
B*07:76
B*07:77
B*07:78
B*07:79
B*07:80
B*07:81
B*07:82
B*07:83
B*07:84
B*07:85
B*07:86
B*07:87
B*07:88
B*07:89
B*07:90
B*07:91
B*07:92
B*07:93
B*07:94
B*07:95
B*07:96:01
B*07:96:02
B*07:97
B*07:98
B*07:99
B*07:100
B*07:101
B*07:102
B*07:103
B*07:104
B*07:105
B*07:106
B*07:107
B*07:108
B*07:109
B*07:110
B*07:111N
B*07:112
B*07:113
B*07:114
B*07:115
B*07:116
B*07:117
B*07:118
B*07:119
B*07:120
B*07:121
B*07:122
B*07:123
B*07:124
B*07:125
B*07:126
B*07:127
B*07:128
B*07:129
B*07:130
B*07:131
B*07:132
B*07:133
B*07:134
B*07:135N
B*07:136:01
B*07:136:02
B*07:137
B*07:138
B*07:139
B*07:140
B*07:141
B*07:142
B*07:143
B*07:144
B*07:145
B*07:146
B*07:147
B*07:148
B*07:149
B*07:150
B*07:151:01
B*07:151:02
B*07:152
B*07:153
B*07:154
B*07:155
B*07:156
B*07:157
B*07:158
B*07:159
B*07:160
B*07:161N
B*07:162
B*07:163
B*07:164
B*07:165
B*07:166
B*07:167N
B*07:168
B*07:169
B*07:170
B*07:171
B*07:172
B*07:173
B*07:174
B*07:175
B*07:176
B*07:177
B*07:178
B*07:179
B*07:180
B*07:181N
B*07:182N
B*07:183
B*07:184
B*07:185
B*07:186
B*07:187
B*07:188
B*07:189
B*07:190
B*07:191
B*07:192
B*07:193
B*07:194
B*07:195
B*07:196
B*07:197
B*07:198
B*07:199
B*07:200
B*07:201N
B*07:202
B*07:203
B*07:204
B*07:205
B*07:206
B*07:207
B*07:208
B*07:209
B*07:210
B*07:211
B*07:212
B*07:213
B*07:214
B*07:215
B*07:216
B*07:217
B*07:218
B*07:219
B*07:220
B*07:221
B*07:222

*B*07:223*
*B*07:224*
*B*07:225*
*B*07:226*
*B*07:227*
*B*07:228:01*
*B*07:228:02*
*B*07:229*
*B*07:230*
*B*07:231N*
*B*07:232*
*B*07:233*
*B*07:234*
*B*07:235*
*B*07:236*
*B*07:237*
*B*07:238*
*B*07:239*
*B*07:240*
*B*07:241*
*B*07:242*
*B*07:243*
*B*07:244*
*B*07:245*
*B*07:246*
*B*07:247*
*B*07:248*
*B*07:249*
*B*07:250*
*B*07:251N*
*B*07:252*
*B*07:253*
*B*07:254*
*B*07:255*
*B*07:256*
*B*07:257*
*B*07:258*
*B*07:259*
*B*07:260*
*B*07:261*
*B*07:262*
*B*07:263*
*B*07:264*
*B*07:265*
*B*07:266*
*B*07:267*
*B*07:268*
*B*07:269*
*B*07:270*
*B*07:271*
*B*07:272N*
*B*07:273*
*B*07:274*
*B*07:275*
*B*07:276:01*
*B*07:276:02*
*B*07:277*
*B*07:278*
*B*07:279*
*B*07:280*
*B*07:281*
*B*07:282*
*B*07:283*
*B*07:284*
*B*07:285N*
*B*07:286*
*B*07:287*
*B*07:288*
*B*07:289*
*B*07:290*
*B*07:291*
*B*07:292*
*B*07:293*
*B*07:294*

## ➢人群分布

| 地域 | 等位基因频度(%) | | | |
|---|---|---|---|---|
| | *B*07:02* | *B*07:04* | *B*07:05* | *A*07:09* |
| 澳大利亚 | 2.1000 | 0.0000 | 0.1000 | 0.0000 |
| 欧洲 | 5.3960 | 0.0535 | 0.1927 | 0.0005 |
| 北非 | 2.1008 | 0.0000 | 0.3361 | 0.0000 |
| 北美 | 4.3480 | 0.0065 | 0.3878 | 0.0028 |
| 东北亚 | 2.6862 | 0.0000 | 0.0822 | 0.0000 |
| 太平洋岛国 | 0.6329 | 0.0000 | 0.4603 | 0.0000 |
| 南美&中美 | 1.9417 | 0.0000 | 0.0539 | 0.0000 |
| 南亚 | 1.0062 | 0.0000 | 1.1610 | 0.0000 |
| 东南亚 | 0.3626 | 0.0000 | 0.5225 | 0.0000 |
| 撒哈拉以南非洲地区 | 2.2889 | 0.0000 | 0.3333 | 0.0000 |
| 西亚 | 1.6728 | 0.0026 | 0.8721 | 0.0000 |
| 全球总和 | 4.1780 | 0.0078 | 0.4089 | 0.0025 |

## ➢肽结合特异性

| HLA 蛋白名称 | 氨基酸序列（九肽） | | | | | | | | |
|---|---|---|---|---|---|---|---|---|---|
| | 位置 | | | | | | | | |
| | 1 | 2 | 3 | 4 | 5 | 6 | 7 | 8 | 9 |
| B*07:02 | **R** | **P** | **R** | | | **R** | | **A** | **F** |
| | ~~D~~ | | | | | | | **P** | **L** |
| | ~~E~~ | | | | | | | **S** | **M** |
| | ~~P~~ | | | | | | | | A |
| | | | | | | | | | I |
| | | | | | | | | | V |

# B*08

## ➢等位基因

*B*08:01:01:01*
*B*08:01:01:02*
*B*08:01:01:03*
*B*08:01:01:04*
*B*08:01:01:05*
*B*08:01:02*
*B*08:01:03*
*B*08:01:04*
*B*08:01:05*
*B*08:01:06*
*B*08:01:07*
*B*08:01:08*
*B*08:01:09*
*B*08:01:10*
*B*08:01:11*
*B*08:01:12*
*B*08:01:13*
*B*08:01:14*
*B*08:01:15*
*B*08:01:16*
*B*08:01:17*
*B*08:01:18*
*B*08:01:19*
*B*08:01:20*
*B*08:01:21*
*B*08:01:22*
*B*08:01:23*
*B*08:01:24*
*B*08:01:25*
*B*08:01:26*
*B*08:01:27*
*B*08:01:28*
*B*08:01:29*
*B*08:01:30*
*B*08:01:31*
*B*08:01:32*
*B*08:01:33*
*B*08:01:34*
*B*08:01:35*
*B*08:01:36*
*B*08:02*
*B*08:03*
*B*08:04:01*
*B*08:04:02*
*B*08:05*
*B*08:07*
*B*08:08N*
*B*08:09*
*B*08:10*
*B*08:11*
*B*08:12:01*
*B*08:12:02*
*B*08:12:03*
*B*08:13*
*B*08:14*
*B*08:15*
*B*08:16*
*B*08:17*
*B*08:18*
*B*08:19N*
*B*08:20*
*B*08:21*
*B*08:22*
*B*08:23*
*B*08:24*
*B*08:25*
*B*08:26:01*
*B*08:26:02*
*B*08:26:03*
*B*08:27*
*B*08:28*
*B*08:29*
*B*08:30N*
*B*08:31*
*B*08:32*
*B*08:33*
*B*08:34*
*B*08:35*
*B*08:36*
*B*08:37*
*B*08:38*
*B*08:39*
*B*08:40*
*B*08:41*
*B*08:42*
*B*08:43*
*B*08:44*
*B*08:45*

*B*08:46*
*B*08:47*
*B*08:48*
*B*08:49*
*B*08:50*
*B*08:51*
*B*08:52*
*B*08:53:01*
*B*08:53:02*
*B*08:54:01*
*B*08:54:02*
*B*08:55*
*B*08:56:01*
*B*08:56:02*
*B*08:57*
*B*08:58*
*B*08:59:01*
*B*08:59:02*
*B*08:60*
*B*08:61*
*B*08:62*
*B*08:63*
*B*08:64*
*B*08:65*
*B*08:66*
*B*08:67N*
*B*08:68*
*B*08:69*
*B*08:70*
*B*08:71*
*B*08:72N*
*B*08:73*
*B*08:74*
*B*08:75*
*B*08:76*
*B*08:77*
*B*08:78*
*B*08:79*
*B*08:80*
*B*08:81*
*B*08:82N*
*B*08:83*
*B*08:84*
*B*08:85*
*B*08:86N*
*B*08:87*
*B*08:88*
*B*08:89*
*B*08:90*
*B*08:91*
*B*08:92*
*B*08:93*
*B*08:94*
*B*08:95*
*B*08:96*
*B*08:97*
*B*08:98*
*B*08:99*
*B*08:100*
*B*08:101*
*B*08:102*
*B*08:103*
*B*08:104*
*B*08:105*
*B*08:106*
*B*08:107*
*B*08:108*
*B*08:109*
*B*08:110*
*B*08:111*
*B*08:112*
*B*08:113*
*B*08:114*
*B*08:115*
*B*08:116*
*B*08:117*
*B*08:118*
*B*08:119*
*B*08:120*
*B*08:121*
*B*08:122*
*B*08:123*
*B*08:124*
*B*08:125*
*B*08:126*
*B*08:127*
*B*08:128*
*B*08:129*
*B*08:130*
*B*08:131*
*B*08:132*
*B*08:133*
*B*08:134*
*B*08:135*
*B*08:136*
*B*08:137*
*B*08:138*
*B*08:139*
*B*08:140*
*B*08:141*
*B*08:142*
*B*08:143*
*B*08:144*
*B*08:145*
*B*08:146*
*B*08:147*
*B*08:148N*
*B*08:149*
*B*08:150*
*B*08:151*
*B*08:152*
*B*08:153*
*B*08:154*
*B*08:155*
*B*08:156*
*B*08:157*
*B*08:158*
*B*08:159*
*B*08:160*
*B*08:161*
*B*08:162*
*B*08:163*
*B*08:164*
*B*08:165*
*B*08:166*
*B*08:167*
*B*08:168*
*B*08:169*
*B*08:170*
*B*08:171*
*B*08:172*
*B*08:173*
*B*08:174*
*B*08:175*
*B*08:176*
*B*08:177*
*B*08:178*
*B*08:179*
*B*08:180*

## ➢人群分布

| 地域 | 等位基因频度(%) | | | |
|---|---|---|---|---|
| | *B*08:01* | *B*08:02* | *B*08:04* | *B*08:09* |
| 澳大利亚 | 2.8000 | 0.0000 | 0.0000 | 0.0000 |
| 欧洲 | 4.5112 | 0.0000 | 0.0009 | 0.0051 |
| 北非 | 2.5210 | 0.0000 | 0.0000 | 0.0000 |
| 北美 | 3.4284 | 0.0000 | 0.0000 | 0.0021 |
| 东北亚 | 0.0541 | 0.0000 | 0.0000 | 0.0000 |
| 太平洋岛国 | 0.1726 | 0.0000 | 0.0000 | 0.0000 |
| 南美&中美 | 1.4563 | 0.0000 | 0.0000 | 0.0000 |
| 南亚 | 1.3158 | 0.0000 | 0.3096 | 0.0000 |
| 东南亚 | 0.1802 | 0.0000 | 0.0000 | 0.0000 |
| 撒哈拉以南非洲地区 | 2.4000 | 0.0000 | 0.0222 | 0.0000 |
| 西亚 | 1.7972 | 0.0043 | 0.0020 | 0.0000 |
| 全球总和 | 3.3159 | 0.0003 | 0.0002 | 0.0021 |

## ➢肽结合特异性

| HLA 蛋白名称 | 氨基酸序列(九肽) | | | | | | | | |
|---|---|---|---|---|---|---|---|---|---|
| | 位置 | | | | | | | | |
| | 1 | 2 | 3 | 4 | [5] | 6 | 7 | 8 | [9] |
| | **M** | **M** | | | **H** | **F** | | **S** | **F** |
| | ~~**P**~~ | **L** | | | **K** | | | | **I** |
| | | **P** | | | **R** | | | | **L** |
| B*08:01 | | **K** | | | F | | | | **M** |
| | | **M** | | | M | | | | **V** |
| | | **R** | | | Y | | | | A |
| | | | | | | | | | W |

| HLA 蛋白名称 | 氨基酸序列(九肽) | | | | | | | | |
|---|---|---|---|---|---|---|---|---|---|
| | 位置 | | | | | | | | |
| | 1 | 2 | 3 | 4 | 5 | 6 | 7 | 8 | [9] |
| | | **M** | **K** | **R** | **R** | | | | **C** |
| B*08:02 | | | | | | | | | **E** |
| | | | | | | | | | **F** |
| | | | | | | | | | **I** |

续表

| HLA 蛋白名称 | 氨基酸序列(九肽) | | | | | | | | |
|---|---|---|---|---|---|---|---|---|---|
| | 位置 | | | | | | | | |
| | 1 | 2 | 3 | 4 | 5 | 6 | 7 | 8 | 9 |
| B*08:02 | | | | | | | | | **H** |
| | | | | | | | | | **M** |
| | | | | | | | | | **L** |
| | | | | | | | | | **N** |
| | | | | | | | | | **W** |
| | | | | | | | | | **Y** |
| | | | | | | | | | A |
| | | | | | | | | | D |
| | | | | | | | | | G |
| | | | | | | | | | K |
| | | | | | | | | | Q |
| | | | | | | | | | P |
| | | | | | | | | | S |
| | | | | | | | | | R |
| | | | | | | | | | T |
| | | | | | | | | | V |

# B*13

## ➢等位基因

*B*13:01:01*
*B*13:01:02*
*B*13:01:03*
*B*13:01:04*
*B*13:01:05*
*B*13:01:06*
*B*13:01:07*
*B*13:01:08*
*B*13:01:09*
*B*13:01:10*
*B*13:01:11*
*B*13:01:12*
*B*13:02:01:01*
*B*13:02:01:02*
*B*13:02:01:03*
*B*13:02:02*
*B*13:02:03*
*B*13:02:04*
*B*13:02:05*
*B*13:02:06*
*B*13:02:07*
*B*13:02:08*
*B*13:02:09*
*B*13:02:10*
*B*13:02:11*
*B*13:02:12*
*B*13:02:13*
*B*13:02:14*
*B*13:02:15*
*B*13:02:16*
*B*13:02:17*
*B*13:02:18*
*B*13:02:19*
*B*13:03*
*B*13:04*
*B*13:06*
*B*13:07N*
*B*13:08*
*B*13:09*
*B*13:10*
*B*13:11*
*B*13:12:01*
*B*13:12:02*
*B*13:13:01*
*B*13:13:02*
*B*13:14*
*B*13:15*
*B*13:16*
*B*13:17*
*B*13:18*
*B*13:19*
*B*13:20*
*B*13:21*
*B*13:22:01*
*B*13:22:02*
*B*13:23*
*B*13:25*
*B*13:26:01*
*B*13:26:02*
*B*13:27*

| | | | |
|---|---|---|---|
| *B*13:28* | *B*13:47* | *B*13:65* | *B*13:84* |
| *B*13:29* | *B*13:48* | *B*13:66* | *B*13:85* |
| *B*13:30* | *B*13:49N* | *B*13:67* | *B*13:86* |
| *B*13:31* | *B*13:50* | *B*13:68* | *B*13:87* |
| *B*13:32* | *B*13:51* | *B*13:69* | *B*13:88* |
| *B*13:33* | *B*13:52* | *B*13:70* | *B*13:89* |
| *B*13:34* | *B*13:53* | *B*13:71* | *B*13:90* |
| *B*13:35* | *B*13:54* | *B*13:72* | *B*13:91* |
| *B*13:36* | *B*13:55* | *B*13:73* | *B*13:92* |
| *B*13:37* | *B*13:56:01N* | *B*13:74* | *B*13:93* |
| *B*13:38* | *B*13:56:02N* | *B*13:75* | *B*13:94* |
| *B*13:39* | *B*13:57* | *B*13:76N* | *B*13:95* |
| *B*13:40* | *B*13:58* | *B*13:77* | *B*13:96* |
| *B*13:41* | *B*13:59* | *B*13:78* | *B*13:97* |
| *B*13:42* | *B*13:60* | *B*13:79* | *B*13:98* |
| *B*13:43* | *B*13:61* | *B*13:80* | *B*13:99* |
| *B*13:44* | *B*13:62* | *B*13:81* | *B*13:100* |
| *B*13:45* | *B*13:63N* | *B*13:82* | *B*13:101* |
| *B*13:46* | *B*13:64* | *B*13:83* | *B*13:102* |

## ➢人群分布

| 地域 | 等位基因频度(%) | | | |
|---|---|---|---|---|
| | *B*13:01* | *B*13:02* | *B*13:06* | *B*13:12* |
| 澳大利亚 | 9.1000 | 0.1000 | 0.0000 | 0.0000 |
| 欧洲 | 0.0415 | 1.8969 | 0.0000 | 0.0000 |
| 北非 | 0.0000 | 0.5882 | 0.0000 | 0.0000 |
| 北美 | 0.2640 | 0.9187 | 0.0002 | 0.0002 |
| 东北亚 | 0.6756 | 0.4170 | 0.0000 | 0.0000 |
| 太平洋岛国 | 2.5316 | 0.1726 | 0.0000 | 0.0000 |
| 南美&中美 | 0.1618 | 0.1618 | 0.0000 | 0.0000 |
| 南亚 | 1.0062 | 1.3158 | 0.0000 | 0.0000 |
| 东南亚 | 3.4146 | 1.5519 | 0.0000 | 0.0023 |
| 撒哈拉以南非洲地区 | 0.0889 | 0.7111 | 0.0000 | 0.0000 |
| 西亚 | 0.0082 | 2.2346 | 0.0000 | 0.0000 |
| 全球总和 | 0.2678 | 1.0299 | 0.0002 | 0.0002 |

# B*14

## ➢等位基因

*B*14:01:01:01*
*B*14:01:01:02*
*B*14:01:02*
*B*14:01:03*
*B*14:01:04*
*B*14:01:05*
*B*14:01:06*
*B*14:02:01:01*
*B*14:02:01:02*
*B*14:02:01:03*
*B*14:02:02*
*B*14:02:03*
*B*14:02:04*
*B*14:02:05*
*B*14:02:06*
*B*14:02:07*
*B*14:02:08*
*B*14:02:09*
*B*14:02:10*
*B*14:02:11*
*B*14:02:12*
*B*14:02:13*
*B*14:02:14*
*B*14:02:15*
*B*14:03*
*B*14:04*
*B*14:05*
*B*14:06:01*
*B*14:06:02*
*B*14:07N*
*B*14:08:01*
*B*14:08:02*
*B*14:09*
*B*14:10*
*B*14:11*
*B*14:12*
*B*14:13*
*B*14:14*
*B*14:15*
*B*14:16*
*B*14:17*
*B*14:18*
*B*14:19*
*B*14:20*
*B*14:21*
*B*14:22*
*B*14:23*
*B*14:24*
*B*14:25*
*B*14:26*
*B*14:27*
*B*14:28*
*B*14:29*
*B*14:30*
*B*14:31*
*B*14:32*
*B*14:33*
*B*14:34*
*B*14:35*
*B*14:36*
*B*14:37*
*B*14:38*
*B*14:39*
*B*14:40*
*B*14:41N*
*B*14:42*
*B*14:43*
*B*14:44*
*B*14:45*
*B*14:46*
*B*14:47*
*B*14:48*
*B*14:49*
*B*14:50*
*B*14:51*
*B*14:52*
*B*14:53*
*B*14:54*
*B*14:55*
*B*14:56*
*B*14:57*

## ➢人群分布

| 地域 | 等位基因频度(%) | | | |
|---|---|---|---|---|
| | *B*14:01* | *B*14:02* | *B*14:03* | *B*14:04* |
| 澳大利亚 | 0.2000 | 0.1000 | 0.0000 | 0.0000 |
| 欧洲 | 0.2476 | 0.9932 | 0.0032 | 0.0000 |
| 北非 | 0.3361 | 1.5126 | 0.1681 | 0.0000 |
| 北美 | 0.3914 | 1.2606 | 0.0207 | 0.0000 |
| 东北亚 | 0.1303 | 0.0060 | 0.0000 | 0.0000 |
| 太平洋岛国 | 0.1151 | 0.0575 | 0.0000 | 0.0000 |
| 南美&中美 | 0.2697 | 0.8091 | 0.0000 | 0.0000 |
| 南亚 | 0.3870 | 0.0000 | 0.0000 | 0.0000 |
| 东南亚 | 0.0045 | 0.0248 | 0.0000 | 0.0000 |
| 撒哈拉以南非洲地区 | 0.3556 | 1.1556 | 0.0444 | 0.0000 |
| 西亚 | 0.0769 | 2.7870 | 0.0026 | 0.0031 |
| 全球总和 | 0.3629 | 1.3244 | 0.0188 | 0.0002 |

# B*15

## ➢等位基因

*B*15:01:01:01*
*B*15:01:01:02N*
*B*15:01:01:03*
*B*15:01:01:04*
*B*15:01:01:05*
*B*15:01:01:06*
*B*15:01:01:07*
*B*15:01:01:08*
*B*15:01:01:09*
*B*15:01:01:10*
*B*15:01:01:11*
*B*15:01:01:12*
*B*15:01:02*
*B*15:01:03*
*B*15:01:04*
*B*15:01:06*
*B*15:01:07*
*B*15:01:08*
*B*15:01:09*
*B*15:01:10*
*B*15:01:11*
*B*15:01:12*
*B*15:01:13*
*B*15:01:14*
*B*15:01:15*
*B*15:01:16*
*B*15:01:17*
*B*15:01:18*
*B*15:01:19*
*B*15:01:20*
*B*15:01:21*
*B*15:01:22*
*B*15:01:23*
*B*15:01:24*
*B*15:01:25*
*B*15:01:26*
*B*15:01:27*
*B*15:01:28*
*B*15:01:29*
*B*15:01:30*
*B*15:01:31*
*B*15:01:32*
*B*15:01:33*
*B*15:01:34*
*B*15:01:35*
*B*15:01:36*
*B*15:01:37*
*B*15:01:38*
*B*15:01:39*
*B*15:01:40*
*B*15:02:01*
*B*15:02:02*
*B*15:02:03*
*B*15:02:04*
*B*15:02:05*
*B*15:02:06*
*B*15:02:07*
*B*15:02:08*
*B*15:02:09*
*B*15:02:10*
*B*15:02:11*
*B*15:03:01:01*
*B*15:03:01:02*
*B*15:03:02*
*B*15:03:03*
*B*15:03:04*
*B*15:03:05*
*B*15:03:06*
*B*15:04:01:01*
*B*15:04:01:02*
*B*15:04:02*
*B*15:04:03*
*B*15:04:04*
*B*15:05:01*
*B*15:05:02*
*B*15:05:03*
*B*15:06*
*B*15:07:01:01*
*B*15:07:01:02*
*B*15:07:02*
*B*15:07:03*
*B*15:08:01*
*B*15:08:02*
*B*15:09:01*
*B*15:09:02*
*B*15:10:01*
*B*15:10:02*
*B*15:10:03*
*B*15:10:04*
*B*15:11:01*
*B*15:11:02*
*B*15:11:03*
*B*15:11:04*
*B*15:11:05*
*B*15:11:06*
*B*15:11:07*
*B*15:12*
*B*15:13:01*
*B*15:13:02*
*B*15:14*
*B*15:15*
*B*15:16:01:01*
*B*15:16:01:02*
*B*15:16:02*
*B*15:16:03*
*B*15:17:01:01*
*B*15:17:01:02*
*B*15:17:02*
*B*15:17:03*
*B*15:17:04*
*B*15:17:05*
*B*15:17:06*
*B*15:18:01:01*
*B*15:18:01:02*
*B*15:18:01:03*
*B*15:18:02*
*B*15:18:03*
*B*15:18:04*
*B*15:18:05*
*B*15:18:06*
*B*15:19*
*B*15:20*
*B*15:21*
*B*15:23*

B*15:24:01
B*15:24:02
B*15:25:01
B*15:25:02
B*15:25:03
B*15:26N
B*15:27:01
B*15:27:02
B*15:27:03
B*15:27:04
B*15:28
B*15:29
B*15:30
B*15:31
B*15:32:01
B*15:32:02
B*15:33
B*15:34
B*15:35
B*15:36
B*15:37
B*15:38:01
B*15:38:02
B*15:39:01
B*15:39:02
B*15:40:01
B*15:40:02
B*15:42
B*15:43
B*15:44
B*15:45
B*15:46
B*15:47:01
B*15:47:02
B*15:48
B*15:49
B*15:50
B*15:51
B*15:52
B*15:53
B*15:54
B*15:55
B*15:56
B*15:57
B*15:58
B*15:60
B*15:61
B*15:62
B*15:63
B*15:64:01
B*15:64:02
B*15:65
B*15:66
B*15:67
B*15:68
B*15:69
B*15:70
B*15:71
B*15:72
B*15:73
B*15:74
B*15:75
B*15:76
B*15:77
B*15:78:01
B*15:78:02
B*15:78:03
B*15:79N
B*15:80
B*15:81
B*15:82
B*15:83
B*15:84
B*15:85
B*15:86
B*15:87
B*15:88
B*15:89
B*15:90
B*15:91
B*15:92
B*15:93
B*15:94N
B*15:95
B*15:96
B*15:97
B*15:98
B*15:99
B*15:101
B*15:102
B*15:103
B*15:104
B*15:105
B*15:106
B*15:107
B*15:108
B*15:109
B*15:110
B*15:111N
B*15:112
B*15:113
B*15:114
B*15:115
B*15:116
B*15:117
B*15:118
B*15:119
B*15:120
B*15:121
B*15:122
B*15:123
B*15:124
B*15:125
B*15:126
B*15:127
B*15:128
B*15:129
B*15:131
B*15:132
B*15:133
B*15:134
B*15:135
B*15:136
B*15:137
B*15:138
B*15:139
B*15:140
B*15:141
B*15:142
B*15:143
B*15:144
B*15:145
B*15:146
B*15:147
B*15:148
B*15:149N
B*15:150
B*15:151
B*15:152
B*15:153
B*15:154
B*15:155
B*15:156
B*15:157

*B*15:158*
*B*15:159*
*B*15:160*
*B*15:161*
*B*15:162*
*B*15:163*
*B*15:164*
*B*15:165*
*B*15:166*
*B*15:167*
*B*15:168*
*B*15:169*
*B*15:170*
*B*15:171*
*B*15:172*
*B*15:173*
*B*15:174*
*B*15:175*
*B*15:176*
*B*15:177*
*B*15:178*
*B*15:179:01*
*B*15:179:02*
*B*15:180*
*B*15:181N*
*B*15:182N*
*B*15:183*
*B*15:184*
*B*15:185*
*B*15:186*
*B*15:187*
*B*15:188*
*B*15:189*
*B*15:190N*
*B*15:191*
*B*15:192*
*B*15:193*
*B*15:194*
*B*15:195*
*B*15:196*
*B*15:197:01*
*B*15:197:02*
*B*15:198*
*B*15:199*
*B*15:200*
*B*15:201*
*B*15:202*
*B*15:203*
*B*15:204*
*B*15:205*
*B*15:206*
*B*15:207*
*B*15:208*
*B*15:209N*
*B*15:210*
*B*15:211*
*B*15:212*
*B*15:213*
*B*15:214*
*B*15:215*
*B*15:216*
*B*15:217*
*B*15:218Q*
*B*15:219*
*B*15:220*
*B*15:221*
*B*15:222*
*B*15:223*
*B*15:224*
*B*15:225*
*B*15:226N*
*B*15:227*
*B*15:228*
*B*15:229*
*B*15:230*
*B*15:231*
*B*15:232*
*B*15:233*
*B*15:234*
*B*15:235*
*B*15:236*
*B*15:237*
*B*15:238*
*B*15:239*
*B*15:240*
*B*15:241*
*B*15:242:01*
*B*15:242:02*
*B*15:243*
*B*15:244*
*B*15:245Q*
*B*15:246N*
*B*15:247*
*B*15:248*
*B*15:249*
*B*15:250*
*B*15:251*
*B*15:252*
*B*15:253*
*B*15:254*
*B*15:255*
*B*15:256*
*B*15:257*
*B*15:258N*
*B*15:259*
*B*15:260*
*B*15:261*
*B*15:262N*
*B*15:263*
*B*15:264*
*B*15:265*
*B*15:266*
*B*15:267*
*B*15:268*
*B*15:269*
*B*15:270*
*B*15:271*
*B*15:272N*
*B*15:273*
*B*15:274*
*B*15:275:01*
*B*15:275:02*
*B*15:276*
*B*15:277*
*B*15:278*
*B*15:279*
*B*15:280*
*B*15:281*
*B*15:282*
*B*15:283*
*B*15:284*
*B*15:285*
*B*15:286*
*B*15:287*
*B*15:288*
*B*15:289*
*B*15:290*
*B*15:291*
*B*15:292*
*B*15:293*
*B*15:294N*
*B*15:295*
*B*15:296*
*B*15:297*

*B*15:298*
*B*15:299*
*B*15:300*
*B*15:301*
*B*15:302N*
*B*15:303*
*B*15:304N*
*B*15:305*
*B*15:306*
*B*15:307*
*B*15:308*
*B*15:309*
*B*15:310*
*B*15:311*
*B*15:312*
*B*15:313*
*B*15:314*
*B*15:315*
*B*15:316*
*B*15:317*
*B*15:318*
*B*15:319*
*B*15:320*
*B*15:321Q*
*B*15:322*
*B*15:323*
*B*15:324*
*B*15:325*
*B*15:326*
*B*15:327*
*B*15:328*
*B*15:329*
*B*15:330*
*B*15:331*
*B*15:332*
*B*15:333*
*B*15:334*
*B*15:335*
*B*15:336*
*B*15:337*
*B*15:338*
*B*15:339*
*B*15:340*
*B*15:341*
*B*15:342*
*B*15:343*
*B*15:344*
*B*15:345*
*B*15:346*
*B*15:347*
*B*15:348*
*B*15:349*
*B*15:350*
*B*15:351*
*B*15:352*
*B*15:353*
*B*15:354*
*B*15:355*
*B*15:356*
*B*15:357*
*B*15:358*
*B*15:359*
*B*15:360*
*B*15:361*
*B*15:362*
*B*15:363:01*
*B*15:363:02*
*B*15:364*
*B*15:365*
*B*15:366*
*B*15:367*
*B*15:368*
*B*15:369*
*B*15:370*
*B*15:371*
*B*15:372*
*B*15:373*
*B*15:374*
*B*15:375N*
*B*15:376*
*B*15:377Q*
*B*15:378*
*B*15:379*
*B*15:380N*
*B*15:381*
*B*15:382*
*B*15:383*
*B*15:384*
*B*15:385*
*B*15:386*
*B*15:387*
*B*15:388*
*B*15:389*
*B*15:390*
*B*15:391*
*B*15:392*
*B*15:393*
*B*15:394*
*B*15:395*
*B*15:396*
*B*15:397*
*B*15:398*
*B*15:399*
*B*15:400N*
*B*15:401*
*B*15:402*
*B*15:403*
*B*15:404*
*B*15:405*
*B*15:406*
*B*15:407*
*B*15:408*
*B*15:409*
*B*15:410*
*B*15:411*
*B*15:412*
*B*15:413*
*B*15:414*
*B*15:415*
*B*15:416*
*B*15:417*
*B*15:418*
*B*15:419*
*B*15:420*
*B*15:421*
*B*15:422*
*B*15:423*
*B*15:424*
*B*15:425*
*B*15:426*
*B*15:427*

## ➢人群分布

| 地域 | 等位基因频度(%) | | | |
|---|---|---|---|---|
| | *B*15:01* | *B*15:02* | *B*15:03* | *B*15:10* |
| 澳大利亚 | 0.9000 | 0.1000 | 0.1000 | 0.0000 |
| 欧洲 | 2.8421 | 0.0263 | 0.0761 | 0.0120 |
| 北非 | 0.0000 | 0.0000 | 1.4286 | 0.5882 |
| 北美 | 1.9996 | 0.3651 | 0.6901 | 0.3541 |
| 东北亚 | 3.9151 | 0.0441 | 0.0020 | 0.0000 |
| 太平洋岛国 | 1.0357 | 2.3015 | 0.0575 | 0.0000 |
| 南美&中美 | 1.2406 | 0.0539 | 0.4315 | 0.2157 |
| 南亚 | 1.0836 | 0.6966 | 0.0000 | 0.0000 |
| 东南亚 | 1.5361 | 3.9349 | 0.0293 | 0.0090 |
| 撒哈拉以南非洲地区 | 0.4000 | 0.0444 | 3.4222 | 2.3333 |
| 西亚 | 0.6768 | 0.0041 | 0.1701 | 0.0212 |
| 全球总和 | 1.9575 | 0.3541 | 0.6303 | 0.3189 |

## ➢肽结合特异性

| HLA 蛋白名称 | 氨基酸序列(九肽) | | | | | | | |
|---|---|---|---|---|---|---|---|---|
| | 位置 | | | | | | | |
| | 1 | [2] | 3 | 4 | 5 | 6 | 7 | 8 | [9] |
| B*15:01 | ~~**D**~~ | **L** | ~~**D**~~ | | | | | **P** | **F** |
| | ~~**P**~~ | **M** | ~~**E**~~ | | | | | | **Y** |
| | | **Q** | | | | | | | L |
| | | A | | | | | | | M |
| | | E | | | | | | | |
| | | I | | | | | | | |
| | | S | | | | | | | |
| | | T | | | | | | | |
| | | V | | | | | | | |

| HLA 蛋白名称 | 氨基酸序列(九肽) | | | | | | | |
|---|---|---|---|---|---|---|---|---|
| | 位置 | | | | | | | |
| | 1 | 2 | 3 | 4 | 5 | 6 | 7 | 8 | [9] |
| B*15:02 | **F** | | | | | | | | **F** |
| | | | | | | | | | **L** |
| | | | | | | | | | **M** |
| | | | | | | | | | **Y** |
| | | | | | | | | | H |
| | | | | | | | | | I |
| | | | | | | | | | K |

| HLA 蛋白名称 | 氨基酸序列(九肽) | | | | | | | |
|---|---|---|---|---|---|---|---|---|
| | 位置 | | | | | | | |
| | 1 | [2] | 3 | 4 | 5 | 6 | 7 | 8 | [9] |
| B*15:03 | **Y** | **K** | | | | | | **P** | **F** |
| | ~~D~~ | **M** | | | | | | | **Y** |
| | ~~E~~ | **Q** | | | | | | | M |
| | ~~N~~ | S | | | | | | | W |
| | | W | | | | | | | |

| HLA 蛋白名称 | 氨基酸序列(九肽) | | | | | | | | |
|---|---|---|---|---|---|---|---|---|---|
| | 位置 | | | | | | | | |
| | [1] | [2] | 3 | 4 | 5 | 6 | 7 | 8 | [9] |
| B*15:17 | **A** | **A** | **Y** | | | | ~~D~~ | | **F** |
| | **F** | **S** | ~~D~~ | | | | | | **W** |
| | **I** | **T** | ~~P~~ | | | | | | **Y** |
| | **K** | V | | | | | | | I |
| | **L** | | | | | | | | L |
| | **M** | | | | | | | | M |
| | **R** | | | | | | | | |
| | **W** | | | | | | | | |
| | **V** | | | | | | | | |
| | **Y** | | | | | | | | |
| | C | | | | | | | | |
| | G | | | | | | | | |
| | H | | | | | | | | |
| | Q | | | | | | | | |
| | S | | | | | | | | |
| | T | | | | | | | | |

# B*18

## ➢等位基因

*B*18:01:01:01*
*B*18:01:01:02*
*B*18:01:01:03*
*B*18:01:01:04*
*B*18:01:01:05*
*B*18:01:01:06*
*B*18:01:01:07*
*B*18:01:02*
*B*18:01:03*
*B*18:01:04*
*B*18:01:05*
*B*18:01:06*
*B*18:01:07*
*B*18:01:08*
*B*18:01:09*
*B*18:01:10*
*B*18:01:11*
*B*18:01:12*
*B*18:01:13*
*B*18:01:14*
*B*18:01:15*
*B*18:01:16*
*B*18:01:17*
*B*18:01:18*
*B*18:01:19*
*B*18:01:20*
*B*18:01:21*
*B*18:01:22*

*B*18:01:23*
*B*18:01:24*
*B*18:01:25*
*B*18:02*
*B*18:03*
*B*18:04:01*
*B*18:04:02*
*B*18:05*
*B*18:06*
*B*18:07:01*
*B*18:07:02*
*B*18:08*
*B*18:09*
*B*18:10*
*B*18:11*
*B*18:12:01*
*B*18:12:02*
*B*18:13*
*B*18:14*
*B*18:15*
*B*18:17N*
*B*18:18*
*B*18:19*
*B*18:20*
*B*18:21*
*B*18:22*
*B*18:23N*
*B*18:24*
*B*18:25*
*B*18:26*
*B*18:27*
*B*18:28*
*B*18:29*
*B*18:30*
*B*18:31*
*B*18:32*
*B*18:33*
*B*18:34*
*B*18:35*
*B*18:36*
*B*18:37*
*B*18:38*
*B*18:39*
*B*18:40*
*B*18:41*
*B*18:42*
*B*18:43*
*B*18:44:01*
*B*18:44:02*
*B*18:45*
*B*18:46*
*B*18:47*
*B*18:48*
*B*18:49*
*B*18:50*
*B*18:51*
*B*18:52*
*B*18:53*
*B*18:54*
*B*18:55*
*B*18:56*
*B*18:57*
*B*18:58*
*B*18:59*
*B*18:60*
*B*18:61*
*B*18:62*
*B*18:63*
*B*18:64*
*B*18:65*
*B*18:66*
*B*18:67*
*B*18:68*
*B*18:69*
*B*18:70*
*B*18:71*
*B*18:72:01*
*B*18:72:02*
*B*18:72:03*
*B*18:73*
*B*18:74N*
*B*18:75*
*B*18:76*
*B*18:77*
*B*18:78*
*B*18:79*
*B*18:80*
*B*18:81*
*B*18:82*
*B*18:83*
*B*18:84*
*B*18:85*
*B*18:86*
*B*18:87*
*B*18:88*
*B*18:89*
*B*18:90*
*B*18:91*
*B*18:92*
*B*18:93*
*B*18:94N*
*B*18:95*
*B*18:96*
*B*18:97*
*B*18:98*
*B*18:99*
*B*18:100*
*B*18:101*
*B*18:102*
*B*18:103*
*B*18:104*
*B*18:105*
*B*18:106*
*B*18:107*
*B*18:108*
*B*18:109*
*B*18:110*
*B*18:111*
*B*18:112*
*B*18:113*
*B*18:114*
*B*18:115*
*B*18:116*
*B*18:117*
*B*18:118*
*B*18:119*
*B*18:120*
*B*18:121*
*B*18:122*
*B*18:123*
*B*18:124*
*B*18:125*
*B*18:126*
*B*18:127*
*B*18:128*
*B*18:129*
*B*18:130*
*B*18:131*
*B*18:132*
*B*18:133*
*B*18:134*
*B*18:135*
*B*18:136*

## ➢人群分布

| 地域 | 等位基因频度(%) | | | |
|---|---|---|---|---|
| | *B*18:01* | *B*18:02* | *B*18:03* | *B*18:05* |
| 澳大利亚 | 0.6000 | 0.0000 | 0.0000 | 0.0000 |
| 欧洲 | 2.9242 | 0.0000 | 0.0729 | 0.0120 |
| 北非 | 1.6807 | 0.0000 | 0.0000 | 0.0000 |
| 北美 | 1.8440 | 0.0134 | 0.0030 | 0.0005 |
| 东北亚 | 0.0080 | 0.0000 | 0.0000 | 0.0000 |
| 太平洋岛国 | 1.2658 | 0.2301 | 0.0000 | 0.0000 |
| 南美&中美 | 1.0787 | 0.0000 | 0.0000 | 0.0000 |
| 南亚 | 0.6966 | 0.0000 | 0.0000 | 0.0000 |
| 东南亚 | 0.3288 | 0.1396 | 0.0180 | 0.0000 |
| 撒哈拉以南非洲地区 | 2.0000 | 0.0000 | 0.1111 | 0.0000 |
| 西亚 | 2.8562 | 0.0000 | 0.0038 | 0.0013 |
| 全球总和 | 1.9156 | 0.0130 | 0.0055 | 0.0009 |

## ➢肽结合特异性

| HLA 蛋白名称 | 氨基酸序列(九肽) | | | | | | | | |
|---|---|---|---|---|---|---|---|---|---|
| | 位置 | | | | | | | | |
| | 1 | 2 | 3 | 4 | 5 | 6 | 7 | 8 | 9 |
| B*18:01 | **D** | **E** | **F** | | | | | **P** | **F** |
| | **M** | | ~~P~~ | | | | | | **Y** |
| | **W** | | | | | | | | L |
| | E | | | | | | | | M |
| | F | | | | | | | | W |
| | H | | | | | | | | |
| | I | | | | | | | | |
| | L | | | | | | | | |
| | N | | | | | | | | |
| | T | | | | | | | | |
| | V | | | | | | | | |
| | Y | | | | | | | | |

# B*27

## ➢等位基因

| | | | |
|---|---|---|---|
| *B*27:01* | *B*27:05:19* | *B*27:21* | *B*27:54* |
| *B*27:02:01:01* | *B*27:05:20* | *B*27:23* | *B*27:55* |
| *B*27:02:01:02* | *B*27:05:21* | *B*27:24* | *B*27:56* |
| *B*27:02:01:03* | *B*27:05:22* | *B*27:25* | *B*27:57* |
| *B*27:02:02* | *B*27:05:23* | *B*27:26* | *B*27:58* |
| *B*27:02:03* | *B*27:05:24* | *B*27:27* | *B*27:59N* |
| *B*27:03* | *B*27:05:25* | *B*27:28* | *B*27:60* |
| *B*27:04:01* | *B*27:05:26* | *B*27:29* | *B*27:61* |
| *B*27:04:02* | *B*27:05:27* | *B*27:30* | *B*27:62* |
| *B*27:04:03* | *B*27:05:28* | *B*27:31* | *B*27:63* |
| *B*27:04:04* | *B*27:05:29* | *B*27:32* | *B*27:64N* |
| *B*27:04:05* | *B*27:05:30* | *B*27:33* | *B*27:65N* |
| *B*27:04:06* | *B*27:05:31* | *B*27:34* | *B*27:66N* |
| *B*27:05:02:01* | *B*27:05:32* | *B*27:35* | *B*27:67* |
| *B*27:05:02:02* | *B*27:06* | *B*27:36* | *B*27:68* |
| *B*27:05:02:03* | *B*27:07:01* | *B*27:37* | *B*27:69* |
| *B*27:05:02:04Q* | *B*27:07:02* | *B*27:38* | *B*27:70* |
| *B*27:05:03* | *B*27:07:03* | *B*27:39* | *B*27:71* |
| *B*27:05:04* | *B*27:07:04* | *B*27:40* | *B*27:72* |
| *B*27:05:05* | *B*27:07:05* | *B*27:41* | *B*27:73* |
| *B*27:05:06* | *B*27:08* | *B*27:42* | *B*27:74* |
| *B*27:05:07* | *B*27:09* | *B*27:43* | *B*27:75* |
| *B*27:05:08* | *B*27:10* | *B*27:44* | *B*27:76* |
| *B*27:05:09* | *B*27:11* | *B*27:45* | *B*27:77* |
| *B*27:05:10* | *B*27:12* | *B*27:46* | *B*27:78* |
| *B*27:05:11* | *B*27:13* | *B*27:47* | *B*27:79* |
| *B*27:05:12* | *B*27:14* | *B*27:48* | *B*27:80* |
| *B*27:05:13* | *B*27:15* | *B*27:49* | *B*27:81* |
| *B*27:05:14* | *B*27:16* | *B*27:50:01* | *B*27:82* |
| *B*27:05:15* | *B*27:17* | *B*27:50:02* | *B*27:83* |
| *B*27:05:16* | *B*27:18* | *B*27:51* | *B*27:84* |
| *B*27:05:17* | *B*27:19* | *B*27:52* | *B*27:85* |
| *B*27:05:18* | *B*27:20* | *B*27:53* | *B*27:86* |

*B*27:87*
*B*27:88*
*B*27:89*
*B*27:90:01*
*B*27:90:02*
*B*27:90:03*
*B*27:90:04*
*B*27:91*
*B*27:92*
*B*27:93*
*B*27:94N*
*B*27:95*
*B*27:96:01*
*B*27:96:02*
*B*27:97*
*B*27:98*
*B*27:99*
*B*27:100*
*B*27:101*
*B*27:102*
*B*27:103*
*B*27:104*
*B*27:105*
*B*27:106*
*B*27:107*
*B*27:108*
*B*27:109*
*B*27:110*
*B*27:111*
*B*27:112*
*B*27:113*
*B*27:114*
*B*27:115*
*B*27:116*
*B*27:117*
*B*27:118*
*B*27:119*
*B*27:120*
*B*27:121*
*B*27:122*
*B*27:123*
*B*27:124*
*B*27:125*
*B*27:126*
*B*27:127*
*B*27:128*
*B*27:129*
*B*27:130*
*B*27:131*
*B*27:132*
*B*27:133*
*B*27:134*
*B*27:135*
*B*27:136*
*B*27:137*
*B*27:138*
*B*27:139*
*B*27:140*
*B*27:141*
*B*27:142*
*B*27:143*
*B*27:144*
*B*27:145*
*B*27:146*
*B*27:147*
*B*27:148*
*B*27:149*
*B*27:150*
*B*27:151*
*B*27:152*
*B*27:153*
*B*27:154*
*B*27:155*
*B*27:156*
*B*27:157*
*B*27:158*
*B*27:159*
*B*27:160*
*B*27:161*

## ➤人群分布

| 地域 | 等位基因频度(%) | | | |
|---|---|---|---|---|
| | *B*27:02* | *B*27:04* | *B*27:05* | *B*27:06* |
| 澳大利亚 | 0.0000 | 0.1000 | 0.7000 | 0.0000 |
| 欧洲 | 0.5150 | 0.0097 | 1.7461 | 0.0014 |
| 北非 | 0.6723 | 0.0000 | 0.1681 | 0.0000 |
| 北美 | 0.1151 | 0.0541 | 1.1407 | 0.0334 |
| 东北亚 | 0.0020 | 0.0882 | 0.2566 | 0.0040 |
| 太平洋岛国 | 0.0000 | 1.8412 | 0.0575 | 0.4603 |
| 南美&中美 | 0.1618 | 0.0000 | 0.3776 | 0.0000 |
| 南亚 | 0.0000 | 0.3096 | 0.6966 | 0.0000 |
| 东南亚 | 0.0000 | 0.9347 | 0.1014 | 0.1194 |
| 撒哈拉以南非洲地区 | 0.0444 | 0.0000 | 0.1778 | 0.0000 |
| 西亚 | 0.5805 | 0.0033 | 0.2219 | 0.0000 |
| 全球总和 | 0.1546 | 0.0563 | 1.0904 | 0.0307 |

## ➢肽结合特异性

| HLA 蛋白名称 | 氨基酸序列(九肽) | | | | | | | | |
|---|---|---|---|---|---|---|---|---|---|
| | 位置 | | | | | | | | |
| | [1] | [2] | [3] | 4 | 5 | 6 | 7 | 8 | 9 |
| | **R** | **R** | **F** | | | | | | **F** |
| | **Y** | | **M** | | | | | | **K** |
| | A | | **L** | | | | | | **M** |
| | C | | **W** | | | | | | ~~E~~ |
| | F | | **Y** | | | | | | ~~P~~ |
| | G | | A | | | | | | |
| | H | | C | | | | | | |
| B*27:05 | I | | I | | | | | | |
| | K | | H | | | | | | |
| | L | | K | | | | | | |
| | M | | N | | | | | | |
| | Q | | Q | | | | | | |
| | S | | P | | | | | | |
| | W | | S | | | | | | |
| | V | | R | | | | | | |
| | | | T | | | | | | |
| | | | V | | | | | | |

# B*35

## ➢等位基因

*B*35:01:01:01*
*B*35:01:01:02*
*B*35:01:01:03*
*B*35:01:01:04*
*B*35:01:01:05*
*B*35:01:01:06*
*B*35:01:01:07*
*B*35:01:02*
*B*35:01:03*
*B*35:01:04*
*B*35:01:05*
*B*35:01:06*
*B*35:01:07*
*B*35:01:08*
*B*35:01:09*
*B*35:01:10*
*B*35:01:11*
*B*35:01:12*
*B*35:01:13*
*B*35:01:14*
*B*35:01:15*
*B*35:01:16*
*B*35:01:17*
*B*35:01:18*
*B*35:01:19*
*B*35:01:20*
*B*35:01:21*
*B*35:01:22*
*B*35:01:23*
*B*35:01:24*
*B*35:01:25*
*B*35:01:26*
*B*35:01:27*
*B*35:01:28*
*B*35:01:29*
*B*35:01:30*
*B*35:01:31*
*B*35:01:32*
*B*35:01:33*
*B*35:01:34*
*B*35:01:35*
*B*35:01:36*
*B*35:01:37*
*B*35:01:38*
*B*35:01:39*
*B*35:01:40*
*B*35:01:41*
*B*35:01:42*
*B*35:01:43*
*B*35:01:44*
*B*35:01:45*
*B*35:01:46*

B*35:01:47
B*35:02:01:01
B*35:02:01:02
B*35:02:02
B*35:02:03
B*35:02:04
B*35:02:05
B*35:02:06
B*35:02:07
B*35:02:08
B*35:03:01:01
B*35:03:01:02
B*35:03:01:03
B*35:03:01:04
B*35:03:01:05
B*35:03:01:06
B*35:03:02
B*35:03:03
B*35:03:04
B*35:03:05
B*35:03:06
B*35:03:07
B*35:03:08
B*35:03:09
B*35:03:10
B*35:03:11
B*35:03:12
B*35:03:13
B*35:03:14
B*35:03:15
B*35:03:16
B*35:03:17
B*35:03:18
B*35:03:19
B*35:03:20
B*35:03:21
B*35:04:01
B*35:04:02
B*35:04:03
B*35:05:01:01
B*35:05:01:02
B*35:05:01:03
B*35:05:02
B*35:05:03
B*35:06
B*35:07
B*35:08:01:01
B*35:08:01:02
B*35:08:02
B*35:08:03
B*35:08:04
B*35:08:05
B*35:08:06
B*35:08:07
B*35:08:08
B*35:08:09
B*35:09:01
B*35:09:02
B*35:09:03
B*35:10
B*35:11:01
B*35:11:02
B*35:11:03
B*35:12:01
B*35:12:02
B*35:12:03
B*35:12:04
B*35:13
B*35:14:01
B*35:14:02
B*35:15:01
B*35:15:02
B*35:16
B*35:17:01
B*35:17:02
B*35:18
B*35:19
B*35:20:01
B*35:20:02
B*35:21
B*35:22
B*35:23
B*35:24:01
B*35:24:02
B*35:25
B*35:26
B*35:27
B*35:28
B*35:29:01
B*35:29:02
B*35:30
B*35:31
B*35:32:01
B*35:32:02
B*35:33
B*35:34
B*35:35
B*35:36
B*35:37
B*35:38
B*35:39
B*35:40N
B*35:41
B*35:42:01
B*35:42:02
B*35:43:01
B*35:44
B*35:45
B*35:46
B*35:47
B*35:48
B*35:49
B*35:50
B*35:51
B*35:52
B*35:53N
B*35:54
B*35:55
B*35:56
B*35:57
B*35:58
B*35:59:01
B*35:59:02
B*35:60
B*35:61:01
B*35:61:02
B*35:62
B*35:63
B*35:64:01
B*35:64:02
B*35:65Q
B*35:66
B*35:67
B*35:68:01
B*35:68:02
B*35:69
B*35:70
B*35:71
B*35:72
B*35:74
B*35:75
B*35:76
B*35:77
B*35:78
B*35:79
B*35:80
B*35:81
B*35:82
B*35:83
B*35:84
B*35:85
B*35:86
B*35:87
B*35:88
B*35:89
B*35:90
B*35:91
B*35:92
B*35:93
B*35:94
B*35:95
B*35:96
B*35:97
B*35:98

B*35:99
B*35:100
B*35:101:01
B*35:101:02
B*35:102
B*35:103
B*35:104
B*35:105
B*35:106
B*35:107
B*35:108:01
B*35:108:02
B*35:109
B*35:110
B*35:111
B*35:112
B*35:113
B*35:114
B*35:115
B*35:116
B*35:117
B*35:118
B*35:119
B*35:120
B*35:121
B*35:122
B*35:123
B*35:124
B*35:125
B*35:126
B*35:127
B*35:128
B*35:129N
B*35:130N
B*35:131:01
B*35:131:02
B*35:132
B*35:133
B*35:134N
B*35:135
B*35:136
B*35:137
B*35:138
B*35:139
B*35:140
B*35:141
B*35:142
B*35:143
B*35:144
B*35:145N
B*35:146
B*35:147
B*35:148
B*35:149
B*35:150:01
B*35:150:02
B*35:151
B*35:152
B*35:153
B*35:154
B*35:155
B*35:156
B*35:157
B*35:158
B*35:159
B*35:160
B*35:161
B*35:162
B*35:163
B*35:164
B*35:165N
B*35:166
B*35:167
B*35:168
B*35:169
B*35:170
B*35:171
B*35:172
B*35:173N
B*35:174
B*35:175
B*35:176
B*35:177
B*35:178
B*35:179
B*35:180
B*35:181
B*35:182
B*35:183
B*35:184
B*35:185
B*35:186
B*35:187
B*35:188
B*35:189
B*35:190
B*35:191
B*35:192
B*35:193
B*35:194
B*35:195
B*35:196
B*35:197
B*35:198
B*35:199
B*35:200
B*35:201
B*35:202
B*35:203
B*35:204
B*35:205
B*35:206
B*35:207
B*35:208
B*35:209
B*35:210
B*35:211
B*35:212
B*35:213
B*35:214
B*35:215
B*35:216N
B*35:217
B*35:218
B*35:219
B*35:220
B*35:221
B*35:222
B*35:223
B*35:224
B*35:225
B*35:226
B*35:227
B*35:228
B*35:229
B*35:230
B*35:231
B*35:232
B*35:233
B*35:234
B*35:235
B*35:236
B*35:237
B*35:238
B*35:239
B*35:240
B*35:241
B*35:242
B*35:243
B*35:244
B*35:245
B*35:246
B*35:247
B*35:248
B*35:249
B*35:250
B*35:251
B*35:252
B*35:253
B*35:254
B*35:255
B*35:256
B*35:257
B*35:258

*B*35:259* *B*35:260* *B*35:261* *B*35:262* *B*35:263* *B*35:264* *B*35:265* *B*35:266* *B*35:267* *B*35:268* *B*35:269* *B*35:270* *B*35:271* *B*35:272* *B*35:273* *B*35:274* *B*35:275* *B*35:276* *B*35:277* *B*35:278* *B*35:279* *B*35:280*

*B*35:281* *B*35:282* *B*35:283* *B*35:284* *B*35:285* *B*35:286* *B*35:287* *B*35:288* *B*35:289* *B*35:290* *B*35:291* *B*35:292* *B*35:293* *B*35:294* *B*35:295* *B*35:296* *B*35:297* *B*35:298* *B*35:299* *B*35:300* *B*35:301* *B*35:302*

*B*35:303* *B*35:304* *B*35:305* *B*35:306* *B*35:307* *B*35:308* *B*35:309* *B*35:310* *B*35:311* *B*35:312* *B*35:313* *B*35:314* *B*35:315* *B*35:316* *B*35:317* *B*35:318* *B*35:319* *B*35:320* *B*35:321* *B*35:322* *B*35:323* *B*35:324*

*B*35:325* *B*35:326* *B*35:327* *B*35:328* *B*35:329* *B*35:330* *B*35:331* *B*35:332* *B*35:333Q* *B*35:334* *B*35:335* *B*35:336* *B*35:337* *B*35:338* *B*35:339* *B*35:340* *B*35:341* *B*35:342* *B*35:343*

## ➢人群分布

| 地域 | 等位基因频度(%) | | | |
|---|---|---|---|---|
| | *B*35:01* | *B*35:02* | *B*35:03* | *B*35:08* |
| 澳大利亚 | 0.7000 | 0.0000 | 0.4000 | 0.0000 |
| 欧洲 | 3.0062 | 0.6091 | 1.4815 | 0.3753 |
| 北非 | 2.6050 | 0.3361 | 0.3361 | 0.5882 |
| 北美 | 2.7600 | 0.3989 | 0.6059 | 0.1661 |
| 东北亚 | 3.7988 | 0.0060 | 0.0501 | 0.0040 |
| 太平洋岛国 | 0.9781 | 0.0000 | 0.3452 | 0.0000 |
| 南美&中美 | 2.0496 | 0.2157 | 0.5394 | 0.2157 |
| 南亚 | 2.4768 | 0.0000 | 3.2508 | 0.0000 |
| 东南亚 | 0.9865 | 0.0541 | 0.3694 | 0.0090 |
| 撒哈拉以南非洲地区 | 2.4000 | 0.0667 | 0.1111 | 0.0222 |
| 西亚 | 2.4361 | 1.0599 | 0.1407 | 3.7646 |
| 全球总和 | 2.7433 | 0.4396 | 0.6013 | 0.3864 |

## ➢肽结合特异性

| HLA 蛋白名称 | 氨基酸序列（九肽） | | | | | | | | |
| --- | --- | --- | --- | --- | --- | --- | --- | --- | --- |
| | 位置 | | | | | | | | |
| | 1 | [2] | 3 | 4 | 5 | 6 | 7 | 8 | [9] |
| B*35:01 | **F** | **P** | ~~K~~ | | ~~K~~ | | | **A** | **F** |
| | **M** | A | ~~R~~ | | | | | **P** | **M** |
| | **W** | G | | | | | | | **Y** |
| | **Y** | | | | | | | | H |
| | ~~K~~ | | | | | | | | |
| | ~~P~~ | | | | | | | | |

# B*37

## ➢等位基因

*B*37:01:01*
*B*37:01:02*
*B*37:01:03*
*B*37:01:04*
*B*37:01:05*
*B*37:01:06*
*B*37:01:07*
*B*37:01:08*
*B*37:01:09*
*B*37:01:10*
*B*37:01:11*
*B*37:02*
*B*37:03N*
*B*37:04:01*
*B*37:04:02*
*B*37:05*
*B*37:06:01*
*B*37:06:02*
*B*37:07*
*B*37:08*
*B*37:09*
*B*37:10*
*B*37:11*
*B*37:12*
*B*37:13*
*B*37:14*
*B*37:15*
*B*37:16Q*
*B*37:17*
*B*37:18*
*B*37:19:01*
*B*37:19:02*
*B*37:20*
*B*37:21*
*B*37:22*
*B*37:23*
*B*37:24*
*B*37:25*
*B*37:26*
*B*37:27*
*B*37:28*
*B*37:29*
*B*37:30N*
*B*37:31*
*B*37:32*
*B*37:33N*
*B*37:34*
*B*37:35*
*B*37:36*
*B*37:37*
*B*37:38*
*B*37:39*
*B*37:40*
*B*37:41*
*B*37:42N*
*B*37:43*
*B*37:44*
*B*37:45*
*B*37:46*
*B*37:47*
*B*37:48*
*B*37:49*
*B*37:50*
*B*37:51*
*B*37:52*
*B*37:53*
*B*37:54*
*B*37:55*
*B*37:56*
*B*37:57*
*B*37:58*
*B*37:59*
*B*37:60*
*B*37:61*
*B*37:62*
*B*37:63*
*B*37:64*
*B*37:65*
*B*37:66*
*B*37:67*

## ➢人群分布

| 地域 | 等位基因频度(%) | |
|---|---|---|
| | *B*37:01* | *B*37:02* |
| 澳大利亚 | 0.1000 | 0.0000 |
| 欧洲 | 0.6234 | 0.0005 |
| 北非 | 0.0840 | 0.0000 |
| 北美 | 0.4950 | 0.0002 |
| 东北亚 | 0.3548 | 0.0000 |
| 太平洋岛国 | 0.0575 | 0.0000 |
| 南美&中美 | 0.3776 | 0.0000 |
| 南亚 | 1.6254 | 0.0000 |
| 东南亚 | 0.2703 | 0.0000 |
| 撒哈拉以南非洲地区 | 0.2000 | 0.0000 |
| 西亚 | 0.3813 | 0.0314 |
| 全球总和 | 0.4896 | 0.0021 |

# B*38

## ➢等位基因

| | | | |
|---|---|---|---|
| *B*38:01:01* | *B*38:05* | *B*38:26* | *B*38:47* |
| *B*38:01:02* | *B*38:06* | *B*38:27* | *B*38:48* |
| *B*38:01:03* | *B*38:07* | *B*38:28* | *B*38:49* |
| *B*38:01:04* | *B*38:08* | *B*38:29* | *B*38:50* |
| *B*38:01:05* | *B*38:09* | *B*38:30* | *B*38:51* |
| *B*38:01:06* | *B*38:10* | *B*38:31* | *B*38:52* |
| *B*38:01:07* | *B*38:11* | *B*38:32* | *B*38:53* |
| *B*38:01:08* | *B*38:12* | *B*38:33* | *B*38:54* |
| *B*38:01:09* | *B*38:13* | *B*38:34N* | *B*38:55Q* |
| *B*38:01:10* | *B*38:14* | *B*38:35* | *B*38:56* |
| *B*38:01:11* | *B*38:15* | *B*38:36* | *B*38:57* |
| *B*38:01:12* | *B*38:16* | *B*38:37* | *B*38:58* |
| *B*38:02:01* | *B*38:17* | *B*38:38* | *B*38:59* |
| *B*38:02:02* | *B*38:18* | *B*38:39* | *B*38:60* |
| *B*38:02:03* | *B*38:19* | *B*38:40* | *B*38:61* |
| *B*38:02:04* | *B*38:20* | *B*38:41* | *B*38:62* |
| *B*38:02:05* | *B*38:21* | *B*38:42* | *B*38:63* |
| *B*38:02:06* | *B*38:22* | *B*38:43* | *B*38:64* |
| *B*38:02:07* | *B*38:23* | *B*38:44* | *B*38:65* |
| *B*38:03* | *B*38:24* | *B*38:45* | *B*38:66* |
| *B*38:04* | *B*38:25* | *B*38:46* | *B*38:67* |

## ➢人群分布

| 等位基因频度(%) | 地域 | | | | | | | | | | | |
|---|---|---|---|---|---|---|---|---|---|---|---|---|
| | 澳大利亚 | 欧洲 | 北非 | 北美 | 东北亚 | 太平洋岛国 | 南美&中美 | 南亚 | 东南亚 | 撒哈拉以南非洲地区 | 西亚 | 全球总和 |
| *B*38:01* | 0.4000 | 1.4243 | 0.5042 | 0.7103 | 0.0120 | 0.0575 | 0.7012 | 0.0774 | 0.1982 | 0.0667 | 4.3365 | 0.9418 |
| *B*38:02* | 0.0000 | 0.0194 | 0.0000 | 0.2726 | 0.1864 | 0.9206 | 0.0539 | 0.2322 | 2.0947 | 0.0000 | 0.0003 | 0.2594 |
| *B*38:03* | 0.0000 | 0.0000 | 0.0000 | 0.0001 | 0.0000 | 0.0000 | 0.0000 | 0.0000 | 0.0000 | 0.0000 | 0.0000 | 0.0001 |
| *B*38:06* | 0.0000 | 0.0005 | 0.0000 | 0.0001 | 0.0000 | 0.0000 | 0.0000 | 0.0000 | 0.0000 | 0.0000 | 0.0018 | 0.0002 |
| *B*38:09* | 0.0000 | 0.0018 | 0.0000 | 0.0004 | 0.0000 | 0.0000 | 0.0000 | 0.0000 | 0.0000 | 0.0000 | 0.0010 | 0.0004 |

# B*39

## ➢等位基因

*B*39:01:01:01*
*B*39:01:01:02L*
*B*39:01:01:03*
*B*39:01:01:04*
*B*39:01:01:05*
*B*39:01:01:06*
*B*39:01:01:07*
*B*39:01:03*
*B*39:01:04*
*B*39:01:05*
*B*39:01:06*
*B*39:01:07*
*B*39:01:08*
*B*39:01:09*
*B*39:01:10*
*B*39:01:11*
*B*39:01:12*
*B*39:01:13*
*B*39:01:14*
*B*39:01:15*
*B*39:01:16*
*B*39:01:17*
*B*39:01:18*
*B*39:01:19*
*B*39:01:20*
*B*39:01:21*
*B*39:01:22*
*B*39:01:23*
*B*39:01:24*
*B*39:02:01*
*B*39:02:02:01*
*B*39:02:02:02*
*B*39:02:02:03*
*B*39:03:01:01*
*B*39:03:01:02*
*B*39:04*
*B*39:05:01*
*B*39:05:02*
*B*39:06:01*
*B*39:06:02:01*
*B*39:06:02:02*
*B*39:06:02:03*
*B*39:06:02:04*
*B*39:06:03*
*B*39:06:04*
*B*39:06:05*
*B*39:07*
*B*39:08*
*B*39:09:01:01*
*B*39:09:01:02*
*B*39:09:01:03*
*B*39:09:02*
*B*39:09:03*
*B*39:10:01*
*B*39:10:02*
*B*39:11*
*B*39:12*
*B*39:13:01*
*B*39:13:02*
*B*39:14*
*B*39:15*
*B*39:16*
*B*39:17*
*B*39:18*
*B*39:19:01*
*B*39:19:02*
*B*39:20*
*B*39:22*
*B*39:23*
*B*39:24:01*
*B*39:24:02*
*B*39:25N*
*B*39:26*
*B*39:27*
*B*39:28*
*B*39:29*
*B*39:30*
*B*39:31*
*B*39:32*
*B*39:33*
*B*39:34*
*B*39:35*
*B*39:36*
*B*39:37*
*B*39:38Q*
*B*39:39:01*
*B*39:39:02*
*B*39:40:01N*
*B*39:40:02N*
*B*39:41*
*B*39:42*
*B*39:43*
*B*39:44*
*B*39:45*
*B*39:46*
*B*39:47*

*B*39:48*
*B*39:49*
*B*39:50*
*B*39:51*
*B*39:52*
*B*39:53*
*B*39:54*
*B*39:55*
*B*39:56*
*B*39:57*
*B*39:58*
*B*39:59*
*B*39:60*
*B*39:61*
*B*39:62*
*B*39:63*
*B*39:64*
*B*39:65*
*B*39:66*
*B*39:67*
*B*39:68*
*B*39:69*
*B*39:70*
*B*39:71*
*B*39:72*
*B*39:73*
*B*39:74*
*B*39:75*
*B*39:76*
*B*39:77*
*B*39:78*
*B*39:79*
*B*39:80*
*B*39:81*
*B*39:82*
*B*39:83*
*B*39:84*
*B*39:85*
*B*39:86*
*B*39:87N*
*B*39:88*
*B*39:89*
*B*39:90*
*B*39:91*
*B*39:92*
*B*39:93*
*B*39:94*
*B*39:95N*
*B*39:96*
*B*39:97N*
*B*39:98*
*B*39:99*
*B*39:100*
*B*39:101*
*B*39:102*
*B*39:103*
*B*39:104*
*B*39:105*
*B*39:106*
*B*39:107*
*B*39:108*
*B*39:109*
*B*39:110*
*B*39:111*
*B*39:112*
*B*39:113*
*B*39:114*
*B*39:115*
*B*39:116N*
*B*39:117*
*B*39:118*
*B*39:119*
*B*39:120*
*B*39:121*
*B*39:122*
*B*39:123*
*B*39:124*
*B*39:125*
*B*39:126*
*B*39:127*
*B*39:128*

## ➢人群分布

| 等位基因频度(%) | 地域 | | | | | | | | | | | |
|---|---|---|---|---|---|---|---|---|---|---|---|---|
| | 澳大利亚 | 欧洲 | 北非 | 北美 | 东北亚 | 太平洋岛国 | 南美&中美 | 南亚 | 东南亚 | 撒哈拉以南非洲地区 | 西亚 | 全球总和 |
| *B*39:01* | 0.9000 | 0.7400 | 0.3361 | 0.4731 | 1.4935 | 2.3015 | 0.7012 | 0.1548 | 1.0203 | 0.0444 | 0.2186 | 0.4785 |
| *B*39:02* | 0.0000 | 0.0000 | 0.0000 | 0.0427 | 0.1283 | 0.0000 | 0.0000 | 0.0000 | 0.0023 | 0.0222 | 0.0026 | 0.0392 |
| *B*39:03* | 0.0000 | 0.0018 | 0.0000 | 0.0048 | 0.0000 | 0.0000 | 0.8091 | 0.0000 | 0.0000 | 0.0444 | 0.0000 | 0.0046 |
| *B*39:04* | 0.0000 | 0.0028 | 0.0000 | 0.0007 | 0.0882 | 0.0000 | 0.1079 | 0.0000 | 0.0000 | 0.0000 | 0.0051 | 0.0017 |
| *B*39:05* | 0.0000 | 0.0074 | 0.0840 | 0.2395 | 0.0040 | 0.0575 | 0.1618 | 0.0000 | 0.0496 | 0.0000 | 0.0013 | 0.2140 |
| *B*39:06* | 0.1000 | 0.2089 | 0.0840 | 0.3467 | 0.0000 | 0.1726 | 1.0787 | 0.0774 | 0.0045 | 0.0000 | 0.1088 | 0.3227 |
| *B*39:07* | 0.0000 | 0.0000 | 0.0000 | 0.0006 | 0.0000 | 0.0000 | 0.0000 | 0.0000 | 0.0045 | 0.0000 | 0.0000 | 0.0006 |
| *B*39:08* | 0.0000 | 0.0000 | 0.0000 | 0.0271 | 0.0000 | 0.0000 | 0.0539 | 0.0000 | 0.0000 | 0.0000 | 0.0000 | 0.0241 |
| *B*39:09* | 0.0000 | 0.0009 | 0.0000 | 0.0143 | 0.0000 | 0.0000 | 1.2945 | 0.0000 | 0.0293 | 0.0000 | 0.0003 | 0.0134 |
| *B*39:10* | 0.0000 | 0.0078 | 0.3361 | 0.0784 | 0.0000 | 0.0000 | 0.0539 | 0.0000 | 0.0000 | 0.4222 | 0.0470 | 0.0733 |
| *B*39:11* | 0.0000 | 0.0000 | 0.0000 | 0.0126 | 0.0000 | 0.0000 | 0.0000 | 0.0000 | 0.0023 | 0.0000 | 0.0018 | 0.0113 |
| *B*39:12* | 0.0000 | 0.0000 | 0.0000 | 0.0010 | 0.0000 | 0.0000 | 0.1618 | 0.0000 | 0.0000 | 0.0000 | 0.0038 | 0.0011 |

续表

| 等位基因频度(%) | 地域 | | | | | | | | | | | |
|---|---|---|---|---|---|---|---|---|---|---|---|---|
| | 澳大利亚 | 欧洲 | 北非 | 北美 | 东北亚 | 太平洋岛国 | 南美&中美 | 南亚 | 东南亚 | 撒哈拉以南非洲地区 | 西亚 | 全球总和 |
| *B*39:13* | 0.0000 | 0.0000 | 0.0000 | 0.0035 | 0.0000 | 0.0000 | 0.0000 | 0.0000 | 0.0000 | 0.0000 | 0.0000 | 0.0031 |
| *B*39:14* | 0.0000 | 0.0000 | 0.0000 | 0.0018 | 0.0000 | 0.0000 | 0.0539 | 0.0000 | 0.0000 | 0.0000 | 0.0005 | 0.0016 |
| *B*39:15* | 0.0000 | 0.0005 | 0.0000 | 0.0028 | 0.0000 | 0.0000 | 0.0000 | 0.0000 | 0.0135 | 0.0000 | 0.0000 | 0.0026 |
| *B*39:19* | 0.0000 | 0.0000 | 0.0000 | 0.0001 | 0.0000 | 0.0000 | 0.0000 | 0.0000 | 0.0000 | 0.0000 | 0.0003 | 0.0001 |
| *B*39:20* | 0.0000 | 0.0000 | 0.0000 | 0.0009 | 0.0000 | 0.0000 | 0.0000 | 0.0000 | 0.0000 | 0.0000 | 0.0003 | 0.0008 |
| *B*39:22* | 0.0000 | 0.0000 | 0.0000 | 0.0004 | 0.0000 | 0.0000 | 0.0000 | 0.0000 | 0.0000 | 0.0000 | 0.0000 | 0.0004 |
| *B*39:23* | 0.0000 | 0.0000 | 0.0000 | 0.0000 | 0.0140 | 0.0000 | 0.0000 | 0.0000 | 0.0000 | 0.0000 | 0.0000 | 0.0001 |
| *B*39:24* | 0.0000 | 0.0258 | 0.0000 | 0.0099 | 0.0000 | 0.0000 | 0.0000 | 0.0000 | 0.0000 | 0.0222 | 0.0092 | 0.0102 |
| *B*39:31* | 0.0000 | 0.0101 | 0.0000 | 0.0019 | 0.0000 | 0.0000 | 0.0000 | 0.0000 | 0.0000 | 0.0000 | 0.0263 | 0.0036 |

## ➢肽结合特异性

| HLA 蛋白名称 | 氨基酸序列(九肽) | | | | | | | | |
|---|---|---|---|---|---|---|---|---|---|
| | 位置 | | | | | | | | |
| | 1 | 2 | 3 | 4 | 5 | 6 | 7 | 8 | 9 |
| | **F** | **H** | **M** | | | | ~~K~~ | **A** | **L** |
| | **H** | **K** | ~~G~~ | | | | ~~R~~ | **P** | I |
| | **M** | **M** | ~~K~~ | | | | | **V** | M |
| | **N** | **Q** | ~~P~~ | | | | | | V |
| | **T** | **P** | ~~R~~ | | | | | | |
| B*39:01 | **W** | **R** | | | | | | | |
| | **Y** | ~~F~~ | | | | | | | |
| | A | | | | | | | | |
| | C | | | | | | | | |
| | E | | | | | | | | |
| | Q | | | | | | | | |
| | R | | | | | | | | |
| | S | | | | | | | | |

# B*40

## ➢等位基因

*B*40:01:01*
*B*40:01:02:01*
*B*40:01:02:02*
*B*40:01:02:03*
*B*40:01:02:04*
*B*40:01:02:05*
*B*40:01:03*
*B*40:01:04*
*B*40:01:05*
*B*40:01:06*
*B*40:01:07*
*B*40:01:08*
*B*40:01:09*
*B*40:01:10*
*B*40:01:11*
*B*40:01:12*
*B*40:01:13*
*B*40:01:14*
*B*40:01:15*
*B*40:01:16*
*B*40:01:17*
*B*40:01:18*
*B*40:01:19*
*B*40:01:20*
*B*40:01:21*
*B*40:01:22*
*B*40:01:23*
*B*40:01:24*
*B*40:01:25*
*B*40:01:26*
*B*40:01:27*
*B*40:01:28*
*B*40:01:29*
*B*40:01:30*
*B*40:01:31*
*B*40:01:32*
*B*40:01:33*
*B*40:01:34*
*B*40:01:35*
*B*40:01:36*
*B*40:01:37*
*B*40:01:38*
*B*40:01:39*
*B*40:01:40*
*B*40:01:41*
*B*40:01:42*
*B*40:01:43*
*B*40:01:44*
*B*40:01:45*
*B*40:01:46*
*B*40:01:47*
*B*40:01:48*
*B*40:01:49*
*B*40:02:01:01*
*B*40:02:01:02*
*B*40:02:01:03*
*B*40:02:02*
*B*40:02:03*
*B*40:02:04*
*B*40:02:05*
*B*40:02:06*
*B*40:02:07*
*B*40:02:08*
*B*40:02:09*
*B*40:02:10*
*B*40:02:11*
*B*40:02:12*
*B*40:02:13*
*B*40:02:14*
*B*40:02:15*
*B*40:02:16*
*B*40:02:17*
*B*40:02:18*
*B*40:02:19*
*B*40:02:20*
*B*40:02:21*
*B*40:02:22*
*B*40:02:23*
*B*40:02:24*
*B*40:02:25*
*B*40:03*
*B*40:04*
*B*40:05:01:01*
*B*40:05:01:02*
*B*40:06:01:01*
*B*40:06:01:02*
*B*40:06:02*
*B*40:06:03*
*B*40:06:04*
*B*40:06:05*
*B*40:06:06*
*B*40:06:07*
*B*40:06:08*
*B*40:06:09*
*B*40:06:10*
*B*40:06:11*
*B*40:06:12*
*B*40:06:13*
*B*40:06:14*
*B*40:06:15*
*B*40:06:16*
*B*40:07*
*B*40:08*
*B*40:09*
*B*40:10:01:01*
*B*40:10:01:02*
*B*40:10:02*
*B*40:11:01*
*B*40:11:02*
*B*40:12*
*B*40:13*
*B*40:14:01*
*B*40:14:02*
*B*40:14:03*
*B*40:15*
*B*40:16*
*B*40:18*
*B*40:19*
*B*40:20*
*B*40:21*
*B*40:22N*
*B*40:23*
*B*40:24*
*B*40:25*
*B*40:26*
*B*40:27:01*
*B*40:27:02*
*B*40:28*
*B*40:29*
*B*40:30*
*B*40:31*
*B*40:32*
*B*40:33*
*B*40:34*
*B*40:35:01*
*B*40:35:02*
*B*40:36*
*B*40:37*
*B*40:38*
*B*40:39*
*B*40:40*
*B*40:42*
*B*40:43*
*B*40:44*

B*40:45
B*40:46
B*40:47
B*40:48
B*40:49
B*40:50
B*40:51
B*40:52
B*40:53
B*40:54
B*40:55
B*40:56
B*40:57
B*40:58
B*40:59
B*40:60
B*40:61
B*40:62
B*40:63
B*40:64
B*40:65
B*40:66
B*40:67
B*40:68
B*40:69
B*40:70:01
B*40:70:02
B*40:71
B*40:72:01
B*40:72:02
B*40:73
B*40:74
B*40:75
B*40:76
B*40:77
B*40:78
B*40:79
B*40:80
B*40:81
B*40:82
B*40:83
B*40:84
B*40:85
B*40:86
B*40:87:01
B*40:87:02
B*40:88
B*40:89
B*40:90
B*40:91
B*40:92
B*40:93
B*40:94
B*40:95
B*40:96
B*40:97
B*40:98
B*40:99
B*40:100
B*40:101
B*40:102
B*40:103
B*40:104
B*40:105
B*40:106
B*40:107
B*40:108
B*40:109
B*40:110
B*40:111
B*40:112
B*40:113
B*40:114:01
B*40:114:02
B*40:115
B*40:116
B*40:117
B*40:118N
B*40:119
B*40:120
B*40:121
B*40:122
B*40:123
B*40:124:01
B*40:124:02
B*40:125
B*40:126
B*40:127
B*40:128
B*40:129
B*40:130:01
B*40:130:02
B*40:131
B*40:132
B*40:133Q
B*40:134
B*40:135
B*40:136
B*40:137
B*40:138
B*40:139
B*40:140
B*40:141
B*40:142N
B*40:143
B*40:144N
B*40:145
B*40:146
B*40:147
B*40:148
B*40:149
B*40:150
B*40:151
B*40:152
B*40:153
B*40:154
B*40:155:01N
B*40:155:02N
B*40:156
B*40:157
B*40:158
B*40:159
B*40:160:01
B*40:160:02
B*40:161
B*40:162
B*40:163
B*40:164
B*40:165
B*40:166
B*40:167
B*40:168
B*40:169
B*40:170
B*40:171
B*40:172
B*40:173
B*40:174
B*40:175
B*40:176
B*40:177
B*40:178
B*40:179
B*40:180
B*40:181
B*40:182
B*40:183
B*40:184
B*40:185
B*40:186:01
B*40:186:02
B*40:187
B*40:188
B*40:189
B*40:190
B*40:191
B*40:192
B*40:193
B*40:194
B*40:195
B*40:196
B*40:197
B*40:198
B*40:199

B*40:200
B*40:201
B*40:202
B*40:203
B*40:204
B*40:205
B*40:206
B*40:207
B*40:208
B*40:209
B*40:210
B*40:211
B*40:212
B*40:213
B*40:214
B*40:215
B*40:216N
B*40:217
B*40:218
B*40:219
B*40:220
B*40:221
B*40:222
B*40:223
B*40:224
B*40:225
B*40:226
B*40:227
B*40:228
B*40:229
B*40:230
B*40:231
B*40:232
B*40:233
B*40:234
B*40:235
B*40:236
B*40:237
B*40:238
B*40:239
B*40:240
B*40:241
B*40:242
B*40:243
B*40:244
B*40:245
B*40:246
B*40:247
B*40:248
B*40:249
B*40:250
B*40:251
B*40:252
B*40:253
B*40:254
B*40:255
B*40:256N
B*40:257
B*40:258
B*40:259
B*40:260
B*40:261
B*40:262
B*40:263N
B*40:264
B*40:265N
B*40:266
B*40:267
B*40:268
B*40:269
B*40:270
B*40:271
B*40:272
B*40:273
B*40:274
B*40:275
B*40:276
B*40:277
B*40:278
B*40:279
B*40:280
B*40:281
B*40:282
B*40:283
B*40:284
B*40:285
B*40:286N
B*40:287
B*40:288
B*40:289
B*40:290
B*40:291N
B*40:292
B*40:293
B*40:294
B*40:295
B*40:296
B*40:297
B*40:298
B*40:299
B*40:300
B*40:301
B*40:302
B*40:303
B*40:304
B*40:305
B*40:306
B*40:307
B*40:308
B*40:309
B*40:310
B*40:311
B*40:312
B*40:313
B*40:314
B*40:315
B*40:316
B*40:317
B*40:318
B*40:319
B*40:320
B*40:321
B*40:322
B*40:323
B*40:324
B*40:325
B*40:326
B*40:327
B*40:328
B*40:329
B*40:330
B*40:331
B*40:332
B*40:333
B*40:334
B*40:335
B*40:336
B*40:337N
B*40:338N
B*40:339
B*40:340
B*40:341
B*40:342
B*40:343
B*40:344
B*40:345N
B*40:346
B*40:347
B*40:348
B*40:349
B*40:350
B*40:351
B*40:352
B*40:353
B*40:354
B*40:355

## ➤人群分布

| 等位基因频度(%) | 地域 | | | | | | | | | | | |
|---|---|---|---|---|---|---|---|---|---|---|---|---|
| | 澳大利亚 | 欧洲 | 北非 | 北美 | 东北亚 | 太平洋岛国 | 南美&中美 | 南亚 | 东南亚 | 撒哈拉以南非洲地区 | 西亚 | 全球总和 |
| *B*40:01* | 4.1000 | 2.0112 | 0.2521 | 1.9882 | 2.2820 | 3.8550 | 0.4854 | 0.3096 | 6.6287 | 0.0889 | 0.6903 | 1.9457 |
| *B*40:02* | 5.9000 | 0.8064 | 0.3361 | 0.9816 | 3.6505 | 3.3947 | 1.9957 | 0.1548 | 0.8874 | 0.0889 | 0.2503 | 0.9524 |
| *B*40:03* | 0.0000 | 0.0014 | 0.0000 | 0.0138 | 0.2085 | 0.0000 | 0.0539 | 0.0000 | 0.0653 | 0.0000 | 0.0003 | 0.0144 |
| *B*40:04* | 0.0000 | 0.0009 | 0.0000 | 0.0203 | 0.0000 | 0.0000 | 0.4315 | 0.0000 | 0.0068 | 0.0000 | 0.0010 | 0.0184 |
| *B*40:05* | 0.0000 | 0.0009 | 0.0000 | 0.0472 | 0.0000 | 0.0000 | 0.0000 | 0.0774 | 0.0023 | 0.0000 | 0.0000 | 0.0421 |
| *B*40:06* | 0.0000 | 0.0954 | 0.0840 | 0.4563 | 2.2833 | 0.5178 | 0.4854 | 6.1146 | 0.7590 | 0.1778 | 0.0672 | 0.4378 |
| *B*40:07* | 0.0000 | 0.0000 | 0.0000 | 0.0001 | 0.0040 | 0.0000 | 0.0000 | 0.0000 | 0.0023 | 0.0000 | 0.0000 | 0.0002 |
| *B*40:08* | 0.0000 | 0.0005 | 0.0000 | 0.0264 | 0.0000 | 0.0575 | 0.0000 | 0.0774 | 0.0000 | 0.0000 | 0.0000 | 0.0235 |
| *B*40:09* | 0.0000 | 0.0000 | 0.0000 | 0.0001 | 0.0000 | 0.0000 | 0.2697 | 0.0000 | 0.0000 | 0.0000 | 0.0003 | 0.0002 |
| *B*40:10* | 0.0000 | 0.0000 | 0.0000 | 0.0059 | 0.0000 | 0.6329 | 0.0000 | 0.0000 | 0.0180 | 0.0000 | 0.0000 | 0.0056 |
| *B*40:11* | 0.0000 | 0.0000 | 0.0000 | 0.0118 | 0.0040 | 0.0575 | 0.0000 | 0.0774 | 0.0045 | 0.0000 | 0.0003 | 0.0106 |
| *B*40:12* | 0.0000 | 0.0009 | 0.0000 | 0.0078 | 0.0000 | 0.0575 | 0.0000 | 0.2322 | 0.0000 | 0.1778 | 0.0013 | 0.0072 |
| *B*40:13* | 0.0000 | 0.0000 | 0.0000 | 0.0001 | 0.0000 | 0.0000 | 0.0000 | 0.0000 | 0.0000 | 0.0000 | 0.0000 | 0.0001 |
| *B*40:14* | 0.0000 | 0.0000 | 0.0000 | 0.0002 | 0.0000 | 0.0575 | 0.0000 | 0.0000 | 0.0135 | 0.0000 | 0.0000 | 0.0003 |
| *B*40:16* | 0.0000 | 0.0000 | 0.0000 | 0.0021 | 0.0000 | 0.0000 | 0.0000 | 0.0000 | 0.0000 | 0.0667 | 0.0003 | 0.0019 |
| *B*40:19* | 0.0000 | 0.0005 | 0.0000 | 0.0001 | 0.0020 | 0.0000 | 0.0000 | 0.0000 | 0.0000 | 0.0000 | 0.0000 | 0.0002 |
| *B*40:20* | 0.0000 | 0.0000 | 0.0000 | 0.0023 | 0.0000 | 0.0000 | 0.0000 | 0.0000 | 0.0000 | 0.0000 | 0.0000 | 0.0020 |
| *B*40:23* | 0.0000 | 0.0000 | 0.0000 | 0.0035 | 0.0000 | 0.0000 | 0.0000 | 0.0000 | 0.0045 | 0.0000 | 0.0000 | 0.0031 |
| *B*40:26* | 0.0000 | 0.0000 | 0.0000 | 0.0004 | 0.0000 | 0.0000 | 0.0000 | 0.0000 | 0.0000 | 0.0000 | 0.0000 | 0.0003 |
| *B*40:27* | 0.0000 | 0.0000 | 0.0000 | 0.0072 | 0.0000 | 0.0000 | 0.0000 | 0.0000 | 0.0000 | 0.0000 | 0.0000 | 0.0064 |

## ➤肽结合特异性

| HLA 蛋白名称 | 氨基酸序列(九肽) | | | | | | | | |
|---|---|---|---|---|---|---|---|---|---|
| | 位置 | | | | | | | | |
| | [1] | [2] | 3 | 4 | 5 | 6 | 7 | 8 | [9] |
| B*40:02 | **A** | **E** | **F** | | | | | **A** | **A** |
| | **F** | D | | | | | | **P** | **F** |
| | **G** | | | | | | | | **I** |
| | **H** | | | | | | | | **L** |
| | **K** | | | | | | | | **M** |
| | **R** | | | | | | | | **T** |
| | **W** | | | | | | | | **V** |
| | **Y** | | | | | | | | C |
| | C | | | | | | | | S |
| | I | | | | | | | | W |
| | L | | | | | | | | |
| | M | | | | | | | | |
| | Q | | | | | | | | |
| | S | | | | | | | | |
| | T | | | | | | | | |
| | V | | | | | | | | |

# B*41

## ➢等位基因

*B*41:01:01*
*B*41:01:02*
*B*41:01:03*
*B*41:01:04*
*B*41:01:05*
*B*41:02:01*
*B*41:02:02*
*B*41:02:03*
*B*41:02:04*
*B*41:02:05*
*B*41:02:06*
*B*41:02:07*
*B*41:03:01*
*B*41:03:02*
*B*41:04*
*B*41:05*
*B*41:06*
*B*41:07*
*B*41:08*
*B*41:09*
*B*41:10*
*B*41:11*
*B*41:12*
*B*41:13*
*B*41:14*
*B*41:15*
*B*41:16*
*B*41:17*
*B*41:18*
*B*41:19*
*B*41:20*
*B*41:21*
*B*41:22*
*B*41:23*
*B*41:24*
*B*41:25*
*B*41:26*
*B*41:27*
*B*41:28*
*B*41:29*
*B*41:30*
*B*41:31*
*B*41:32*
*B*41:33*
*B*41:34*
*B*41:35*
*B*41:36*
*B*41:37*
*B*41:38*
*B*41:39*
*B*41:40*
*B*41:41*
*B*41:42*
*B*41:43*
*B*41:44*
*B*41:45N*
*B*41:46*
*B*41:47*
*B*41:48*
*B*41:49*
*B*41:50*
*B*41:51*
*B*41:52*

## ➢人群分布

| 等位基因频度(%) | 地域 | | | | | | | | | | | |
|---|---|---|---|---|---|---|---|---|---|---|---|---|
| | 澳大利亚 | 欧洲 | 北非 | 北美 | 东北亚 | 太平洋岛国 | 南美&中美 | 南亚 | 东南亚 | 撒哈拉以南非洲地区 | 西亚 | 全球总和 |
| *B*41:01* | 0.0000 | 0.2766 | 0.8403 | 0.2589 | 0.0000 | 0.0000 | 0.1618 | 0.0774 | 0.0248 | 0.4889 | 1.7813 | 0.3473 |
| *B*41:02* | 0.1000 | 0.3643 | 1.1765 | 0.2169 | 0.0040 | 0.0000 | 0.0539 | 0.0774 | 0.0023 | 0.1778 | 0.7498 | 0.2507 |
| *B*41:03* | 0.0000 | 0.0000 | 0.0000 | 0.0052 | 0.0000 | 0.0000 | 0.0000 | 0.0000 | 0.0000 | 0.0444 | 0.0000 | 0.0047 |
| *B*41:06* | 0.0000 | 0.0000 | 0.0000 | 0.0001 | 0.0000 | 0.0000 | 0.0000 | 0.0000 | 0.0000 | 0.0000 | 0.0000 | 0.0001 |
| *B*41:07* | 0.0000 | 0.0005 | 0.0000 | 0.0001 | 0.0000 | 0.0000 | 0.0000 | 0.0000 | 0.0000 | 0.0000 | 0.0000 | 0.0001 |

# B*42

## ➢等位基因

*B*42:01:01*
*B*42:01:02*
*B*42:01:03*
*B*42:02:01:01*
*B*42:02:01:02*
*B*42:04*
*B*42:05:01*
*B*42:05:02*
*B*42:06*
*B*42:07*
*B*42:08*
*B*42:09*
*B*42:10*
*B*42:11*
*B*42:12*
*B*42:13*
*B*42:14*
*B*42:15*
*B*42:16*
*B*42:17*
*B*42:18*
*B*42:19*
*B*42:20*
*B*42:21*
*B*42:22*
*B*42:23*
*B*42:24*

## ➢人群分布

| 等位基因频度(%) | 地域 | | | | | | | | | | | |
|---|---|---|---|---|---|---|---|---|---|---|---|---|
| | 澳大利亚 | 欧洲 | 北非 | 北美 | 东北亚 | 太平洋岛国 | 南美&中美 | 南亚 | 东南亚 | 撒哈拉以南非洲地区 | 西亚 | 全球总和 |
| *B*42:01* | 0.0000 | 0.0106 | 2.0168 | 0.5095 | 0.0000 | 0.0000 | 0.3776 | 0.1548 | 0.0045 | 3.1333 | 0.0891 | 0.4621 |
| *B*42:02* | 0.0000 | 0.0060 | 0.0840 | 0.0795 | 0.0000 | 0.0000 | 0.1079 | 0.0000 | 0.0023 | 0.2889 | 0.0061 | 0.0717 |
| *B*42:05* | 0.0000 | 0.0005 | 0.0000 | 0.0002 | 0.0000 | 0.0000 | 0.0000 | 0.0000 | 0.0000 | 0.0000 | 0.0003 | 0.0002 |

# B*44

## ➢等位基因

*B*44:02:01:01*
*B*44:02:01:02S*
*B*44:02:01:03*
*B*44:02:01:04*
*B*44:02:01:05*
*B*44:02:01:06*
*B*44:02:02*
*B*44:02:03*
*B*44:02:04*
*B*44:02:05*
*B*44:02:06*
*B*44:02:07*
*B*44:02:08*
*B*44:02:09*
*B*44:02:10*
*B*44:02:11*
*B*44:02:12*
*B*44:02:13*
*B*44:02:14*
*B*44:02:15*
*B*44:02:16*
*B*44:02:17*
*B*44:02:18*
*B*44:02:19*
*B*44:02:20*
*B*44:02:21*
*B*44:02:22*
*B*44:02:23*
*B*44:02:24*
*B*44:02:25*
*B*44:02:26*
*B*44:02:27*
*B*44:02:28*
*B*44:02:29*
*B*44:02:30*
*B*44:02:31*
*B*44:02:32*
*B*44:02:33*
*B*44:02:34*
*B*44:02:35*
*B*44:02:36*
*B*44:02:37*
*B*44:02:38*
*B*44:02:39*
*B*44:02:40*
*B*44:02:41*
*B*44:02:42*
*B*44:02:43*
*B*44:02:44*
*B*44:02:45*
*B*44:02:46*
*B*44:03:01:01*
*B*44:03:01:02*
*B*44:03:01:03*
*B*44:03:01:04*
*B*44:03:01:05*
*B*44:03:01:06*
*B*44:03:01:07*
*B*44:03:01:08*
*B*44:03:01:09*
*B*44:03:02*
*B*44:03:03*
*B*44:03:04*
*B*44:03:05*
*B*44:03:06*
*B*44:03:07*
*B*44:03:08*
*B*44:03:09*
*B*44:03:10*
*B*44:03:11*
*B*44:03:12*
*B*44:03:13*
*B*44:03:14*
*B*44:03:15*
*B*44:03:16*
*B*44:03:17*
*B*44:03:18*
*B*44:03:19*
*B*44:03:20*
*B*44:03:21*
*B*44:03:22*
*B*44:03:23*
*B*44:03:24*
*B*44:03:25*
*B*44:03:26*
*B*44:03:27*
*B*44:03:28*
*B*44:03:29*
*B*44:03:30*
*B*44:03:31*
*B*44:03:32*
*B*44:03:33*
*B*44:03:34*
*B*44:03:35*
*B*44:03:36*
*B*44:03:37*

*B*44:03:38*
*B*44:03:39*
*B*44:03:40*
*B*44:04*
*B*44:05:01*
*B*44:05:02*
*B*44:05:03*
*B*44:05:04*
*B*44:06*
*B*44:07*
*B*44:08*
*B*44:09*
*B*44:10*
*B*44:11*
*B*44:12*
*B*44:13*
*B*44:14*
*B*44:15*
*B*44:16*
*B*44:17*
*B*44:18*
*B*44:19N*
*B*44:20*
*B*44:21*
*B*44:22*
*B*44:23N*
*B*44:24*
*B*44:25*
*B*44:26*
*B*44:27:01*
*B*44:27:02*
*B*44:28:01*
*B*44:28:02*
*B*44:29*
*B*44:30*
*B*44:31*
*B*44:32*
*B*44:33*
*B*44:34:01*
*B*44:34:02*
*B*44:35*
*B*44:36*
*B*44:37:01*
*B*44:37:02*
*B*44:38*
*B*44:39*
*B*44:40*
*B*44:41:01*
*B*44:41:02*
*B*44:42*
*B*44:43:01*
*B*44:43:02*
*B*44:44*
*B*44:45*
*B*44:46*
*B*44:47*
*B*44:48*
*B*44:49*
*B*44:50:01*
*B*44:50:02*
*B*44:51*
*B*44:52N*
*B*44:53:01*
*B*44:53:02*
*B*44:54*
*B*44:55*
*B*44:56N*
*B*44:57*
*B*44:58N*
*B*44:59:01*
*B*44:59:02*
*B*44:60*
*B*44:61N*
*B*44:62*
*B*44:63*
*B*44:64:01*
*B*44:64:02*
*B*44:65*
*B*44:66*
*B*44:67*
*B*44:68*
*B*44:69:01*
*B*44:69:02*
*B*44:70*
*B*44:71*
*B*44:72*
*B*44:73*
*B*44:74*
*B*44:75*
*B*44:76*
*B*44:77*
*B*44:78*
*B*44:79:01*
*B*44:79:02*
*B*44:80*
*B*44:81*
*B*44:82*
*B*44:83*
*B*44:84:01*
*B*44:84:02*
*B*44:85*
*B*44:86*
*B*44:87*
*B*44:88*
*B*44:89*
*B*44:90*
*B*44:91*
*B*44:92*
*B*44:93*
*B*44:94*
*B*44:95*
*B*44:96*
*B*44:97*
*B*44:98*
*B*44:99*
*B*44:100*
*B*44:101*
*B*44:102*
*B*44:103*
*B*44:104*
*B*44:105*
*B*44:106*
*B*44:107*
*B*44:108N*
*B*44:109*
*B*44:110*
*B*44:111*
*B*44:112*
*B*44:113*
*B*44:114*
*B*44:115*
*B*44:116*
*B*44:117*
*B*44:118*
*B*44:119*
*B*44:120*
*B*44:121*
*B*44:122*
*B*44:123*
*B*44:124*
*B*44:125*
*B*44:126:01*
*B*44:126:02*
*B*44:127*
*B*44:128:01*
*B*44:128:02*
*B*44:129*
*B*44:130*

| | | | |
|---|---|---|---|
| *B*44:131* | *B*44:166* | *B*44:200* | *B*44:234* |
| *B*44:132* | *B*44:167* | *B*44:201* | *B*44:235* |
| *B*44:133* | *B*44:168* | *B*44:202* | *B*44:236* |
| *B*44:134* | *B*44:169* | *B*44:203* | *B*44:237N* |
| *B*44:135* | *B*44:170* | *B*44:204* | *B*44:238* |
| *B*44:136* | *B*44:171N* | *B*44:205:01* | *B*44:239* |
| *B*44:137* | *B*44:172* | *B*44:205:02* | *B*44:240* |
| *B*44:138Q* | *B*44:173* | *B*44:206* | *B*44:241* |
| *B*44:139* | *B*44:174* | *B*44:207* | *B*44:242* |
| *B*44:140* | *B*44:175* | *B*44:208* | *B*44:243* |
| *B*44:141* | *B*44:176* | *B*44:209* | *B*44:244* |
| *B*44:142* | *B*44:177* | *B*44:210* | *B*44:245* |
| *B*44:143* | *B*44:178* | *B*44:211* | *B*44:247* |
| *B*44:144* | *B*44:179* | *B*44:212* | *B*44:248* |
| *B*44:145* | *B*44:180* | *B*44:213* | *B*44:249* |
| *B*44:146* | *B*44:181* | *B*44:214* | *B*44:250* |
| *B*44:147* | *B*44:182* | *B*44:215* | *B*44:251* |
| *B*44:148* | *B*44:183* | *B*44:216* | *B*44:252* |
| *B*44:149N* | *B*44:184* | *B*44:217N* | *B*44:253* |
| *B*44:150* | *B*44:185* | *B*44:218* | *B*44:254* |
| *B*44:151* | *B*44:186* | *B*44:219* | *B*44:255* |
| *B*44:152* | *B*44:187* | *B*44:220* | *B*44:256* |
| *B*44:153* | *B*44:188* | *B*44:221* | *B*44:257* |
| *B*44:154* | *B*44:189* | *B*44:222* | *B*44:258* |
| *B*44:155* | *B*44:190* | *B*44:223* | *B*44:259* |
| *B*44:156* | *B*44:191* | *B*44:224* | *B*44:260* |
| *B*44:157* | *B*44:192:01* | *B*44:225* | *B*44:261* |
| *B*44:158* | *B*44:192:02* | *B*44:226* | *B*44:262* |
| *B*44:159* | *B*44:193* | *B*44:227* | *B*44:263* |
| *B*44:160Q* | *B*44:194* | *B*44:228* | *B*44:264* |
| *B*44:161* | *B*44:195N* | *B*44:229* | *B*44:265* |
| *B*44:162* | *B*44:196* | *B*44:230* | *B*44:266* |
| *B*44:163* | *B*44:197* | *B*44:231* | *B*44:267N* |
| *B*44:164* | *B*44:198N* | *B*44:232* | *B*44:268* |
| *B*44:165* | *B*44:199* | *B*44:233* | *B*44:269* |

## ➤人群分布

| 等位基因频度(%) | 地域 | | | | | | | | | | | |
|---|---|---|---|---|---|---|---|---|---|---|---|---|
| | 澳大利亚 | 欧洲 | 北非 | 北美 | 东北亚 | 太平洋岛国 | 南美&中美 | 南亚 | 东南亚 | 撒哈拉以南非洲地区 | 西亚 | 全球总和 |
| *B*44:02* | 1.8000 | 3.3414 | 2.1849 | 2.7594 | 0.3248 | 0.2877 | 0.7012 | 0.2322 | 0.1351 | 0.2000 | 0.8704 | 2.6252 |
| *B*44:03* | 0.5000 | 2.0200 | 2.6050 | 2.4410 | 3.5583 | 1.3809 | 1.5102 | 1.5480 | 0.9460 | 1.8889 | 3.1412 | 2.4660 |
| *B*44:04* | 0.0000 | 0.0226 | 0.0000 | 0.0161 | 0.0000 | 0.0000 | 0.0539 | 0.3870 | 0.0000 | 0.0222 | 0.0031 | 0.0154 |
| *B*44:05* | 0.1000 | 0.3163 | 0.0000 | 0.0799 | 0.0000 | 0.0000 | 0.1079 | 0.0000 | 0.0000 | 0.0444 | 0.0922 | 0.0873 |
| *B*44:06* | 0.0000 | 0.0014 | 0.0000 | 0.0026 | 0.0000 | 0.0000 | 0.0539 | 1.1610 | 0.0023 | 0.0000 | 0.0003 | 0.0027 |
| *B*44:07* | 0.0000 | 0.0000 | 0.0000 | 0.0007 | 0.0000 | 0.0000 | 0.1079 | 0.3096 | 0.0000 | 0.0667 | 0.0003 | 0.0008 |
| *B*44:08* | 0.0000 | 0.0000 | 0.0000 | 0.0009 | 0.0000 | 0.0000 | 0.0000 | 0.0774 | 0.0000 | 0.0000 | 0.0000 | 0.0008 |
| *B*44:09* | 0.0000 | 0.0005 | 0.0000 | 0.0015 | 0.0000 | 0.0000 | 0.0000 | 0.1548 | 0.0000 | 0.0000 | 0.0013 | 0.0014 |
| *B*44:10* | 0.0000 | 0.0000 | 0.0000 | 0.0134 | 0.0000 | 0.0000 | 0.0000 | 0.0000 | 0.0000 | 0.2889 | 0.0031 | 0.0123 |
| *B*44:15* | 0.0000 | 0.0000 | 0.0000 | 0.0005 | 0.0000 | 0.0000 | 0.0000 | 0.0000 | 0.0000 | 0.1111 | 0.0003 | 0.0005 |
| *B*44:17* | 0.0000 | 0.0005 | 0.0000 | 0.0002 | 0.0000 | 0.0000 | 0.0000 | 0.0000 | 0.0000 | 0.0000 | 0.0000 | 0.0002 |
| *B*44:18* | 0.0000 | 0.0000 | 0.0000 | 0.0004 | 0.0000 | 0.0000 | 0.0000 | 0.0000 | 0.0000 | 0.0000 | 0.0003 | 0.0004 |
| *B*44:20* | 0.0000 | 0.0000 | 0.0000 | 0.0001 | 0.0000 | 0.0000 | 0.0000 | 0.0000 | 0.0000 | 0.0000 | 0.0000 | 0.0001 |
| *B*44:21* | 0.0000 | 0.0018 | 0.0000 | 0.0003 | 0.0000 | 0.0000 | 0.0000 | 0.0000 | 0.0000 | 0.0000 | 0.0000 | 0.0004 |
| *B*44:23* | 0.0000 | 0.0000 | 0.0000 | 0.0001 | 0.0000 | 0.0000 | 0.0000 | 0.0000 | 0.0000 | 0.0000 | 0.0000 | 0.0001 |
| *B*44:24* | 0.0000 | 0.0000 | 0.0000 | 0.0001 | 0.0000 | 0.0000 | 0.0000 | 0.0000 | 0.0000 | 0.0000 | 0.0023 | 0.0003 |
| *B*44:25* | 0.0000 | 0.0000 | 0.0000 | 0.0001 | 0.0000 | 0.0000 | 0.0000 | 0.0000 | 0.0000 | 0.0000 | 0.0003 | 0.0001 |
| *B*44:27* | 0.0000 | 0.0175 | 0.0000 | 0.0000 | 0.0000 | 0.0000 | 0.0000 | 0.0000 | 0.0000 | 0.0222 | 0.0000 | 0.0006 |
| *B*44:28* | 0.0000 | 0.0000 | 0.0000 | 0.0000 | 0.0000 | 0.0000 | 0.0000 | 0.0000 | 0.0000 | 0.0000 | 0.0046 | 0.0003 |
| *B*44:29* | 0.0000 | 0.0060 | 0.0000 | 0.0010 | 0.0000 | 0.0000 | 0.0539 | 0.0000 | 0.0000 | 0.0000 | 0.0000 | 0.0011 |

## ➤肽结合特异性

| HLA 蛋白名称 | 氨基酸序列(九肽) | | | | | | | | |
|---|---|---|---|---|---|---|---|---|---|
| | 位置 | | | | | | | | |
| | 1 | [2] | 3 | 4 | 5 | 6 | 7 | 8 | [9] |
| B*44:02 | | **E** | P | | | | | | **F** |
| | | D | | | | | | | **I** |
| | | | | | | | | | **W** |
| | | | | | | | | | **Y** |
| | | | | | | | | | A |
| | | | | | | | | | C |
| | | | | | | | | | G |
| | | | | | | | | | H |
| | | | | | | | | | K |
| | | | | | | | | | L |
| | | | | | | | | | M |
| | | | | | | | | | N |
| | | | | | | | | | V |

| HLA 蛋白名称 | 氨基酸序列(十肽) | | | | | | | | | |
|---|---|---|---|---|---|---|---|---|---|---|
| | 位置 | | | | | | | | | |
| | 1 | [2] | 3 | 4 | 5 | 6 | 7 | 8 | 9 | [10] |
| B*44:03 | **A** | **E** | **F** | | **F** | **F** | | | | **F** |
| | **M** | * | **M** | | | | | | | **W** |
| | **Q** | | ~~D~~ | | | | | | | **Y** |
| | **S** | | ~~K~~ | | | | | | | C |
| | ~~P~~ | | ~~P~~ | | | | | | | I |

注："*"代表"其余 19 种氨基酸全部为排斥残基"

# B*45

## ➢等位基因

*B*45:01:01*

*B*45:01:02*

*B*45:02*

*B*45:03*

*B*45:04*

*B*45:05*

*B*45:06*

*B*45:07*

*B*45:08*

*B*45:09*

*B*45:10*

*B*45:11*

*B*45:12*

*B*45:13*

*B*45:14*

*B*45:15*

*B*45:16*

*B*45:17*

*B*45:18*

*B*45:19*

*B*45:20*

## ➢人群分布

| 等位基因频度(%) | 地域 | | | | | | | | | | |
|---|---|---|---|---|---|---|---|---|---|---|---|
| | 澳大利亚 | 欧洲 | 北非 | 北美 | 东北亚 | 太平洋岛国 | 南美&中美 | 南亚 | 东南亚 | 撒哈拉以南非洲地区 | 西亚 | 全球总和 |
| *B*45:01* | 0.1000 | 0.2061 | 2.3529 | 0.7125 | 0.0040 | 0.0575 | 0.2697 | 0.0000 | 0.0766 | 2.6667 | 0.1793 | 0.6551 |
| *B*45:02* | 0.0000 | 0.0000 | 0.0000 | 0.0003 | 0.0000 | 0.0000 | 0.0000 | 0.0000 | 0.0000 | 0.0000 | 0.0000 | 0.0003 |
| *B*45:03* | 0.0000 | 0.0014 | 0.0000 | 0.0001 | 0.0000 | 0.0000 | 0.0000 | 0.0000 | 0.0000 | 0.0000 | 0.0000 | 0.0002 |

## ➢肽结合特异性

| HLA 蛋白名称 | 氨基酸序列(十肽) | | | | | | | | | |
|---|---|---|---|---|---|---|---|---|---|---|
| | 位置 | | | | | | | | | |
| | [1] | 2 | 3 | 4 | 5 | 6 | 7 | 8 | 9 | [10] |
| B*45:01 | **A** | **E** | **M** | | | | | | | **A** |
| | **C** | | ~~K~~ | | | | | | | C |
| | **E** | | ~~P~~ | | | | | | | P |
| | **M** | | | | | | | | | V |
| | **Q** | | | | | | | | | |

续表

| HLA 蛋白名称 | 氨基酸序列（十肽） | | | | | | | | |
|---|---|---|---|---|---|---|---|---|---|
| | 位置 | | | | | | | | |
| | 1 | 2 | 3 | 4 | 5 | 6 | 7 | 8 | 9 | 10 |
| B*45:01 | S | | | | | | | | | |
| | F | | | | | | | | | |
| | G | | | | | | | | | |
| | H | | | | | | | | | |
| | I | | | | | | | | | |
| | K | | | | | | | | | |
| | L | | | | | | | | | |
| | N | | | | | | | | | |
| | R | | | | | | | | | |
| | T | | | | | | | | | |
| | W | | | | | | | | | |
| | V | | | | | | | | | |
| | Y | | | | | | | | | |

# B*46

## ➢等位基因

B*46:01:01
B*46:01:02
B*46:01:03
B*46:01:04
B*46:01:05
B*46:01:06
B*46:01:07
B*46:01:08
B*46:01:09
B*46:01:10
B*46:01:11
B*46:01:12
B*46:01:13
B*46:01:14
B*46:01:15
B*46:01:16
B*46:01:17
B*46:01:18
B*46:01:19
B*46:01:20
B*46:01:21
B*46:01:22
B*46:02
B*46:03
B*46:04
B*46:05
B*46:06
B*46:07N
B*46:08
B*46:09
B*46:10
B*46:11
B*46:12
B*46:13:01
B*46:13:02
B*46:13:03
B*46:14
B*46:15N
B*46:16
B*46:17
B*46:18
B*46:19
B*46:20
B*46:21:01
B*46:21:02
B*46:22
B*46:23
B*46:24
B*46:25
B*46:26
B*46:27
B*46:28
B*46:29
B*46:30
B*46:31
B*46:32
B*46:33
B*46:34
B*46:35
B*46:36
B*46:37
B*46:38
B*46:39
B*46:40:01
B*46:40:02
B*46:41N
B*46:42
B*46:43
B*46:44
B*46:45
B*46:46
B*46:47
B*46:48
B*46:49
B*46:50
B*46:51Q
B*46:52
B*46:53
B*46:54
B*46:55N
B*46:56
B*46:57
B*46:58
B*46:59
B*46:60
B*46:61
B*46:62
B*46:63
B*46:64
B*46:65
B*46:66
B*46:67
B*46:68
B*46:69
B*46:70
B*46:71

## ➢人群分布

| 等位基因频度(%) | 地域 | | | | | | | | | | | |
|---|---|---|---|---|---|---|---|---|---|---|---|---|
| | 澳大利亚 | 欧洲 | 北非 | 北美 | 东北亚 | 太平洋岛国 | 南美&中美 | 南亚 | 东南亚 | 撒哈拉以南非洲地区 | 西亚 | 全球总和 |
| *B*46:01* | 0.0000 | 0.0807 | 0.0000 | 0.4531 | 2.3635 | 0.0575 | 0.0000 | 0.0000 | 6.0318 | 0.0000 | 0.0072 | 0.4657 |

## ➢肽结合特异性

| HLA 蛋白名称 | 氨基酸序列(九肽) | | | | | | | | |
|---|---|---|---|---|---|---|---|---|---|
| | 位置 | | | | | | | | |
| | [1] | 2 | 3 | 4 | 5 | 6 | 7 | 8 | [9] |
| B*46:01 | **F** | **A** | **F** | **D** | | | | **A** | **F** |
| | **Y** | **M** | **M** | | | | | **E** | **M** |
| | A | **S** | ~~E~~ | | | | | **P** | **W** |
| | C | **T** | ~~P~~ | | | | | **V** | **Y** |
| | G | ~~P~~ | | | | | | ~~K~~ | C |
| | H | | | | | | | | H |
| | I | | | | | | | | I |
| | K | | | | | | | | L |
| | L | | | | | | | | V |
| | M | | | | | | | | |
| | R | | | | | | | | |
| | W | | | | | | | | |
| | V | | | | | | | | |

# B*47

## ➢等位基因

*B*47:01:01:01*　*B*47:01:01:02*　*B*47:01:01:03*　*B*47:01:02*

*B*47:01:03*　*B*47:02*　*B*47:03*　*B*47:04*

*B*47:05*　*B*47:06*　*B*47:07*　*B*47:08*

*B*47:09*　*B*47:10*

## ➢人群分布

| 等位基因频度(%) | 地域 | | | | | | | | | | | |
|---|---|---|---|---|---|---|---|---|---|---|---|---|
| | 澳大利亚 | 欧洲 | 北非 | 北美 | 东北亚 | 太平洋岛国 | 南美&中美 | 南亚 | 东南亚 | 撒哈拉以南非洲地区 | 西亚 | 全球总和 |
| *B*47:01* | 0.1000 | 0.1392 | 0.1681 | 0.0957 | 0.0200 | 0.0575 | 0.1079 | 0.0000 | 0.0000 | 0.2000 | 0.0960 | 0.0960 |
| *B*47:02* | 0.0000 | 0.0032 | 0.0000 | 0.0006 | 0.0000 | 0.0000 | 0.0000 | 0.0000 | 0.0000 | 0.0222 | 0.0000 | 0.0007 |
| *B*47:03* | 0.0000 | 0.0000 | 0.0840 | 0.0035 | 0.0000 | 0.0000 | 0.0000 | 0.0000 | 0.0000 | 0.2667 | 0.0008 | 0.0034 |

# B*48

## ➢等位基因

| | | | |
|---|---|---|---|
| *B*48:01:01* | *B*48:05* | *B*48:18* | *B*48:31* |
| *B*48:01:02* | *B*48:06* | *B*48:19* | *B*48:32* |
| *B*48:01:03* | *B*48:07* | *B*48:20* | *B*48:33* |
| *B*48:01:04* | *B*48:08* | *B*48:21* | *B*48:34* |
| *B*48:01:05* | *B*48:09* | *B*48:22* | *B*48:35* |
| *B*48:01:06* | *B*48:10* | *B*48:23* | *B*48:36* |
| *B*48:02:01* | *B*48:11* | *B*48:24* | *B*48:37* |
| *B*48:02:02* | *B*48:12* | *B*48:25* | *B*48:38* |
| *B*48:02:03* | *B*48:13* | *B*48:26* | *B*48:39* |
| *B*48:03:01* | *B*48:14* | *B*48:27* | *B*48:40* |
| *B*48:03:02* | *B*48:15* | *B*48:28* | *B*48:41* |
| *B*48:04:01* | *B*48:16* | *B*48:29* | |
| *B*48:04:02* | *B*48:17* | *B*48:30* | |

## ➢人群分布

| 地域 | 等位基因频度(%) | | | | | | |
|---|---|---|---|---|---|---|---|
| | *B*48:01* | *B*48:02* | *B*48:03* | *B*48:04* | *B*48:07* | *B*48:12* | *B*48:13* |
| 澳大利亚 | 0.1000 | 0.0000 | 0.0000 | 0.0000 | 0.0000 | 0.0000 | 0.0000 |
| 欧洲 | 0.0646 | 0.0000 | 0.0000 | 0.0000 | 0.0000 | 0.0000 | 0.0000 |
| 北非 | 0.0000 | 0.0000 | 0.0000 | 0.0000 | 0.0000 | 0.0000 | 0.0000 |
| 北美 | 0.3268 | 0.0085 | 0.0174 | 0.0139 | 0.0006 | 0.0003 | 0.0003 |
| 东北亚 | 1.5115 | 0.0000 | 0.0000 | 0.0020 | 0.0000 | 0.0000 | 0.0000 |
| 太平洋岛国 | 1.5535 | 0.0000 | 0.1726 | 0.0000 | 0.0000 | 0.0000 | 0.0000 |
| 南美&中美 | 0.8091 | 0.0539 | 1.1327 | 0.0000 | 0.0000 | 0.0000 | 0.0000 |
| 南亚 | 0.3096 | 0.1548 | 0.0000 | 0.0774 | 0.0000 | 0.0000 | 0.0000 |
| 东南亚 | 0.8874 | 0.0023 | 0.2365 | 0.0023 | 0.0045 | 0.0000 | 0.0000 |
| 撒哈拉以南非洲地区 | 0.0000 | 0.0000 | 0.0000 | 0.0000 | 0.0000 | 0.0000 | 0.0000 |
| 西亚 | 0.1039 | 0.0003 | 0.0003 | 0.0008 | 0.0000 | 0.0000 | 0.0000 |
| 全球总和 | 0.3177 | 0.0076 | 0.0175 | 0.0125 | 0.0006 | 0.0002 | 0.0002 |

## ➢肽结合特异性

| HLA 蛋白名称 | 氨基酸序列（九肽） | | | | | | | | |
| --- | --- | --- | --- | --- | --- | --- | --- | --- | --- |
| | 位置 | | | | | | | | |
| | 1 | [2] | 3 | 4 | 5 | 6 | 7 | 8 | [9] |
| B*48:01 | **M** | **M** | **W** | | | | | | **I** |
| | **R** | **Q** | **Y** | | | | | | **L** |
| | **W** | A | | | | | | | F |
| | | E | | | | | | | M |
| | | G | | | | | | | V |
| | | K | | | | | | | |
| | | L | | | | | | | |
| | | N | | | | | | | |
| | | R | | | | | | | |
| | | S | | | | | | | |
| | | W | | | | | | | |

# B*49

## ➢等位基因

*B*49:01:01* *B*49:01:02* *B*49:01:03* *B*49:01:04* *B*49:01:05* *B*49:01:06* *B*49:01:07* *B*49:01:08* *B*49:02* *B*49:03* *B*49:04:01* *B*49:04:02* *B*49:05* *B*49:06*

*B*49:07* *B*49:08* *B*49:09* *B*49:10* *B*49:11* *B*49:12* *B*49:13* *B*49:14* *B*49:16* *B*49:17* *B*49:18:01* *B*49:18:02* *B*49:19N* *B*49:20*

*B*49:21* *B*49:22* *B*49:23* *B*49:24* *B*49:25* *B*49:26* *B*49:27* *B*49:28* *B*49:29* *B*49:30* *B*49:31* *B*49:32* *B*49:33* *B*49:34*

*B*49:35* *B*49:36* *B*49:37* *B*49:38* *B*49:39* *B*49:40* *B*49:41* *B*49:42* *B*49:43* *B*49:44* *B*49:45* *B*49:46* *B*49:47* *B*49:48*

## ➤人群分布

| 地域 | 等位基因频度(%) |
| --- | --- |
| | *B*49:01* |
| 澳大利亚 | 0.1000 |
| 欧洲 | 0.8581 |
| 北非 | 1.5126 |
| 北美 | 0.8826 |
| 东北亚 | 0.0040 |
| 太平洋岛国 | 0.0000 |
| 南美&中美 | 0.4854 |
| 南亚 | 0.0774 |
| 东南亚 | 0.0248 |
| 撒哈拉以南非洲地区 | 1.1778 |
| 西亚 | 1.7905 |
| 全球总和 | 0.9234 |

# B*50

## ➤等位基因

| | | | |
| --- | --- | --- | --- |
| *B*50:01:01:01* | *B*50:07* | *B*50:20* | *B*50:43* |
| *B*50:01:01:02* | *B*50:08* | *B*50:31* | *B*50:44* |
| *B*50:01:02* | *B*50:09* | *B*50:32* | *B*50:45* |
| *B*50:01:03* | *B*50:10* | *B*50:33* | *B*50:46* |
| *B*50:01:04* | *B*50:11* | *B*50:34* | *B*50:47* |
| *B*50:01:05* | *B*50:12* | *B*50:35* | *B*50:48* |
| *B*50:01:06* | *B*50:13* | *B*50:36* | *B*50:49* |
| *B*50:01:07* | *B*50:14* | *B*50:37* | *B*50:50* |
| *B*50:01:08* | *B*50:15* | *B*50:38* | *B*50:51* |
| *B*50:02* | *B*50:16* | *B*50:39* | *B*50:52* |
| *B*50:04* | *B*50:17* | *B*50:40* | |
| *B*50:05* | *B*50:18* | *B*50:41* | |
| *B*50:06* | *B*50:19* | *B*50:42* | |

## ➢人群分布

| 地域 | 等位基因频度(%) | | |
|---|---|---|---|
| | *B*50:01* | *B*50:02* | *B*50:04* |
| 澳大利亚 | 0.2000 | 0.1000 | 0.0000 |
| 欧洲 | 0.6520 | 0.0148 | 0.0005 |
| 北非 | 4.4538 | 0.7563 | 0.0840 |
| 北美 | 0.5601 | 0.0296 | 0.0001 |
| 东北亚 | 0.0281 | 0.0000 | 0.0000 |
| 太平洋岛国 | 0.0575 | 0.0000 | 0.0000 |
| 南美&中美 | 0.3776 | 0.0000 | 0.0000 |
| 南亚 | 0.4644 | 0.0000 | 0.0000 |
| 东南亚 | 0.1667 | 0.0000 | 0.0000 |
| 撒哈拉以南非洲地区 | 0.2889 | 0.0000 | 0.0000 |
| 西亚 | 1.6084 | 0.1300 | 0.0000 |
| 全球总和 | 0.6195 | 0.0348 | 0.0001 |

# B*51

## ➢等位基因

*B*51:01:01:01*
*B*51:01:01:02*
*B*51:01:01:03*
*B*51:01:01:04*
*B*51:01:01:05*
*B*51:01:01:06*
*B*51:01:01:07*
*B*51:01:01:08*
*B*51:01:01:09*
*B*51:01:01:10*
*B*51:01:01:11*
*B*51:01:01:12*
*B*51:01:01:13*
*B*51:01:01:14*
*B*51:01:01:15*
*B*51:01:01:16*
*B*51:01:01:17*
*B*51:01:01:18*
*B*51:01:01:19*
*B*51:01:01:20*
*B*51:01:01:21*
*B*51:01:02*
*B*51:01:03*
*B*51:01:04*
*B*51:01:05*
*B*51:01:06*
*B*51:01:07*
*B*51:01:08*
*B*51:01:09*
*B*51:01:10*
*B*51:01:11*
*B*51:01:12*
*B*51:01:13*
*B*51:01:14*
*B*51:01:15*
*B*51:01:16*
*B*51:01:17*
*B*51:01:18*
*B*51:01:19*
*B*51:01:20*
*B*51:01:21*
*B*51:01:22*
*B*51:01:23*
*B*51:01:24*
*B*51:01:25*
*B*51:01:26*
*B*51:01:27*
*B*51:01:28*
*B*51:01:29*
*B*51:01:30*
*B*51:01:31*
*B*51:01:32*
*B*51:01:33*
*B*51:01:34*
*B*51:01:35*
*B*51:01:36*
*B*51:01:37*
*B*51:01:38*
*B*51:01:39*
*B*51:01:40*

| | | | |
|---|---|---|---|
| B*51:01:41 | B*51:12 | B*51:45 | B*51:78:02 |
| B*51:01:42 | B*51:13:01 | B*51:46 | B*51:79 |
| B*51:01:43 | B*51:13:02 | B*51:48 | B*51:80 |
| B*51:01:44 | B*51:14 | B*51:49 | B*51:81 |
| B*51:01:45 | B*51:15 | B*51:50 | B*51:82 |
| B*51:01:46 | B*51:16 | B*51:51 | B*51:83 |
| B*51:01:47 | B*51:17 | B*51:52 | B*51:84 |
| B*51:01:48 | B*51:18 | B*51:53 | B*51:85 |
| B*51:01:49 | B*51:19 | B*51:54 | B*51:86 |
| B*51:01:50 | B*51:20 | B*51:55 | B*51:87 |
| B*51:01:51 | B*51:21 | B*51:56:01 | B*51:88 |
| B*51:01:52 | B*51:22 | B*51:56:02 | B*51:89 |
| B*51:01:53 | B*51:23 | B*51:56:03 | B*51:90 |
| B*51:01:54 | B*51:24:01 | B*51:57 | B*51:91 |
| B*51:01:55 | B*51:24:02 | B*51:58 | B*51:92:01 |
| B*51:01:56 | B*51:24:03 | B*51:59 | B*51:92:02 |
| B*51:02:01:01 | B*51:24:04 | B*51:60 | B*51:93 |
| B*51:02:01:02 | B*51:24:05 | B*51:61:01 | B*51:94 |
| B*51:02:02 | B*51:26 | B*51:61:02 | B*51:95 |
| B*51:02:03 | B*51:27N | B*51:62 | B*51:96 |
| B*51:02:04 | B*51:28 | B*51:63:01 | B*51:97 |
| B*51:02:05 | B*51:29 | B*51:63:02 | B*51:98N |
| B*51:03 | B*51:30 | B*51:64 | B*51:99 |
| B*51:04 | B*51:31 | B*51:65 | B*51:100 |
| B*51:05 | B*51:32 | B*51:66 | B*51:101 |
| B*51:06:01 | B*51:33 | B*51:67 | B*51:102 |
| B*51:06:02 | B*51:34 | B*51:68 | B*51:103 |
| B*51:06:03 | B*51:35 | B*51:69 | B*51:104 |
| B*51:07:01 | B*51:36 | B*51:70 | B*51:105 |
| B*51:07:02 | B*51:37 | B*51:71 | B*51:106 |
| B*51:08:01 | B*51:38 | B*51:72 | B*51:107 |
| B*51:08:02 | B*51:39 | B*51:73 | B*51:108 |
| B*51:09:01 | B*51:40 | B*51:74 | B*51:109 |
| B*51:09:02 | B*51:41N | B*51:75 | B*51:110N |
| B*51:09:03 | B*51:42 | B*51:76 | B*51:111 |
| B*51:10 | B*51:43 | B*51:77 | B*51:112 |
| B*51:11N | B*51:44N | B*51:78:01 | B*51:113 |

*B*51:114*
*B*51:115*
*B*51:116*
*B*51:117*
*B*51:118N*
*B*51:119*
*B*51:120*
*B*51:121*
*B*51:122*
*B*51:123*
*B*51:124*
*B*51:125*
*B*51:126*
*B*51:127*
*B*51:128*
*B*51:129*
*B*51:130*
*B*51:131*
*B*51:132*
*B*51:133*
*B*51:134*
*B*51:135*
*B*51:136*
*B*51:137*
*B*51:138*
*B*51:139*
*B*51:140*
*B*51:141*
*B*51:142*
*B*51:143*
*B*51:144*
*B*51:145*
*B*51:146*
*B*51:147*
*B*51:148*
*B*51:149N*
*B*51:150*
*B*51:151*
*B*51:152*
*B*51:153*
*B*51:154*
*B*51:155*
*B*51:156*
*B*51:157*
*B*51:158:01*
*B*51:158:02*
*B*51:159*
*B*51:160*
*B*51:161*
*B*51:162*
*B*51:163*
*B*51:164*
*B*51:165*
*B*51:166*
*B*51:167*
*B*51:168*
*B*51:169*
*B*51:170*
*B*51:171*
*B*51:172*
*B*51:173Q*
*B*51:174:01*
*B*51:174:02*
*B*51:175*
*B*51:176*
*B*51:177*
*B*51:178N*
*B*51:179*
*B*51:180*
*B*51:181*
*B*51:182*
*B*51:183*
*B*51:184N*
*B*51:185*
*B*51:186*
*B*51:187*
*B*51:188*
*B*51:189*
*B*51:190*
*B*51:191*
*B*51:192*
*B*51:193*
*B*51:194*
*B*51:195*
*B*51:196*
*B*51:197*
*B*51:198*
*B*51:199*
*B*51:200*
*B*51:201*
*B*51:202*
*B*51:203*
*B*51:204*
*B*51:205*
*B*51:206*
*B*51:207*
*B*51:208*
*B*51:209*
*B*51:210*
*B*51:211*
*B*51:212*
*B*51:213*
*B*51:214*
*B*51:215*
*B*51:216*
*B*51:217*
*B*51:218*
*B*51:219*
*B*51:220*
*B*51:221*
*B*51:222*
*B*51:223*

## ➢人群分布

| 等位基因频度(%) | 地域 | | | | | | | | | | | |
|---|---|---|---|---|---|---|---|---|---|---|---|---|
| | 澳大利亚 | 欧洲 | 北非 | 北美 | 东北亚 | 太平洋岛国 | 南美&中美 | 南亚 | 东南亚 | 撒哈拉以南非洲地区 | 西亚 | 全球总和 |
| *B*51:01* | 0.7000 | 3.3244 | 2.9412 | 2.4678 | 4.4784 | 1.0357 | 2.2654 | 3.4830 | 2.1262 | 1.2667 | 1.7190 | 2.4631 |
| *B*51:02* | 0.0000 | 0.0092 | 0.0000 | 0.1083 | 0.1544 | 0.4603 | 0.0539 | 0.0774 | 0.5586 | 0.0222 | 0.0026 | 0.1021 |
| *B*51:03* | 0.0000 | 0.0000 | 0.0000 | 0.0000 | 0.0040 | 0.0000 | 0.0000 | 0.0774 | 0.0000 | 0.0000 | 0.0003 | 0.0001 |

续表

| 等位基因频度(%) | 地域 | | | | | | | | | | | |
|---|---|---|---|---|---|---|---|---|---|---|---|---|
| | 澳大利亚 | 欧洲 | 北非 | 北美 | 东北亚 | 太平洋岛国 | 南美&中美 | 南亚 | 东南亚 | 撒哈拉以南非洲地区 | 西亚 | 全球总和 |
| *B*51:04* | 0.0000 | 0.0005 | 0.0000 | 0.0003 | 0.0000 | 0.0000 | 0.0539 | 0.0000 | 0.0068 | 0.0222 | 0.0005 | 0.0003 |
| *B*51:05* | 0.0000 | 0.0369 | 0.0000 | 0.0070 | 0.0000 | 0.0000 | 0.0000 | 0.0000 | 0.0000 | 0.0000 | 0.0023 | 0.0076 |
| *B*51:06* | 0.0000 | 0.0005 | 0.0000 | 0.0457 | 0.0020 | 0.0000 | 0.0539 | 0.3870 | 0.0113 | 0.0667 | 0.4130 | 0.0657 |
| *B*51:07* | 0.0000 | 0.0498 | 0.0000 | 0.0254 | 0.0000 | 0.0000 | 0.0000 | 0.2322 | 0.0270 | 0.0667 | 0.0373 | 0.0268 |
| *B*51:08* | 0.0000 | 0.0807 | 0.0000 | 0.0547 | 0.0000 | 0.0000 | 0.0000 | 0.0000 | 0.0023 | 0.0000 | 0.6369 | 0.0896 |
| *B*51:09* | 0.1000 | 0.0018 | 0.0000 | 0.0215 | 0.0000 | 0.0000 | 0.0000 | 0.0000 | 0.0045 | 0.0000 | 0.0015 | 0.0194 |
| *B*51:10* | 0.0000 | 0.0000 | 0.0000 | 0.0010 | 0.0020 | 0.0000 | 0.0000 | 0.4644 | 0.0045 | 0.0000 | 0.0072 | 0.0015 |
| *B*51:12* | 0.0000 | 0.0000 | 0.0000 | 0.0000 | 0.0000 | 0.0000 | 0.0000 | 0.0000 | 0.0000 | 0.0000 | 0.0010 | 0.0001 |
| *B*51:13* | 0.0000 | 0.0000 | 0.0000 | 0.0015 | 0.0000 | 0.0000 | 0.0000 | 0.0000 | 0.0000 | 0.0000 | 0.0000 | 0.0013 |
| *B*51:14* | 0.0000 | 0.0000 | 0.0000 | 0.0009 | 0.0000 | 0.0000 | 0.0000 | 0.0000 | 0.0000 | 0.0000 | 0.0005 | 0.0009 |
| *B*51:21* | 0.0000 | 0.0000 | 0.0000 | 0.0000 | 0.0000 | 0.0000 | 0.0000 | 0.0000 | 0.0000 | 0.0000 | 0.0072 | 0.0004 |
| *B*51:22* | 0.0000 | 0.0000 | 0.0000 | 0.0010 | 0.0000 | 0.0000 | 0.0000 | 0.0000 | 0.0023 | 0.0000 | 0.0000 | 0.0009 |
| *B*51:29* | 0.0000 | 0.0041 | 0.0840 | 0.0001 | 0.0000 | 0.0000 | 0.0000 | 0.0000 | 0.0000 | 0.0000 | 0.0000 | 0.0003 |
| *B*51:31* | 0.0000 | 0.0000 | 0.0000 | 0.0003 | 0.0000 | 0.0000 | 0.0000 | 0.0000 | 0.0023 | 0.0000 | 0.0000 | 0.0002 |
| *B*51:73* | 0.0000 | 0.0000 | 0.0000 | 0.0003 | 0.0000 | 0.0000 | 0.0000 | 0.0000 | 0.0000 | 0.0000 | 0.0000 | 0.0002 |

## ➢肽结合特异性

| HLA 蛋白名称 | 氨基酸序列(九肽) | | | | | | | | |
|---|---|---|---|---|---|---|---|---|---|
| | 位置 | | | | | | | | |
| | 1 | 2 | 3 | 4 | 5 | 6 | 7 | 8 | 9 |
| B*51:01 | **F** | **P** | | | | | | | **I** |
| | **M** | A | | | | | | | **V** |
| | **L** | G | | | | | | | A |
| | | V | | | | | | | C |
| | | | | | | | | | F |
| | | | | | | | | | L |
| | | | | | | | | | M |
| | | | | | | | | | W |

# B*52

## ➢等位基因

| | | | |
|---|---|---|---|
| *B*52:01:01:01* | *B*52:01:24* | *B*52:19* | *B*52:45* |
| *B*52:01:01:02* | *B*52:01:25* | *B*52:20* | *B*52:46* |
| *B*52:01:01:03* | *B*52:01:26* | *B*52:21* | *B*52:47* |
| *B*52:01:01:04* | *B*52:01:27* | *B*52:22* | *B*52:48* |
| *B*52:01:02:01* | *B*52:01:28* | *B*52:23* | *B*52:49N* |
| *B*52:01:02:02* | *B*52:01:29* | *B*52:24* | *B*52:50* |
| *B*52:01:02:03* | *B*52:02:01* | *B*52:25:01* | *B*52:51* |
| *B*52:01:03* | *B*52:02:02* | *B*52:25:02* | *B*52:52* |
| *B*52:01:04* | *B*52:03* | *B*52:26* | *B*52:53* |
| *B*52:01:05* | *B*52:04* | *B*52:27* | *B*52:54* |
| *B*52:01:06* | *B*52:05* | *B*52:28* | *B*52:55* |
| *B*52:01:07* | *B*52:06:01* | *B*52:29* | *B*52:56* |
| *B*52:01:08* | *B*52:06:02* | *B*52:30* | *B*52:57* |
| *B*52:01:09* | *B*52:06:03* | *B*52:31:01* | *B*52:58* |
| *B*52:01:10* | *B*52:07* | *B*52:31:02* | *B*52:59* |
| *B*52:01:11* | *B*52:08* | *B*52:32* | *B*52:60* |
| *B*52:01:12* | *B*52:09* | *B*52:33* | *B*52:61* |
| *B*52:01:13* | *B*52:10:01* | *B*52:34* | *B*52:62* |
| *B*52:01:14* | *B*52:10:02* | *B*52:35* | *B*52:63* |
| *B*52:01:15* | *B*52:10:03* | *B*52:36* | *B*52:64* |
| *B*52:01:16* | *B*52:11* | *B*52:37* | *B*52:65* |
| *B*52:01:17* | *B*52:12* | *B*52:38* | *B*52:66* |
| *B*52:01:18* | *B*52:13* | *B*52:39* | *B*52:67* |
| *B*52:01:19* | *B*52:14* | *B*52:40* | *B*52:68* |
| *B*52:01:20* | *B*52:15* | *B*52:41* | *B*52:69* |
| *B*52:01:21* | *B*52:16* | *B*52:42* | |
| *B*52:01:22* | *B*52:17* | *B*52:43* | |
| *B*52:01:23* | *B*52:18* | *B*52:44* | |

## ➢人群分布

| 地域 | 等位基因频度(%) | | | |
|---|---|---|---|---|
| | *B*52:01* | *B*52:02* | *B*52:04* | *B*52:30* |
| 澳大利亚 | 0.0000 | 0.0000 | 0.0000 | 0.0000 |
| 欧洲 | 0.6469 | 0.0000 | 0.0005 | 0.0000 |
| 北非 | 1.7647 | 0.0000 | 0.0000 | 0.0000 |
| 北美 | 0.9657 | 0.0003 | 0.0001 | 0.0000 |
| 东北亚 | 4.7470 | 0.0000 | 0.0000 | 0.0000 |
| 太平洋岛国 | 0.2877 | 0.0000 | 0.0000 | 0.0000 |
| 南美&中美 | 0.9169 | 0.0000 | 0.0000 | 0.0000 |
| 南亚 | 2.6316 | 0.0000 | 0.0000 | 0.0000 |
| 东南亚 | 0.9460 | 0.0000 | 0.0000 | 0.0000 |
| 撒哈拉以南非洲地区 | 0.6444 | 0.0000 | 0.0000 | 0.0000 |
| 西亚 | 2.5955 | 0.0000 | 0.0000 | 0.0015 |
| 全球总和 | 1.0815 | 0.0002 | 0.0002 | 0.0001 |

# B*53

## ➢等位基因

*B*53:01:01*
*B*53:01:02*
*B*53:01:03*
*B*53:01:04*
*B*53:01:05*
*B*53:01:06*
*B*53:01:07*
*B*53:01:08*
*B*53:01:09*
*B*53:01:10*
*B*53:01:11*
*B*53:02*
*B*53:03*
*B*53:04*
*B*53:05:01*
*B*53:05:02*
*B*53:06*
*B*53:07*
*B*53:08:01*
*B*53:08:02*
*B*53:09*
*B*53:10*
*B*53:11*
*B*53:12*
*B*53:13*
*B*53:14*
*B*53:15*
*B*53:16*
*B*53:17:01*
*B*53:17:02*
*B*53:18*
*B*53:19*
*B*53:20*
*B*53:21*
*B*53:22*
*B*53:23*
*B*53:24*
*B*53:25*
*B*53:26*
*B*53:27*
*B*53:28*
*B*53:29*
*B*53:30*
*B*53:31*
*B*53:32*
*B*53:33*
*B*53:34*
*B*53:35*
*B*53:36*
*B*53:37*
*B*53:38*
*B*53:39*
*B*53:40*
*B*53:41*
*B*53:42*
*B*53:43*
*B*53:44*
*B*53:45*
*B*53:46*
*B*53:47*

## ➢人群分布

| 地域 | 等位基因频度(%) | | | | | |
|---|---|---|---|---|---|---|
| | *B*53:01* | *B*53:02* | *B*53:03* | *B*53:05* | *B*53:08* | *B*53:10* |
| 澳大利亚 | 0.0000 | 0.0000 | 0.0000 | 0.0000 | 0.0000 | 0.0000 |
| 欧洲 | 0.1849 | 0.0000 | 0.0000 | 0.0014 | 0.0000 | 0.0023 |
| 北非 | 2.4370 | 0.0000 | 0.0000 | 0.0000 | 0.0000 | 0.0000 |
| 北美 | 1.2548 | 0.0000 | 0.0000 | 0.0001 | 0.0000 | 0.0000 |
| 东北亚 | 0.0120 | 0.0020 | 0.0020 | 0.0000 | 0.0000 | 0.0000 |
| 太平洋岛国 | 0.0575 | 0.0000 | 0.0000 | 0.0000 | 0.0000 | 0.0000 |
| 南美&中美 | 0.3776 | 0.0539 | 0.0000 | 0.0000 | 0.0000 | 0.0000 |
| 南亚 | 0.2322 | 0.0000 | 0.4644 | 0.0000 | 0.0000 | 0.0000 |
| 东南亚 | 0.0203 | 0.0000 | 0.0000 | 0.0000 | 0.0023 | 0.0000 |
| 撒哈拉以南非洲地区 | 3.9333 | 0.0222 | 0.0444 | 0.0667 | 0.0222 | 0.0000 |
| 西亚 | 0.9807 | 0.0003 | 0.0003 | 0.0000 | 0.0059 | 0.0000 |
| 全球总和 | 1.1860 | 0.0001 | 0.0001 | 0.0002 | 0.0004 | 0.0001 |

## ➢肽结合特异性

| HLA 蛋白名称 | 氨基酸序列(九肽) | | | | | | | | |
|---|---|---|---|---|---|---|---|---|---|
| | 位置 | | | | | | | | |
| | 1 | [2] | 3 | 4 | 5 | 6 | 7 | 8 | [9] |
| B*53:01 | F | P | K | | | | R | | W |
| | M | A | P | | | | | | F |
| | W | | R | | | | | | I |
| | P | | | | | | | | |

# B*54

## ➢等位基因

| | | | |
|---|---|---|---|
| *B*54:01:01* | *B*54:06* | *B*54:17* | *B*54:28* |
| *B*54:01:02* | *B*54:07* | *B*54:18* | *B*54:29* |
| *B*54:01:03* | *B*54:08N* | *B*54:19* | *B*54:30* |
| *B*54:01:04* | *B*54:09* | *B*54:20* | *B*54:31* |
| *B*54:01:05* | *B*54:10* | *B*54:21* | *B*54:32* |
| *B*54:01:06* | *B*54:11* | *B*54:22* | *B*54:33* |
| *B*54:01:07* | *B*54:12* | *B*54:23* | *B*54:34* |
| *B*54:02* | *B*54:13* | *B*54:24* | *B*54:35* |
| *B*54:03* | *B*54:14* | *B*54:25* | *B*54:36* |
| *B*54:04* | *B*54:15* | *B*54:26* | *B*54:37* |
| *B*54:05N* | *B*54:16* | *B*54:27* | *B*54:38* |

## ➢人群分布

| 地域 | 等位基因频度(%) |
| --- | --- |
| | *B*54:01* |
| 澳大利亚 | 0.0000 |
| 欧洲 | 0.0290 |
| 北非 | 0.0000 |
| 北美 | 0.1876 |
| 东北亚 | 3.5863 |
| 太平洋岛国 | 0.6904 |
| 南美&中美 | 0.0000 |
| 南亚 | 0.0774 |
| 东南亚 | 1.3334 |
| 撒哈拉以南非洲地区 | 0.0000 |
| 西亚 | 0.0051 |
| 全球总和 | 0.2051 |

## ➢肽结合特异性

| HLA 蛋白名称 | 氨基酸序列(九肽) | | | | | | | | |
| --- | --- | --- | --- | --- | --- | --- | --- | --- | --- |
| | 位置 | | | | | | | | |
| | [1] | 2 | 3 | 4 | 5 | 6 | 7 | 8 | [9] |
| B*54:01 | **F** | **P** | | | | | | | **A** |
| | **M** | | | | | | | | P |
| | L | | | | | | | | S |
| | W | | | | | | | | T |
| | | | | | | | | | V |

# B*55

## ➢等位基因

| | | | |
| --- | --- | --- | --- |
| *B*55:01:01* | *B*55:01:08* | *B*55:01:15* | *B*55:02:05* |
| *B*55:01:02* | *B*55:01:09* | *B*55:01:16* | *B*55:02:06* |
| *B*55:01:03* | *B*55:01:10* | *B*55:02:01:01* | *B*55:02:07* |
| *B*55:01:04* | *B*55:01:11* | *B*55:02:01:02* | *B*55:02:08* |
| *B*55:01:05* | *B*55:01:12* | *B*55:02:02* | *B*55:02:09* |
| *B*55:01:06* | *B*55:01:13* | *B*55:02:03* | *B*55:02:10* |
| *B*55:01:07* | *B*55:01:14* | *B*55:02:04* | *B*55:03* |

*B*55:04*
*B*55:05*
*B*55:07*
*B*55:08*
*B*55:09*
*B*55:10*
*B*55:11*
*B*55:12*
*B*55:13*
*B*55:14*
*B*55:15*
*B*55:16*
*B*55:17*
*B*55:18*
*B*55:19*
*B*55:20*
*B*55:21*
*B*55:22*
*B*55:23*
*B*55:24*
*B*55:25*
*B*55:26*
*B*55:27*
*B*55:28*
*B*55:29*
*B*55:30*
*B*55:31*
*B*55:32*
*B*55:33*
*B*55:34*
*B*55:35*
*B*55:36*
*B*55:37*
*B*55:38*
*B*55:39*
*B*55:40*
*B*55:41*
*B*55:42*
*B*55:43*
*B*55:44*
*B*55:45*
*B*55:46*
*B*55:47*
*B*55:48*
*B*55:49*
*B*55:50*
*B*55:51*
*B*55:52*
*B*55:53*
*B*55:54*
*B*55:55N*
*B*55:56*
*B*55:57*
*B*55:58*
*B*55:59*
*B*55:60*
*B*55:61*
*B*55:62*
*B*55:63*
*B*55:64*
*B*55:65*
*B*55:66*
*B*55:67*
*B*55:68*
*B*55:69*
*B*55:70*
*B*55:71*
*B*55:72*
*B*55:73*
*B*55:74*
*B*55:75*
*B*55:76*
*B*55:77*
*B*55:78*
*B*55:79*
*B*55:80*
*B*55:81*
*B*55:82*
*B*55:83N*
*B*55:84*
*B*55:85*

## ➢人群分布

| 地域 | 等位基因频度(%) | | | | | | |
|---|---|---|---|---|---|---|---|
| | *B*55:01* | *B*55:02* | *B*55:03* | *B*55:04* | *B*55:07* | *B*55:12* | *B*55:23* |
| 澳大利亚 | 0.3000 | 0.0000 | 0.0000 | 0.0000 | 0.0000 | 0.0000 | 0.0000 |
| 欧洲 | 0.7474 | 0.0175 | 0.0023 | 0.0009 | 0.0000 | 0.0005 | 0.0000 |
| 北非 | 0.1681 | 0.0840 | 0.0000 | 0.0000 | 0.0000 | 0.0000 | 0.0000 |
| 北美 | 0.6287 | 0.1177 | 0.0000 | 0.0030 | 0.0010 | 0.0003 | 0.0001 |
| 东北亚 | 0.0160 | 1.2208 | 0.0000 | 0.0601 | 0.0060 | 0.0040 | 0.0000 |
| 太平洋岛国 | 0.0575 | 2.1289 | 0.0000 | 0.1151 | 0.0000 | 0.0000 | 0.0000 |
| 南美&中美 | 0.1618 | 0.0000 | 0.0000 | 0.0000 | 0.0000 | 0.0000 | 0.0000 |
| 南亚 | 0.6966 | 0.0000 | 0.0000 | 0.0774 | 0.0000 | 0.0000 | 0.0000 |
| 东南亚 | 0.0743 | 1.4370 | 0.0023 | 0.0180 | 0.0135 | 0.0135 | 0.0023 |
| 撒哈拉以南非洲地区 | 0.0444 | 0.0000 | 0.0000 | 0.0000 | 0.0000 | 0.0000 | 0.0000 |
| 西亚 | 0.9973 | 0.0015 | 0.0003 | 0.0000 | 0.0000 | 0.0000 | 0.0000 |
| 全球总和 | 0.6455 | 0.1252 | 0.0001 | 0.0033 | 0.0010 | 0.0004 | 0.0001 |

# B*56

## ➢等位基因

*B*56:01:01:01*
*B*56:01:01:02*
*B*56:01:01:03*
*B*56:01:01:04*
*B*56:01:02*
*B*56:01:03*
*B*56:01:04*
*B*56:01:05*
*B*56:01:06*
*B*56:01:07*
*B*56:01:08*
*B*56:01:09*
*B*56:02:01*
*B*56:02:02*
*B*56:03*
*B*56:04*
*B*56:05:01*
*B*56:05:02*
*B*56:06*
*B*56:07*
*B*56:08*
*B*56:09*
*B*56:10*
*B*56:11*
*B*56:12*
*B*56:13*
*B*56:14*
*B*56:15*
*B*56:16*
*B*56:17*
*B*56:18*
*B*56:19N*
*B*56:20:01*
*B*56:20:02*
*B*56:21*
*B*56:22*
*B*56:23*
*B*56:24*
*B*56:25*
*B*56:26*
*B*56:27*
*B*56:28N*
*B*56:29*
*B*56:30*
*B*56:31*
*B*56:32*
*B*56:33*
*B*56:34*
*B*56:35*
*B*56:36*
*B*56:37*
*B*56:38N*
*B*56:39*
*B*56:40*
*B*56:41*
*B*56:42*
*B*56:43*
*B*56:44*
*B*56:45*
*B*56:46*
*B*56:47*
*B*56:48*
*B*56:49*
*B*56:50*
*B*56:51*
*B*56:52*
*B*56:53*

## ➢人群分布

| 地域 | 等位基因频度(%) | | | | | | |
|---|---|---|---|---|---|---|---|
| | *B*56:01* | *B*56:02* | *B*56:03* | *B*56:04* | *B*56:05* | *B*56:07* | *B*56:10* |
| 澳大利亚 | 5.2000 | 4.2000 | 0.0000 | 0.0000 | 0.0000 | 0.0000 | 0.0000 |
| 欧洲 | 0.4657 | 0.0000 | 0.0009 | 0.0000 | 0.0000 | 0.0000 | 0.0000 |
| 北非 | 0.1681 | 0.0000 | 0.0000 | 0.0000 | 0.0000 | 0.0000 | 0.0000 |
| 北美 | 0.2600 | 0.0023 | 0.0048 | 0.0238 | 0.0004 | 0.0001 | 0.0003 |
| 东北亚 | 0.3829 | 0.0000 | 0.0702 | 0.0000 | 0.0020 | 0.0000 | 0.0000 |
| 太平洋岛国 | 4.0276 | 2.3015 | 0.0000 | 0.0575 | 0.0000 | 0.0000 | 0.0000 |
| 南美&中美 | 0.0000 | 0.0000 | 0.0000 | 0.0000 | 0.0000 | 0.0000 | 0.0000 |
| 南亚 | 0.2322 | 0.0000 | 0.2322 | 0.0774 | 0.1548 | 0.0000 | 0.0000 |
| 东南亚 | 0.4505 | 0.0473 | 0.0766 | 0.0563 | 0.0000 | 0.0023 | 0.0000 |
| 撒哈拉以南非洲地区 | 0.1333 | 0.0000 | 0.0000 | 0.0000 | 0.0000 | 0.0000 | 0.0000 |
| 西亚 | 0.1665 | 0.0000 | 0.0000 | 0.0000 | 0.0003 | 0.0003 | 0.0003 |
| 全球总和 | 0.2650 | 0.0036 | 0.0054 | 0.0216 | 0.0004 | 0.0001 | 0.0003 |

# B*57

## ➢等位基因

*B*57:01:01* *B*57:01:02* *B*57:01:03* *B*57:01:04* *B*57:01:05* *B*57:01:06* *B*57:01:07* *B*57:01:08* *B*57:01:09* *B*57:01:10* *B*57:01:11* *B*57:01:12* *B*57:01:13* *B*57:01:14* *B*57:01:15* *B*57:01:16* *B*57:01:17* *B*57:01:18* *B*57:01:19* *B*57:01:20* *B*57:01:21* *B*57:01:22* *B*57:01:23* *B*57:02:01* *B*57:02:02* *B*57:03:01:01* *B*57:03:01:02* *B*57:03:02* *B*57:03:03* *B*57:04:01*

*B*57:04:02* *B*57:05* *B*57:06* *B*57:07* *B*57:08* *B*57:09* *B*57:10* *B*57:11* *B*57:12* *B*57:13* *B*57:14:01* *B*57:14:02* *B*57:15* *B*57:16* *B*57:17* *B*57:18* *B*57:19* *B*57:20* *B*57:21* *B*57:22* *B*57:23* *B*57:24* *B*57:25* *B*57:26* *B*57:27* *B*57:28N* *B*57:29* *B*57:30* *B*57:31* *B*57:32*

*B*57:33* *B*57:34* *B*57:35* *B*57:36* *B*57:37* *B*57:38* *B*57:39* *B*57:40* *B*57:41* *B*57:42* *B*57:43* *B*57:44* *B*57:45* *B*57:46* *B*57:47* *B*57:48* *B*57:49* *B*57:50* *B*57:51* *B*57:52* *B*57:53* *B*57:54* *B*57:55* *B*57:56* *B*57:57* *B*57:58* *B*57:59* *B*57:60* *B*57:61* *B*57:62*

*B*57:63* *B*57:64* *B*57:65* *B*57:66* *B*57:67:01* *B*57:67:02* *B*57:68* *B*57:69* *B*57:70* *B*57:71* *B*57:72* *B*57:73* *B*57:74* *B*57:75* *B*57:76* *B*57:77* *B*57:78* *B*57:79N* *B*57:80* *B*57:81* *B*57:82* *B*57:83* *B*57:84* *B*57:85* *B*57:86* *B*57:87* *B*57:88* *B*57:89* *B*57:90*

## ➢人群分布

| 地域 | 等位基因频度(%) | | | | |
|---|---|---|---|---|---|
| | *B*57:01* | *B*57:02* | *B*57:03* | *B*57:04* | *B*57:10* |
| 澳大利亚 | 0.2000 | 0.0000 | 0.0000 | 0.0000 | 0.0000 |
| 欧洲 | 1.5340 | 0.0143 | 0.0415 | 0.0000 | 0.0028 |
| 北非 | 0.5882 | 0.1681 | 0.7563 | 0.0000 | 0.0000 |
| 北美 | 1.2991 | 0.0477 | 0.3790 | 0.0169 | 0.0000 |
| 东北亚 | 0.0361 | 0.0000 | 0.0000 | 0.0000 | 0.0000 |
| 太平洋岛国 | 0.2301 | 0.0000 | 0.0000 | 0.0000 | 0.0000 |
| 南美&中美 | 0.7012 | 0.0539 | 0.2697 | 0.0000 | 0.0000 |
| 南亚 | 1.3158 | 0.0000 | 0.0000 | 0.0000 | 0.0000 |
| 东南亚 | 0.2478 | 0.0000 | 0.0000 | 0.0000 | 0.0000 |
| 撒哈拉以南非洲地区 | 0.3778 | 0.4000 | 1.1778 | 0.0667 | 0.0000 |
| 西亚 | 1.2062 | 0.1180 | 0.0812 | 0.0000 | 0.0000 |
| 全球总和 | 1.2831 | 0.0504 | 0.3448 | 0.0151 | 0.0001 |

# B*58

## ➢等位基因

| | | | |
|---|---|---|---|
| *B*58:01:01:01* | *B*58:01:20* | *B*58:19* | *B*58:41* |
| *B*58:01:01:02* | *B*58:01:21* | *B*58:20* | *B*58:42* |
| *B*58:01:01:03* | *B*58:01:22* | *B*58:21* | *B*58:43* |
| *B*58:01:01:04* | *B*58:02:01* | *B*58:22* | *B*58:44* |
| *B*58:01:02* | *B*58:02:02* | *B*58:23* | *B*58:45:01* |
| *B*58:01:03* | *B*58:04* | *B*58:24* | *B*58:45:02* |
| *B*58:01:04* | *B*58:05* | *B*58:25* | *B*58:46* |
| *B*58:01:05* | *B*58:06* | *B*58:26* | *B*58:47* |
| *B*58:01:06* | *B*58:07* | *B*58:27* | *B*58:48* |
| *B*58:01:07* | *B*58:08:01* | *B*58:28:01* | *B*58:49* |
| *B*58:01:08* | *B*58:08:02* | *B*58:28:02* | *B*58:50* |
| *B*58:01:09* | *B*58:09* | *B*58:29* | *B*58:51* |
| *B*58:01:10* | *B*58:10N* | *B*58:31N* | *B*58:52* |
| *B*58:01:11* | *B*58:11* | *B*58:32* | *B*58:53* |
| *B*58:01:12* | *B*58:12* | *B*58:33* | *B*58:54* |
| *B*58:01:13* | *B*58:13* | *B*58:34* | *B*58:55* |
| *B*58:01:14* | *B*58:14* | *B*58:35* | *B*58:56* |
| *B*58:01:15* | *B*58:15* | *B*58:36* | *B*58:57* |
| *B*58:01:16* | *B*58:16:01* | *B*58:37* | *B*58:58* |
| *B*58:01:17* | *B*58:16:02* | *B*58:38* | *B*58:59:01* |
| *B*58:01:18* | *B*58:17N* | *B*58:39N* | *B*58:59:02* |
| *B*58:01:19* | *B*58:18* | *B*58:40* | *B*58:60* |

| | | | |
|---|---|---|---|
| *B*58:61* | *B*58:69* | *B*58:77* | *B*58:85* |
| *B*58:62* | *B*58:70* | *B*58:78* | *B*58:86* |
| *B*58:63* | *B*58:71* | *B*58:79* | *B*58:87* |
| *B*58:64* | *B*58:72N* | *B*58:80* | *B*58:88* |
| *B*58:65* | *B*58:73* | *B*58:81* | *B*58:89* |
| *B*58:66* | *B*58:74* | *B*58:82* | *B*58:90* |
| *B*58:67* | *B*58:75* | *B*58:83* | |
| *B*58:68* | *B*58:76* | *B*58:84* | |

## ➢人群分布

| 地域 | 等位基因频度(%) | | | | | | | |
|---|---|---|---|---|---|---|---|---|
| | *B*58:01* | *B*58:02* | *B*58:05* | *B*58:06* | *B*58:20* | *B*58:25* | *B*58:40* | *B*58:48* |
| 澳大利亚 | 0.8000 | 0.0000 | 0.0000 | 0.0000 | 0.0000 | 0.0000 | 0.0000 | 0.0000 |
| 欧洲 | 0.4920 | 0.0023 | 0.0000 | 0.0000 | 0.0000 | 0.0000 | 0.0000 | 0.0000 |
| 北非 | 1.2605 | 0.2521 | 0.0000 | 0.0000 | 0.0000 | 0.0000 | 0.0000 | 0.0000 |
| 北美 | 1.1132 | 0.3810 | 0.0000 | 0.0000 | 0.0000 | 0.0000 | 0.0000 | 0.0000 |
| 东北亚 | 0.8179 | 0.0000 | 0.0000 | 0.0000 | 0.0000 | 0.0000 | 0.0000 | 0.0000 |
| 太平洋岛国 | 0.8055 | 0.0000 | 0.0000 | 0.0000 | 0.0000 | 0.0000 | 0.0000 | 0.0000 |
| 南美&中美 | 0.7012 | 0.2157 | 0.0000 | 0.0000 | 0.0000 | 0.0000 | 0.0000 | 0.0000 |
| 南亚 | 3.4830 | 0.0000 | 0.0000 | 0.0000 | 0.0000 | 0.0000 | 0.0000 | 0.0000 |
| 东南亚 | 3.8313 | 0.0000 | 0.0000 | 0.0023 | 0.0000 | 0.0000 | 0.0000 | 0.0000 |
| 撒哈拉以南非洲地区 | 3.0889 | 3.3333 | 0.0000 | 0.0000 | 0.0000 | 0.0000 | 0.0000 | 0.0000 |
| 西亚 | 0.9636 | 0.0028 | 0.0010 | 0.0079 | 0.0010 | 0.0010 | 0.0010 | 0.0010 |
| 全球总和 | 1.1014 | 0.3420 | 0.0001 | 0.0005 | 0.0001 | 0.0001 | 0.0001 | 0.0001 |

## ➢肽结合特异性

| HLA 蛋白名称 | 氨基酸序列(九肽) | | | | | | | | |
|---|---|---|---|---|---|---|---|---|---|
| | 位置 | | | | | | | | |
| | 1 | 2 | 3 | 4 | 5 | 6 | 7 | 8 | 9 |
| | **K** | **A** | ~~E~~ | | | | ~~R~~ | | **W** |
| B*58:01 | **R** | **S** | ~~K~~ | | | | | | |
| | ~~D~~ | **T** | ~~P~~ | | | | | | |
| | ~~N~~ | M | ~~R~~ | | | | | | |
| | ~~P~~ | V | | | | | | | |

# B*59

## ➢等位基因

| | | | |
|---|---|---|---|
| *B*59:01:01:01* | *B*59:03* | *B*59:06* | *B*59:09* |
| *B*59:01:01:02* | *B*59:04* | *B*59:07* | |
| *B*59:02* | *B*59:05* | *B*59:08* | |

## ➢人群分布

| 地域 | 等位基因频度(%) |
| --- | --- |
| | *B*59:01* |
| 澳大利亚 | 0.0000 |
| 欧洲 | 0.0005 |
| 北非 | 0.0000 |
| 北美 | 0.0333 |
| 东北亚 | 0.9903 |
| 太平洋岛国 | 0.4028 |
| 南美&中美 | 0.0000 |
| 南亚 | 0.0000 |
| 东南亚 | 0.0293 |
| 撒哈拉以南非洲地区 | 0.0000 |
| 西亚 | 0.0000 |
| 全球总和 | 0.0376 |

# B*67

## ➢等位基因

*B*67:01:01*　*B*67:02*　*B*67:05*
*B*67:01:02*　*B*67:03*　*B*67:06*
*B*67:01:03*　*B*67:04*　*B*67:07*

## ➢人群分布

| 地域 | 等位基因频度(%) |
| --- | --- |
| | *B*67:01* |
| 澳大利亚 | 0.0000 |
| 欧洲 | 0.0065 |
| 北非 | 0.0000 |
| 北美 | 0.0282 |
| 东北亚 | 0.5934 |
| 太平洋岛国 | 0.1151 |
| 南美&中美 | 0.0000 |
| 南亚 | 0.0000 |
| 东南亚 | 0.1284 |
| 撒哈拉以南非洲地区 | 0.0222 |
| 西亚 | 0.0003 |
| 全球总和 | 0.0308 |

# B*73

## ➢等位基因

*B*73:01*　　*B*73:02*

## ➢人群分布

| 地域 | 等位基因频度(%) |
|---|---|
| | *B*73:01* |
| 澳大利亚 | 0.0000 |
| 欧洲 | 0.0369 |
| 北非 | 0.0000 |
| 北美 | 0.0203 |
| 东北亚 | 0.0020 |
| 太平洋岛国 | 0.0000 |
| 南美&中美 | 0.0000 |
| 南亚 | 0.0000 |
| 东南亚 | 0.0045 |
| 撒哈拉以南非洲地区 | 0.0444 |
| 西亚 | 0.1430 |
| 全球总和 | 0.0280 |

## ➢肽结合特异性

| HLA 蛋白名称 | 氨基酸序列(九肽) | | | | | | | | |
|---|---|---|---|---|---|---|---|---|---|
| | 位置 | | | | | | | | |
| | 1 | 2 | 3 | 4 | 5 | 6 | 7 | 8 | [9] |
| B*73:01 | | **R** | **Y** | | | | | ~~**F**~~ | **A** |
| | | | **W** | | | | | | **P** |

# B*78

## ➢等位基因

*B*78:01:01:01*　　*B*78:02:01*　　*B*78:04*　　*B*78:07*

*B*78:01:01:02*　　*B*78:02:02*　　*B*78:05*　　*B*78:08*

*B*78:01:02*　　*B*78:03*　　*B*78:06*　　*B*78:09*

## ➢人群分布

| 地域 | 等位基因频度(%) | | |
|---|---|---|---|
| | *B*78:01* | *B*78:02* | *B*78:04* |
| 澳大利亚 | 0.0000 | 0.0000 | 0.0000 |
| 欧洲 | 0.0254 | 0.0000 | 0.0000 |
| 北非 | 0.9244 | 0.0000 | 0.0000 |
| 北美 | 0.0965 | 0.0001 | 0.0007 |
| 东北亚 | 0.0000 | 0.0040 | 0.0000 |
| 太平洋岛国 | 0.0000 | 0.0000 | 0.0000 |
| 南美&中美 | 0.1079 | 0.0539 | 0.0000 |
| 南亚 | 0.0774 | 0.0000 | 0.0000 |
| 东南亚 | 0.0023 | 0.0045 | 0.0000 |
| 撒哈拉以南非洲地区 | 0.2444 | 0.0000 | 0.0000 |
| 西亚 | 0.0010 | 0.0005 | 0.0000 |
| 全球总和 | 0.0873 | 0.0002 | 0.0006 |

# B*81

## ➢等位基因

*B*81:01* *B*81:03* *B*81:05* *B*81:07*
*B*81:02* *B*81:04N* *B*81:06* *B*81:08*

## ➢人群分布

| 地域 | 等位基因频度(%) |
|---|---|
| | *B*81:01* |
| 澳大利亚 | 0.0000 |
| 欧洲 | 0.0018 |
| 北非 | 0.0000 |
| 北美 | 0.1877 |
| 东北亚 | 0.0060 |
| 太平洋岛国 | 0.0000 |
| 南美&中美 | 0.0539 |
| 南亚 | 0.0000 |
| 东南亚 | 0.0428 |
| 撒哈拉以南非洲地区 | 1.4889 |
| 西亚 | 0.0046 |
| 全球总和 | 0.1689 |

# B*82

## ➢等位基因

*B*82:01*　　*B*82:02:01*　　*B*82:02:02*　　*B*82:03*

## ➢人群分布

| 地域 | 等位基因频度(%) | |
|---|---|---|
| | *B*82:01* | *B*82:02* |
| 澳大利亚 | 0.0000 | 0.0000 |
| 欧洲 | 0.0005 | 0.0000 |
| 北非 | 0.0000 | 0.0000 |
| 北美 | 0.0261 | 0.0000 |
| 东北亚 | 0.0000 | 0.0000 |
| 太平洋岛国 | 0.0000 | 0.0000 |
| 南美&中美 | 0.0539 | 0.0000 |
| 南亚 | 0.0000 | 0.0000 |
| 东南亚 | 0.0000 | 0.0000 |
| 撒哈拉以南非洲地区 | 0.1556 | 0.0889 |
| 西亚 | 0.0003 | 0.0008 |
| 全球总和 | 0.0234 | 0.0001 |

# B*83

## ➢等位基因

*B*83:01*

## ➢人群分布

暂无数据。

# HLA-C

## C*01



➢等位基因

*C*01:02:01:01*
*C*01:02:01:02*
*C*01:02:01:03*
*C*01:02:01:04*
*C*01:02:02*
*C*01:02:03*
*C*01:02:04*
*C*01:02:05*
*C*01:02:06*
*C*01:02:07*
*C*01:02:08*
*C*01:02:09*
*C*01:02:10*
*C*01:02:11*
*C*01:02:12*
*C*01:02:13*
*C*01:02:14*
*C*01:02:15*
*C*01:02:16*
*C*01:02:17*
*C*01:02:18*
*C*01:02:19*
*C*01:02:20*
*C*01:02:21*
*C*01:02:22*
*C*01:02:23*
*C*01:02:24*
*C*01:02:25*
*C*01:02:26*
*C*01:02:27*
*C*01:02:28*
*C*01:02:29*
*C*01:02:30*
*C*01:02:31*
*C*01:02:32*
*C*01:02:33*
*C*01:02:34*
*C*01:02:35*
*C*01:02:36*
*C*01:02:37*
*C*01:02:38*
*C*01:02:39*
*C*01:02:40*
*C*01:02:41*
*C*01:03*
*C*01:04*
*C*01:05*
*C*01:06*
*C*01:07:01*
*C*01:07:02*
*C*01:08*
*C*01:09*
*C*01:10*
*C*01:11*
*C*01:12:01*
*C*01:12:02*
*C*01:13*
*C*01:14*
*C*01:15*
*C*01:16*
*C*01:17*
*C*01:18*
*C*01:19*
*C*01:20*
*C*01:21*
*C*01:22*
*C*01:23*
*C*01:24*
*C*01:25*
*C*01:26*
*C*01:27*
*C*01:28*
*C*01:29*
*C*01:30*
*C*01:31*
*C*01:32:01*
*C*01:32:02*
*C*01:33*
*C*01:34*
*C*01:35*
*C*01:36*
*C*01:37N*
*C*01:38*
*C*01:39*
*C*01:40*
*C*01:41*
*C*01:42*
*C*01:43*
*C*01:44*
*C*01:45*
*C*01:46*
*C*01:47*
*C*01:48*
*C*01:49:01*
*C*01:49:02*
*C*01:50*
*C*01:51*
*C*01:52*
*C*01:53*
*C*01:54*
*C*01:55*
*C*01:56N*
*C*01:57*
*C*01:58*
*C*01:59*
*C*01:60*
*C*01:61*
*C*01:62*
*C*01:63:01*
*C*01:63:02*
*C*01:64*
*C*01:65*
*C*01:66*
*C*01:67*
*C*01:68*
*C*01:69N*
*C*01:70*
*C*01:71*
*C*01:72*
*C*01:73*
*C*01:74*
*C*01:75*
*C*01:76*
*C*01:77*
*C*01:78*
*C*01:79:01*
*C*01:79:02*
*C*01:80*
*C*01:81*
*C*01:82*
*C*01:83*
*C*01:84*
*C*01:85*
*C*01:86N*
*C*01:87*
*C*01:88*

*C*01:89N*
*C*01:90*
*C*01:91*
*C*01:92*
*C*01:93*
*C*01:94*
*C*01:95*
*C*01:96*
*C*01:97*
*C*01:98N*
*C*01:99*
*C*01:100*
*C*01:101*
*C*01:102*
*C*01:103*
*C*01:104*
*C*01:105*
*C*01:106*
*C*01:107*
*C*01:108*
*C*01:109N*
*C*01:110*
*C*01:111N*
*C*01:112*
*C*01:113*
*C*01:114*
*C*01:115*
*C*01:116*
*C*01:117N*
*C*01:118*
*C*01:119*
*C*01:120*
*C*01:121Q*
*C*01:122*
*C*01:123*
*C*01:124*
*C*01:125*
*C*01:126*
*C*01:127*
*C*01:128*
*C*01:129*
*C*01:130*
*C*01:131*
*C*01:132*
*C*01:133*
*C*01:134*
*C*01:135*
*C*01:136*
*C*01:137N*
*C*01:138*
*C*01:139*
*C*01:140*

## ➢人群分布

| 地域 | 等位基因频度(%) | | | | | |
|---|---|---|---|---|---|---|
| | *C*01:02* | *C*01:03* | *C*01:04* | *C*01:06* | *C*01:08* | *C*01:10* |
| 澳大利亚 | 11.8310 | 0.0000 | 0.0000 | 0.0000 | 0.0000 | 0.0000 |
| 欧洲 | 1.9266 | 0.0075 | 0.0005 | 0.0005 | 0.0000 | 0.0000 |
| 北非 | 0.2717 | 0.0000 | 0.0000 | 0.0000 | 0.0000 | 0.0000 |
| 北美 | 2.0767 | 0.0050 | 0.0000 | 0.0003 | 0.0004 | 0.0003 |
| 东北亚 | 8.7323 | 0.1635 | 0.0000 | 0.0000 | 0.0000 | 0.0000 |
| 太平洋岛国 | 9.8025 | 0.0705 | 0.0000 | 0.0000 | 0.0000 | 0.0000 |
| 南美&中美 | 1.9444 | 0.0926 | 0.0000 | 0.0000 | 0.0000 | 0.0000 |
| 南亚 | 1.4317 | 0.0000 | 0.1101 | 0.0000 | 0.0000 | 0.0000 |
| 东南亚 | 8.3841 | 0.1721 | 0.0000 | 0.0132 | 0.0033 | 0.0000 |
| 撒哈拉以南非洲地区 | 0.1951 | 0.0000 | 0.0000 | 0.0000 | 0.0000 | 0.0000 |
| 西亚 | 0.9105 | 0.1517 | 0.1517 | 0.0000 | 0.0000 | 0.0000 |
| 全球总和 | 2.3186 | 0.0117 | 0.0002 | 0.0005 | 0.0004 | 0.0002 |

# C*02

## ➢等位基因

*C*02:02:01*
*C*02:02:02:01*
*C*02:02:02:02*
*C*02:02:02:03*
*C*02:02:02:04*
*C*02:02:02:05*
*C*02:02:02:06*
*C*02:02:02:07*
*C*02:02:02:08*
*C*02:02:02:09*
*C*02:02:02:10*
*C*02:02:02:11*
*C*02:02:02:12*
*C*02:02:03*
*C*02:02:05*
*C*02:02:06*
*C*02:02:07*
*C*02:02:08*
*C*02:02:09*
*C*02:02:10*

*C*02:02:11*
*C*02:02:12*
*C*02:02:13*
*C*02:02:14*
*C*02:02:15*
*C*02:02:16*
*C*02:02:17*
*C*02:02:18*
*C*02:02:19*
*C*02:02:20*
*C*02:02:21*
*C*02:02:22*
*C*02:02:23*
*C*02:02:24*
*C*02:02:25*
*C*02:02:26*
*C*02:02:27*
*C*02:02:28*
*C*02:02:29*
*C*02:02:30*
*C*02:02:31*
*C*02:02:32*
*C*02:02:33*
*C*02:03*
*C*02:04*
*C*02:05:01*
*C*02:05:02*
*C*02:05:03*
*C*02:06:01*
*C*02:06:02*
*C*02:07*
*C*02:08*
*C*02:09*
*C*02:10:01:01*
*C*02:10:01:02*
*C*02:10:01:03*
*C*02:10:02*
*C*02:11*
*C*02:12*
*C*02:13*
*C*02:14:01*
*C*02:14:02*
*C*02:15*
*C*02:16:01*
*C*02:16:02*
*C*02:17*
*C*02:18*
*C*02:19*
*C*02:20*
*C*02:21*
*C*02:22*
*C*02:23*
*C*02:24*
*C*02:25Q*
*C*02:26:01*
*C*02:26:02*
*C*02:26:03*
*C*02:27:01*
*C*02:27:02*
*C*02:28*
*C*02:29*
*C*02:30*
*C*02:31*
*C*02:32*
*C*02:33*
*C*02:34*
*C*02:35*
*C*02:36*
*C*02:37*
*C*02:38N*
*C*02:39*
*C*02:40:01*
*C*02:40:02*
*C*02:42*
*C*02:43:01*
*C*02:43:02*
*C*02:44*
*C*02:45*
*C*02:46*
*C*02:47*
*C*02:48*
*C*02:49*
*C*02:50*
*C*02:51*
*C*02:52N*
*C*02:53:01*
*C*02:53:02*
*C*02:54*
*C*02:55:01*
*C*02:55:02*
*C*02:56*
*C*02:57*
*C*02:58*
*C*02:59*
*C*02:60*
*C*02:61*
*C*02:62*
*C*02:63*
*C*02:64*
*C*02:65*
*C*02:66*
*C*02:67Q*
*C*02:68*
*C*02:69*
*C*02:70*
*C*02:71*
*C*02:72*
*C*02:73*
*C*02:74*
*C*02:75*
*C*02:76*
*C*02:77*
*C*02:78*
*C*02:79*
*C*02:80*
*C*02:81*
*C*02:82*
*C*02:83*
*C*02:84*
*C*02:85*
*C*02:86*
*C*02:87*
*C*02:88*
*C*02:89*
*C*02:90*
*C*02:91*
*C*02:92N*
*C*02:93*
*C*02:94*
*C*02:95*
*C*02:96*
*C*02:97*
*C*02:98*
*C*02:99*
*C*02:100*
*C*02:101*
*C*02:102*
*C*02:103*
*C*02:104*
*C*02:105N*
*C*02:106*
*C*02:107*
*C*02:108*
*C*02:109*
*C*02:110*
*C*02:111*
*C*02:112*
*C*02:113*
*C*02:114*
*C*02:115*
*C*02:116*
*C*02:117*
*C*02:118*
*C*02:119*
*C*02:120*
*C*02:121N*
*C*02:122*
*C*02:123*
*C*02:124*
*C*02:125*
*C*02:126*
*C*02:127*
*C*02:128*
*C*02:129*

## ➢人群分布

| 地域 | 等位基因频度(%) | |
|---|---|---|
| | *C*02:02* | *C*02:10* |
| 澳大利亚 | 0.1408 | 0.0000 |
| 欧洲 | 2.8318 | 0.0160 |
| 北非 | 2.9891 | 0.2717 |
| 北美 | 2.2070 | 0.0024 |
| 东北亚 | 0.0350 | 0.0023 |
| 太平洋岛国 | 0.0000 | 0.0000 |
| 南美&中美 | 0.5556 | 0.1852 |
| 南亚 | 1.7621 | 0.0000 |
| 东南亚 | 0.1390 | 0.0000 |
| 撒哈拉以南非洲地区 | 3.3171 | 0.8049 |
| 西亚 | 1.7451 | 0.0759 |
| 全球总和 | 2.1936 | 0.0060 |

# C*03

## ➢等位基因

*C*03:02:01*
*C*03:02:02:01*
*C*03:02:02:02*
*C*03:02:02:03*
*C*03:02:03*
*C*03:02:04*
*C*03:02:05*
*C*03:02:06*
*C*03:02:07*
*C*03:02:08*
*C*03:02:09*
*C*03:02:10*
*C*03:02:11*
*C*03:02:12*
*C*03:02:13*
*C*03:02:14*
*C*03:02:15*
*C*03:03:01:01*
*C*03:03:01:02*
*C*03:03:01:03*
*C*03:03:01:04*
*C*03:03:01:05*
*C*03:03:01:06*
*C*03:03:01:07*
*C*03:03:02*
*C*03:03:03*
*C*03:03:04*
*C*03:03:05*
*C*03:03:06*
*C*03:03:07*
*C*03:03:08*
*C*03:03:09*
*C*03:03:10*
*C*03:03:11*
*C*03:03:12*
*C*03:03:13*
*C*03:03:14*
*C*03:03:15*
*C*03:03:16*
*C*03:03:17*
*C*03:03:18*
*C*03:03:19*
*C*03:03:20*
*C*03:03:21*
*C*03:03:22*
*C*03:03:23*
*C*03:03:24*
*C*03:03:25*
*C*03:03:26*
*C*03:03:27*
*C*03:03:28*
*C*03:03:29*
*C*03:03:30*
*C*03:03:31*
*C*03:03:32*
*C*03:03:33*
*C*03:03:34*
*C*03:04:01:01*
*C*03:04:01:02*
*C*03:04:01:03*
*C*03:04:01:04*
*C*03:04:01:05*
*C*03:04:01:06*
*C*03:04:01:07*
*C*03:04:01:08*
*C*03:04:02*
*C*03:04:03*
*C*03:04:04*
*C*03:04:05*
*C*03:04:06*
*C*03:04:07*
*C*03:04:08*

C*03:04:09
C*03:04:10
C*03:04:11
C*03:04:12
C*03:04:13
C*03:04:14
C*03:04:15
C*03:04:16
C*03:04:17
C*03:04:18
C*03:04:19
C*03:04:20
C*03:04:21
C*03:04:22
C*03:04:23
C*03:04:24
C*03:04:25
C*03:04:26
C*03:04:27
C*03:04:28
C*03:04:29
C*03:04:30
C*03:04:31
C*03:04:32
C*03:04:33
C*03:04:34
C*03:04:35
C*03:04:36
C*03:04:37
C*03:04:38
C*03:04:39
C*03:04:40
C*03:04:41
C*03:04:42
C*03:04:43
C*03:04:44
C*03:04:45
C*03:04:46
C*03:04:47
C*03:04:48
C*03:04:49
C*03:04:50
C*03:04:51
C*03:04:52
C*03:04:53
C*03:04:54
C*03:04:55
C*03:05
C*03:06:01
C*03:06:02
C*03:07:01
C*03:07:02
C*03:08
C*03:09
C*03:10
C*03:11:01
C*03:11:02
C*03:13:01
C*03:13:02
C*03:14
C*03:15
C*03:16
C*03:17:01
C*03:17:02
C*03:18:01
C*03:18:02
C*03:19
C*03:20N
C*03:21
C*03:22Q
C*03:23
C*03:24
C*03:25
C*03:26
C*03:27
C*03:28
C*03:29
C*03:30
C*03:31
C*03:32
C*03:33
C*03:34
C*03:35:01
C*03:35:02
C*03:36
C*03:37:01
C*03:37:02
C*03:38:01
C*03:38:02
C*03:39
C*03:40:01
C*03:40:02
C*03:40:03
C*03:40:04
C*03:41:01
C*03:41:02
C*03:42
C*03:43:01
C*03:43:02
C*03:44
C*03:45
C*03:46
C*03:47
C*03:48
C*03:49
C*03:50
C*03:51
C*03:52
C*03:53
C*03:54
C*03:55
C*03:56
C*03:57:01
C*03:57:02
C*03:58
C*03:59
C*03:60
C*03:61
C*03:62
C*03:63
C*03:64:01
C*03:64:02
C*03:65
C*03:66
C*03:67
C*03:68
C*03:69
C*03:70
C*03:71
C*03:72
C*03:73
C*03:74
C*03:75
C*03:76
C*03:77
C*03:78
C*03:79
C*03:80:01
C*03:80:02
C*03:81
C*03:82
C*03:83
C*03:84
C*03:85
C*03:86
C*03:87:01
C*03:87:02
C*03:88
C*03:89
C*03:90
C*03:91:01
C*03:91:02
C*03:92
C*03:93
C*03:94
C*03:95
C*03:96
C*03:97
C*03:98
C*03:99
C*03:100
C*03:101
C*03:102
C*03:103

C*03:104
C*03:105
C*03:106
C*03:107
C*03:108
C*03:109
C*03:110
C*03:111
C*03:112
C*03:113:01
C*03:113:02
C*03:114
C*03:115
C*03:116:01
C*03:116:02
C*03:117
C*03:118
C*03:119:01
C*03:119:02
C*03:120
C*03:121N
C*03:122
C*03:123
C*03:124
C*03:125
C*03:126
C*03:127
C*03:128
C*03:129
C*03:130
C*03:131
C*03:132
C*03:133
C*03:134
C*03:135
C*03:136
C*03:137
C*03:138
C*03:139
C*03:140
C*03:141
C*03:142
C*03:143
C*03:144
C*03:145
C*03:146
C*03:147
C*03:148
C*03:149
C*03:150
C*03:151
C*03:152
C*03:153
C*03:154
C*03:155
C*03:156
C*03:157
C*03:158
C*03:159
C*03:160
C*03:161
C*03:162
C*03:163
C*03:164
C*03:165
C*03:166
C*03:167
C*03:168
C*03:169Q
C*03:170
C*03:171
C*03:172
C*03:173
C*03:174
C*03:175
C*03:176
C*03:177
C*03:178
C*03:179
C*03:180
C*03:181
C*03:182
C*03:183
C*03:184:01
C*03:184:02
C*03:185
C*03:186:01
C*03:186:02
C*03:187
C*03:188
C*03:189N
C*03:190
C*03:191
C*03:192
C*03:193
C*03:194
C*03:195
C*03:196
C*03:197
C*03:198
C*03:199
C*03:200
C*03:201N
C*03:202
C*03:203
C*03:204
C*03:205
C*03:206
C*03:207
C*03:208N
C*03:209
C*03:210
C*03:211:01
C*03:211:02
C*03:212
C*03:213
C*03:214
C*03:215
C*03:216
C*03:217
C*03:218
C*03:219
C*03:220
C*03:221
C*03:222
C*03:223
C*03:224N
C*03:225
C*03:226
C*03:227
C*03:228
C*03:229N
C*03:230
C*03:231
C*03:232
C*03:233
C*03:234
C*03:235
C*03:236
C*03:237
C*03:238
C*03:239
C*03:240
C*03:241
C*03:242
C*03:243
C*03:244Q
C*03:245
C*03:246
C*03:247
C*03:248
C*03:249
C*03:250
C*03:251
C*03:252
C*03:253
C*03:254
C*03:255
C*03:256
C*03:257
C*03:258
C*03:259
C*03:260
C*03:261

C*03:262
C*03:263:01
C*03:263:02
C*03:264
C*03:265N
C*03:266
C*03:267
C*03:268
C*03:269
C*03:270
C*03:271
C*03:272
C*03:273
C*03:274
C*03:275
C*03:276
C*03:277N
C*03:278
C*03:279
C*03:280
C*03:281
C*03:282
C*03:283
C*03:284
C*03:285
C*03:286
C*03:287
C*03:288
C*03:289
C*03:290
C*03:291
C*03:292
C*03:293
C*03:294
C*03:295
C*03:296
C*03:297
C*03:298
C*03:299
C*03:300
C*03:301
C*03:302
C*03:303
C*03:304
C*03:305
C*03:306
C*03:307
C*03:308
C*03:309
C*03:310
C*03:311
C*03:312
C*03:313
C*03:314
C*03:315
C*03:316N
C*03:317
C*03:318N
C*03:319
C*03:320
C*03:321
C*03:322
C*03:323N
C*03:324
C*03:325
C*03:326
C*03:327
C*03:328
C*03:329
C*03:330
C*03:331
C*03:332
C*03:333
C*03:334
C*03:335
C*03:336
C*03:337
C*03:338
C*03:339
C*03:340
C*03:341
C*03:342
C*03:343
C*03:344
C*03:345
C*03:346
C*03:347
C*03:348
C*03:349
C*03:350
C*03:351
C*03:352
C*03:353
C*03:354
C*03:355
C*03:356

## ➢人群分布

| 地域 | 等位基因频度(%) | | | | | | | |
|---|---|---|---|---|---|---|---|---|
| | *C*03:02* | *C*03:03* | *C*03:04* | *C*03:05* | *C*03:06* | *C*03:07* | *C*03:08* | *C*03:09* |
| 澳大利亚 | 0.1408 | 3.3803 | 0.4225 | 0.0000 | 0.0000 | 0.0000 | 0.0000 | 0.0000 |
| 欧洲 | 0.2677 | 2.3853 | 3.1352 | 0.0019 | 0.0009 | 0.0009 | 0.0014 | 0.0009 |
| 北非 | 0.0000 | 0.2717 | 0.4076 | 0.0000 | 0.0000 | 0.0000 | 0.0000 | 0.0000 |
| 北美 | 0.6489 | 2.0571 | 3.3738 | 0.0948 | 0.0405 | 0.0007 | 0.0004 | 0.0000 |
| 东北亚 | 0.4204 | 6.4576 | 6.1353 | 0.0117 | 0.0000 | 0.0000 | 0.0000 | 0.0000 |
| 太平洋岛国 | 0.0000 | 4.1608 | 6.1354 | 0.0000 | 0.0000 | 0.1410 | 0.0000 | 0.0000 |
| 南美&中美 | 0.6481 | 1.0185 | 5.0000 | 0.0000 | 0.0000 | 0.0000 | 0.0000 | 0.0000 |
| 南亚 | 2.8634 | 1.3216 | 0.2203 | 0.1101 | 0.5507 | 0.0000 | 0.0000 | 0.0000 |
| 东南亚 | 3.9686 | 2.0919 | 5.9049 | 0.0033 | 0.0000 | 0.0033 | 0.0000 | 0.0099 |
| 撒哈拉以南非洲地区 | 1.2683 | 0.4390 | 2.4878 | 0.0488 | 0.0000 | 0.0000 | 0.0244 | 0.0000 |
| 西亚 | 1.0622 | 0.6070 | 0.5311 | 0.0000 | 0.0000 | 0.0000 | 0.0000 | 0.0000 |
| 全球总和 | 0.6557 | 2.1923 | 3.4465 | 0.0804 | 0.0344 | 0.0008 | 0.0005 | 0.0002 |

# C*04

## ➢等位基因

*C*04:01:01:01*
*C*04:01:01:02*
*C*04:01:01:03*
*C*04:01:01:04*
*C*04:01:01:05*
*C*04:01:01:06*
*C*04:01:01:07*
*C*04:01:01:08*
*C*04:01:01:09*
*C*04:01:01:10*
*C*04:01:01:11*
*C*04:01:01:12*
*C*04:01:02*
*C*04:01:03*
*C*04:01:04*
*C*04:01:05*
*C*04:01:06*
*C*04:01:07*
*C*04:01:08*
*C*04:01:09*
*C*04:01:10*
*C*04:01:11*
*C*04:01:12*
*C*04:01:13*
*C*04:01:14*
*C*04:01:15*
*C*04:01:16*
*C*04:01:17*
*C*04:01:18*
*C*04:01:19*
*C*04:01:20*
*C*04:01:21*
*C*04:01:22*
*C*04:01:23*
*C*04:01:24*
*C*04:01:25*
*C*04:01:26*
*C*04:01:27*
*C*04:01:28*
*C*04:01:29*
*C*04:01:30*
*C*04:01:31*
*C*04:01:32*
*C*04:01:33*
*C*04:01:34*
*C*04:01:35*
*C*04:01:36*
*C*04:01:37*
*C*04:01:38*
*C*04:01:39*
*C*04:01:40*
*C*04:01:41*
*C*04:01:42*
*C*04:01:43*
*C*04:01:44*
*C*04:01:45*
*C*04:01:46*
*C*04:01:47*
*C*04:01:48*
*C*04:01:49*
*C*04:01:50*
*C*04:01:51*
*C*04:01:52*
*C*04:01:53*
*C*04:01:54*
*C*04:01:55*
*C*04:01:56*
*C*04:01:57*
*C*04:01:58*
*C*04:01:59*
*C*04:01:60*
*C*04:01:61*
*C*04:01:62*
*C*04:01:63*
*C*04:01:64*
*C*04:01:65*
*C*04:01:66*
*C*04:01:67*
*C*04:01:68*
*C*04:01:69*
*C*04:01:70*
*C*04:01:71*
*C*04:01:72*
*C*04:01:73*
*C*04:01:74*
*C*04:01:75*
*C*04:01:76*
*C*04:01:77*
*C*04:01:78*
*C*04:01:79*
*C*04:01:80*
*C*04:01:81*
*C*04:01:82*
*C*04:03:01*
*C*04:03:02*
*C*04:03:03*
*C*04:04:01:01*
*C*04:04:01:02*
*C*04:04:02*
*C*04:05*
*C*04:06*
*C*04:07*
*C*04:08*
*C*04:09N*
*C*04:10*
*C*04:11*
*C*04:12*
*C*04:13*
*C*04:14*
*C*04:15:01*
*C*04:15:02*
*C*04:15:03*
*C*04:16*
*C*04:17*
*C*04:18*
*C*04:19*
*C*04:20*
*C*04:23*
*C*04:24*
*C*04:25*
*C*04:26*
*C*04:27*
*C*04:28*
*C*04:29*
*C*04:30*
*C*04:31*
*C*04:32*
*C*04:33*
*C*04:34*
*C*04:35*
*C*04:36*
*C*04:37*
*C*04:38*
*C*04:39*
*C*04:40*
*C*04:41*
*C*04:42:01*
*C*04:42:02*
*C*04:43*
*C*04:44*

*C*04:45*
*C*04:46*
*C*04:47*
*C*04:48*
*C*04:49*
*C*04:50*
*C*04:51*
*C*04:52*
*C*04:53*
*C*04:54*
*C*04:55*
*C*04:56*
*C*04:57*
*C*04:58*
*C*04:59Q*
*C*04:60*
*C*04:61*
*C*04:62*
*C*04:63*
*C*04:64:01*
*C*04:64:02*
*C*04:65*
*C*04:66*
*C*04:67*
*C*04:68*
*C*04:69*
*C*04:70*
*C*04:71*
*C*04:72*
*C*04:73*
*C*04:74*
*C*04:75*
*C*04:76*
*C*04:77*
*C*04:78*
*C*04:79*
*C*04:80*
*C*04:81*
*C*04:82*
*C*04:83*
*C*04:84*
*C*04:85*
*C*04:86*
*C*04:87*
*C*04:88N*
*C*04:89*
*C*04:90*
*C*04:91*
*C*04:92*
*C*04:93N*
*C*04:94:01*
*C*04:94:02*
*C*04:95N*
*C*04:96*
*C*04:97*
*C*04:98:01*
*C*04:98:02*
*C*04:99*
*C*04:100*
*C*04:101*
*C*04:102*
*C*04:103*
*C*04:104*
*C*04:105N*
*C*04:106*
*C*04:107*
*C*04:108*
*C*04:109*
*C*04:110*
*C*04:111*
*C*04:112*
*C*04:113*
*C*04:114*
*C*04:115N*
*C*04:116*
*C*04:117*
*C*04:118*
*C*04:119*
*C*04:120*
*C*04:121*
*C*04:122*
*C*04:123N*
*C*04:124*
*C*04:125*
*C*04:126*
*C*04:127*
*C*04:128*
*C*04:129*
*C*04:130*
*C*04:131*
*C*04:132*
*C*04:133*
*C*04:134*
*C*04:135*
*C*04:136*
*C*04:137*
*C*04:138*
*C*04:139*
*C*04:140*
*C*04:141*
*C*04:142*
*C*04:143*
*C*04:144*
*C*04:145*
*C*04:146*
*C*04:147*
*C*04:148*
*C*04:149*
*C*04:150*
*C*04:151*
*C*04:152*
*C*04:153*
*C*04:154*
*C*04:155*
*C*04:156*
*C*04:157*
*C*04:158*
*C*04:159*
*C*04:160*
*C*04:161*
*C*04:162*
*C*04:163*
*C*04:164*
*C*04:165*
*C*04:166*
*C*04:167*
*C*04:168*
*C*04:169*
*C*04:170N*
*C*04:171*
*C*04:172*
*C*04:173N*
*C*04:174*
*C*04:175*
*C*04:176*
*C*04:177*
*C*04:178*
*C*04:179*
*C*04:180:01*
*C*04:180:02*
*C*04:181*
*C*04:182*
*C*04:183*
*C*04:184*
*C*04:185*
*C*04:186*
*C*04:187*
*C*04:188*
*C*04:189*
*C*04:190*
*C*04:191N*
*C*04:192*
*C*04:193*
*C*04:194*
*C*04:195*
*C*04:196*
*C*04:197*
*C*04:198*
*C*04:199*
*C*04:200*

| | | | |
|---|---|---|---|
| *C*04:201* | *C*04:220* | *C*04:238* | *C*04:257* |
| *C*04:202* | *C*04:221* | *C*04:239* | *C*04:258* |
| *C*04:203N* | *C*04:222* | *C*04:240* | *C*04:259* |
| *C*04:204* | *C*04:223:01* | *C*04:241* | *C*04:260* |
| *C*04:205N* | *C*04:223:02* | *C*04:242* | *C*04:261* |
| *C*04:206* | *C*04:224* | *C*04:243* | *C*04:262* |
| *C*04:207* | *C*04:225N* | *C*04:244* | *C*04:263* |
| *C*04:208* | *C*04:226* | *C*04:245* | *C*04:264* |
| *C*04:209* | *C*04:227* | *C*04:246* | *C*04:265* |
| *C*04:210* | *C*04:228* | *C*04:247* | *C*04:266* |
| *C*04:211* | *C*04:229* | *C*04:248* | *C*04:267* |
| *C*04:212* | *C*04:230* | *C*04:249* | *C*04:268* |
| *C*04:213* | *C*04:231* | *C*04:250* | *C*04:269* |
| *C*04:214* | *C*04:232* | *C*04:251* | *C*04:270* |
| *C*04:215N* | *C*04:233N* | *C*04:252* | *C*04:271* |
| *C*04:216* | *C*04:234N* | *C*04:253N* | *C*04:272* |
| *C*04:217N* | *C*04:235* | *C*04:254* | *C*04:273* |
| *C*04:218* | *C*04:236N* | *C*04:255N* | |
| *C*04:219* | *C*04:237* | *C*04:256* | |



## ➢人群分布

| 地域 | 等位基因频度(%) | | | | | |
|---|---|---|---|---|---|---|
| | *C*04:01* | *C*04:03* | *C*04:04* | *C*04:06* | *C*04:07* | *C*04:10* |
| 澳大利亚 | 13.3803 | 7.3239 | 0.0000 | 0.0000 | 0.0000 | 0.0000 |
| 欧洲 | 6.4224 | 0.0165 | 0.0014 | 0.0000 | 0.0005 | 0.0005 |
| 北非 | 8.1522 | 0.0000 | 0.1359 | 0.0000 | 0.0000 | 0.0000 |
| 北美 | 6.5905 | 0.1754 | 0.0051 | 0.0165 | 0.0084 | 0.0028 |
| 东北亚 | 2.2677 | 0.0047 | 0.0000 | 0.0000 | 0.0023 | 0.0000 |
| 太平洋岛国 | 5.3597 | 4.3839 | 0.0000 | 0.0000 | 0.0705 | 0.0000 |
| 南美&中美 | 4.0741 | 0.2778 | 0.0926 | 0.0000 | 0.2778 | 0.0000 |
| 南亚 | 6.2775 | 0.[illegible]101 | 0.4405 | 0.0000 | 0.5507 | 0.0000 |
| 东南亚 | 2.5387 | 1.[illegible]133 | 0.0033 | 0.0695 | 0.0066 | 0.0099 |
| 撒哈拉以南非洲地区 | 7.0244 | 0.[illegible]488 | 0.2195 | 0.0000 | 0.3902 | 0.0000 |
| 西亚 | 9.3323 | 0.[illegible]759 | 0.2276 | 0.0000 | 0.3035 | 0.0000 |
| 全球总和 | 6.4096 | 0.[illegible]789 | 0.0054 | 0.0150 | 0.0087 | 0.0025 |

# C*05

## ➢等位基因

*C*05:01:01:01*
*C*05:01:01:02*
*C*05:01:01:03*
*C*05:01:01:04*
*C*05:01:01:05*
*C*05:01:01:06*
*C*05:01:01:07*
*C*05:01:01:08*
*C*05:01:02*
*C*05:01:03*
*C*05:01:04*
*C*05:01:05*
*C*05:01:06*
*C*05:01:07*
*C*05:01:08*
*C*05:01:09*
*C*05:01:10*
*C*05:01:11*
*C*05:01:12*
*C*05:01:13*
*C*05:01:14*
*C*05:01:15*
*C*05:01:16*
*C*05:01:17*
*C*05:01:18*
*C*05:01:19*
*C*05:01:20*
*C*05:01:21*
*C*05:01:22*
*C*05:01:23*
*C*05:01:24*
*C*05:01:25*
*C*05:01:26*
*C*05:01:27*
*C*05:01:28*
*C*05:01:29*
*C*05:01:30*
*C*05:01:31*
*C*05:01:32*
*C*05:01:33*
*C*05:01:34*
*C*05:03*
*C*05:04:01*
*C*05:04:02*
*C*05:05:01*
*C*05:05:02*
*C*05:06*
*C*05:07N*
*C*05:08*
*C*05:09:01*
*C*05:09:02*
*C*05:09:03*
*C*05:10*
*C*05:11*
*C*05:12*
*C*05:13*
*C*05:14*
*C*05:15*
*C*05:16*
*C*05:17*
*C*05:18:01*
*C*05:18:02*
*C*05:18:03*
*C*05:18:04*
*C*05:19*
*C*05:20*
*C*05:21*
*C*05:22:01*
*C*05:22:02*
*C*05:23*
*C*05:24*
*C*05:25*
*C*05:26*
*C*05:27*
*C*05:28*
*C*05:29:01*
*C*05:29:02*
*C*05:30*
*C*05:31*
*C*05:32*
*C*05:33*
*C*05:34*
*C*05:35*
*C*05:36*
*C*05:37*
*C*05:38*
*C*05:39*
*C*05:40*
*C*05:41*
*C*05:42*
*C*05:43*
*C*05:44:01*
*C*05:44:02*
*C*05:45*
*C*05:46*
*C*05:47*
*C*05:48N*
*C*05:49*
*C*05:50*
*C*05:51Q*
*C*05:52*
*C*05:53*
*C*05:54*
*C*05:55*
*C*05:56*
*C*05:57*
*C*05:58:01*
*C*05:58:02*
*C*05:58:03*
*C*05:59*
*C*05:60*
*C*05:61*
*C*05:62*
*C*05:63*
*C*05:64:01*
*C*05:64:02*
*C*05:65*
*C*05:66*
*C*05:67*
*C*05:68*
*C*05:69*
*C*05:70*
*C*05:71*
*C*05:72*
*C*05:73*
*C*05:74*
*C*05:75*
*C*05:76*
*C*05:77*
*C*05:78:01*
*C*05:78:02*
*C*05:79*

*C*05:80*
*C*05:81*
*C*05:82*
*C*05:83*
*C*05:84*
*C*05:85*
*C*05:86*
*C*05:87*
*C*05:88*
*C*05:89*
*C*05:90*
*C*05:91N*
*C*05:92N*
*C*05:93*
*C*05:94*
*C*05:95*
*C*05:96*
*C*05:97*
*C*05:98*
*C*05:99N*
*C*05:100*
*C*05:101*
*C*05:102*
*C*05:103:01*
*C*05:103:02*
*C*05:104*
*C*05:105*
*C*05:106:01*
*C*05:106:02*
*C*05:107*
*C*05:108*
*C*05:109*
*C*05:110*
*C*05:111*
*C*05:112*
*C*05:113N*
*C*05:114*
*C*05:115*
*C*05:116*
*C*05:117*
*C*05:118*
*C*05:119*
*C*05:120*
*C*05:121*
*C*05:122*
*C*05:123*
*C*05:124*
*C*05:125*
*C*05:126*
*C*05:127*
*C*05:128N*
*C*05:129*
*C*05:130*
*C*05:131*
*C*05:132*
*C*05:133*
*C*05:134*
*C*05:135*
*C*05:136*
*C*05:137*
*C*05:138*
*C*05:139*
*C*05:140*
*C*05:141*
*C*05:142*
*C*05:143*
*C*05:144*
*C*05:145*
*C*05:146*
*C*05:147*
*C*05:148*
*C*05:149*
*C*05:150*
*C*05:151*
*C*05:152*

## ➢人群分布

| 地域 | 等位基因频度(%) | | |
|---|---|---|---|
| | *C*05:01* | *C*05:08* | *C*05:09* |
| 澳大利亚 | 0.7042 | 0.0000 | 0.0000 |
| 欧洲 | 2.9405 | 0.0019 | 0.0009 |
| 北非 | 1.7663 | 0.0000 | 0.0000 |
| 北美 | 3.2042 | 0.0000 | 0.0006 |
| 东北亚 | 0.2079 | 0.0000 | 0.0000 |
| 太平洋岛国 | 0.2821 | 0.0000 | 0.0000 |
| 南美&中美 | 0.7407 | 0.0000 | 0.0000 |
| 南亚 | 1.1013 | 0.0000 | 0.5507 |
| 东南亚 | 0.1026 | 0.0000 | 0.0000 |
| 撒哈拉以南非洲地区 | 0.8049 | 0.0000 | 0.0000 |
| 西亚 | 0.9105 | 0.0000 | 0.0000 |
| 全球总和 | 3.0416 | 0.0002 | 0.0009 |

# C*06

## ➢等位基因

- C*06:02:01:01
- C*06:02:01:02
- C*06:02:01:03
- C*06:02:01:04
- C*06:02:01:05
- C*06:02:01:06
- C*06:02:01:07
- C*06:02:01:08
- C*06:02:03
- C*06:02:04
- C*06:02:05
- C*06:02:06
- C*06:02:07
- C*06:02:08
- C*06:02:09
- C*06:02:10
- C*06:02:11
- C*06:02:12
- C*06:02:13
- C*06:02:14
- C*06:02:15
- C*06:02:16
- C*06:02:17
- C*06:02:18
- C*06:02:19
- C*06:02:20
- C*06:02:21
- C*06:02:22
- C*06:02:23
- C*06:02:24
- C*06:02:25
- C*06:02:26
- C*06:02:27
- C*06:02:28
- C*06:02:29
- C*06:02:30
- C*06:02:31
- C*06:02:32
- C*06:02:33
- C*06:02:34
- C*06:02:35
- C*06:02:36
- C*06:02:37
- C*06:02:38
- C*06:02:39
- C*06:02:40
- C*06:02:41
- C*06:02:42
- C*06:02:43
- C*06:02:44
- C*06:02:45
- C*06:02:46
- C*06:02:47
- C*06:02:48
- C*06:03:01
- C*06:03:02
- C*06:04:01
- C*06:04:02
- C*06:05
- C*06:06
- C*06:07
- C*06:08
- C*06:09
- C*06:10
- C*06:11
- C*06:12
- C*06:13
- C*06:14
- C*06:15
- C*06:16N
- C*06:17
- C*06:18
- C*06:19
- C*06:20
- C*06:21
- C*06:22
- C*06:23
- C*06:24
- C*06:25
- C*06:26
- C*06:27
- C*06:28
- C*06:29
- C*06:30
- C*06:31
- C*06:32
- C*06:33
- C*06:34:01
- C*06:34:02
- C*06:35
- C*06:36
- C*06:37
- C*06:38
- C*06:39
- C*06:40
- C*06:41
- C*06:42:01
- C*06:42:02
- C*06:43:01
- C*06:43:02
- C*06:44
- C*06:45
- C*06:46N
- C*06:47
- C*06:48
- C*06:49N
- C*06:50
- C*06:51
- C*06:52
- C*06:53:01
- C*06:53:02
- C*06:54
- C*06:55
- C*06:56
- C*06:57
- C*06:58
- C*06:59
- C*06:60
- C*06:61
- C*06:62
- C*06:63
- C*06:64
- C*06:65
- C*06:66
- C*06:67
- C*06:68
- C*06:69
- C*06:70:01
- C*06:70:02
- C*06:71
- C*06:72
- C*06:73
- C*06:74Q
- C*06:75
- C*06:76:01
- C*06:76:02
- C*06:77
- C*06:78
- C*06:79N
- C*06:80
- C*06:81
- C*06:82
- C*06:83
- C*06:84
- C*06:85
- C*06:86
- C*06:87
- C*06:88
- C*06:89
- C*06:90
- C*06:91
- C*06:92
- C*06:93
- C*06:94
- C*06:95
- C*06:96
- C*06:97
- C*06:98
- C*06:99
- C*06:100
- C*06:101
- C*06:102:01
- C*06:102:02
- C*06:103

*C*06:104*
*C*06:105*
*C*06:106:01*
*C*06:106:02*
*C*06:107*
*C*06:108*
*C*06:109*
*C*06:110*
*C*06:111*
*C*06:112*
*C*06:113*
*C*06:114*
*C*06:115*
*C*06:116N*
*C*06:117*
*C*06:118*
*C*06:119*
*C*06:120*
*C*06:121*
*C*06:122*
*C*06:123*
*C*06:124*
*C*06:125*
*C*06:126*
*C*06:127:01:01*
*C*06:127:01:02*
*C*06:127:02*
*C*06:128N*
*C*06:129*
*C*06:130*
*C*06:131*
*C*06:132:01*
*C*06:132:02*
*C*06:133*
*C*06:134N*
*C*06:135*
*C*06:136*
*C*06:137*
*C*06:138*
*C*06:139*
*C*06:140*
*C*06:141*
*C*06:142*
*C*06:143*
*C*06:144*
*C*06:145*
*C*06:146*
*C*06:147*
*C*06:148*
*C*06:149*
*C*06:150*
*C*06:151*
*C*06:152N*
*C*06:153*
*C*06:154*
*C*06:155:01:01*
*C*06:155:01:02*
*C*06:156*
*C*06:157*
*C*06:158*
*C*06:159*
*C*06:160*
*C*06:161*
*C*06:162*
*C*06:163*
*C*06:164*
*C*06:165*
*C*06:166*
*C*06:167*
*C*06:168*
*C*06:169*
*C*06:170*
*C*06:171N*
*C*06:172*
*C*06:173*
*C*06:174*
*C*06:175N*
*C*06:176*
*C*06:177*
*C*06:178*
*C*06:179*
*C*06:180*
*C*06:181*
*C*06:182*
*C*06:183*
*C*06:184*
*C*06:185*
*C*06:186*
*C*06:187*
*C*06:188*
*C*06:189*
*C*06:190*
*C*06:191*
*C*06:192*
*C*06:193*
*C*06:194*
*C*06:195*
*C*06:196*
*C*06:197*
*C*06:198*
*C*06:199*
*C*06:200Q*

## ➢人群分布

| 地域 | 等位基因频度(%) | | | | | | |
|---|---|---|---|---|---|---|---|
| | *C*06:02* | *C*06:03* | *C*06:04* | *C*06:06* | *C*06:08* | *C*06:09* | *C*06:11* |
| 澳大利亚 | 0.5634 | 0.0000 | 0.0000 | 0.0000 | 0.0000 | 0.0000 | 0.0000 |
| 欧洲 | 5.0726 | 0.0005 | 0.0005 | 0.0014 | 0.0000 | 0.0005 | 0.0000 |
| 北非 | 7.8804 | 0.0000 | 0.0000 | 0.0000 | 0.0000 | 0.0000 | 0.0000 |
| 北美 | 4.2760 | 0.0000 | 0.0000 | 0.0001 | 0.0001 | 0.0003 | 0.0000 |
| 东北亚 | 0.5138 | 0.0000 | 0.0000 | 0.0000 | 0.0000 | 0.0000 | 0.0000 |
| 太平洋岛国 | 0.2116 | 0.0000 | 0.0000 | 0.0000 | 0.0000 | 0.0000 | 0.0000 |
| 南美&中美 | 1.4815 | 0.0000 | 0.0926 | 0.0000 | 0.0000 | 0.0000 | 0.0000 |
| 南亚 | 6.4978 | 0.3304 | 0.0000 | 0.0000 | 0.0000 | 0.0000 | 0.0000 |
| 东南亚 | 1.5358 | 0.0033 | 0.0000 | 0.0099 | 0.0000 | 0.0000 | 0.0000 |
| 撒哈拉以南非洲地区 | 7.5122 | 0.0000 | 0.0000 | 0.0244 | 0.0000 | 0.0000 | 0.0244 |
| 西亚 | 6.5250 | 0.0000 | 0.1517 | 0.0000 | 0.0759 | 0.0000 | 0.0759 |
| 全球总和 | 4.2410 | 0.0002 | 0.0002 | 0.0005 | 0.0002 | 0.0002 | 0.0001 |

# C*07

## ➢等位基因

*C*07:01:01:01*
*C*07:01:01:02*
*C*07:01:01:03*
*C*07:01:01:04*
*C*07:01:01:05*
*C*07:01:01:06*
*C*07:01:01:07*
*C*07:01:01:08*
*C*07:01:01:09*
*C*07:01:01:10*
*C*07:01:01:11*
*C*07:01:01:12*
*C*07:01:01:13*
*C*07:01:01:14Q*
*C*07:01:01:15*
*C*07:01:01:16*
*C*07:01:01:17*
*C*07:01:01:18*
*C*07:01:02*
*C*07:01:03*
*C*07:01:04*
*C*07:01:05*
*C*07:01:06*
*C*07:01:07*
*C*07:01:08*
*C*07:01:09*
*C*07:01:10*
*C*07:01:11*
*C*07:01:12*
*C*07:01:13*
*C*07:01:14*
*C*07:01:15*
*C*07:01:16*
*C*07:01:17*
*C*07:01:18*
*C*07:01:19*
*C*07:01:20*
*C*07:01:21*
*C*07:01:22*
*C*07:01:23*
*C*07:01:24*
*C*07:01:25*
*C*07:01:26*
*C*07:01:27*
*C*07:01:28*
*C*07:01:29*
*C*07:01:30*
*C*07:01:31*
*C*07:01:32*
*C*07:01:33*
*C*07:01:34*
*C*07:01:35*
*C*07:01:36*
*C*07:01:37*
*C*07:01:38*
*C*07:01:39*
*C*07:01:40*
*C*07:01:41*
*C*07:01:42*
*C*07:01:43*
*C*07:01:44*
*C*07:01:45*
*C*07:01:46*
*C*07:01:47*
*C*07:01:48*
*C*07:01:49*
*C*07:01:50*
*C*07:01:51*
*C*07:01:52*
*C*07:01:53*
*C*07:01:54*
*C*07:01:55*
*C*07:01:56*
*C*07:01:57*
*C*07:01:58*
*C*07:01:59*
*C*07:02:01:01*
*C*07:02:01:02*
*C*07:02:01:03*
*C*07:02:01:04*
*C*07:02:01:05*
*C*07:02:01:06*
*C*07:02:01:07*
*C*07:02:01:08*
*C*07:02:01:09*
*C*07:02:01:10*
*C*07:02:01:11*
*C*07:02:01:12*
*C*07:02:01:13*
*C*07:02:01:14*
*C*07:02:01:15*
*C*07:02:01:16*
*C*07:02:02*
*C*07:02:03*
*C*07:02:04*
*C*07:02:05*
*C*07:02:06*
*C*07:02:07*
*C*07:02:08*
*C*07:02:09*
*C*07:02:10*
*C*07:02:11*
*C*07:02:12*
*C*07:02:13*
*C*07:02:14*
*C*07:02:15*
*C*07:02:16*
*C*07:02:17*
*C*07:02:18*
*C*07:02:19*
*C*07:02:20*
*C*07:02:21*
*C*07:02:22*
*C*07:02:23*
*C*07:02:24*
*C*07:02:25*
*C*07:02:26*
*C*07:02:27*
*C*07:02:28*
*C*07:02:29*
*C*07:02:30*
*C*07:02:31*
*C*07:02:32*
*C*07:02:33*
*C*07:02:34*
*C*07:02:35*
*C*07:02:36*
*C*07:02:37*
*C*07:02:38*
*C*07:02:39*
*C*07:02:40*
*C*07:02:41*

C*07:02:42
C*07:02:43
C*07:02:44
C*07:02:45
C*07:02:46
C*07:02:47
C*07:02:48
C*07:02:49
C*07:02:50
C*07:02:51
C*07:02:52
C*07:02:53
C*07:02:54
C*07:02:55
C*07:02:56
C*07:02:57
C*07:02:58
C*07:02:59
C*07:02:60
C*07:02:61
C*07:02:62
C*07:02:63
C*07:02:64
C*07:02:65
C*07:02:66
C*07:02:67
C*07:02:68
C*07:02:69
C*07:02:70
C*07:02:71
C*07:02:72
C*07:02:73
C*07:02:74
C*07:02:75
C*07:02:76
C*07:02:77
C*07:02:78
C*07:02:79
C*07:03
C*07:04:01:01
C*07:04:01:02
C*07:04:01:03
C*07:04:02
C*07:04:03
C*07:04:04
C*07:04:05
C*07:04:06
C*07:04:07
C*07:04:08
C*07:04:09
C*07:04:10
C*07:04:11
C*07:05
C*07:06
C*07:07
C*07:08
C*07:09
C*07:10
C*07:11
C*07:12
C*07:13
C*07:14
C*07:15
C*07:16
C*07:17:01
C*07:17:02
C*07:17:03
C*07:18
C*07:19
C*07:20
C*07:21
C*07:22
C*07:23
C*07:24
C*07:25
C*07:26:01
C*07:26:02
C*07:27:01
C*07:27:02
C*07:28
C*07:29:01
C*07:29:02
C*07:30
C*07:31:01
C*07:31:02
C*07:32N
C*07:33N
C*07:35
C*07:36
C*07:37
C*07:38:01
C*07:38:02
C*07:39
C*07:40
C*07:41
C*07:42
C*07:43:01
C*07:43:02
C*07:44
C*07:45
C*07:46
C*07:47
C*07:48
C*07:49
C*07:50
C*07:51
C*07:52
C*07:53
C*07:54
C*07:55N
C*07:56:01
C*07:56:02
C*07:57
C*07:58
C*07:59
C*07:60
C*07:61N
C*07:62
C*07:63
C*07:64
C*07:65
C*07:66
C*07:67
C*07:68
C*07:69
C*07:70
C*07:71
C*07:72
C*07:73
C*07:74
C*07:75
C*07:76:01
C*07:76:02
C*07:77
C*07:78:01
C*07:78:02
C*07:79
C*07:80
C*07:81
C*07:82
C*07:83
C*07:84
C*07:85
C*07:86
C*07:87
C*07:88
C*07:89
C*07:90
C*07:91
C*07:92
C*07:93
C*07:94

| | | | |
|---|---|---|---|
| *C*07:95* | *C*07:131:01* | *C*07:166* | *C*07:202* |
| *C*07:96:01* | *C*07:131:02* | *C*07:167* | *C*07:203* |
| *C*07:96:02* | *C*07:132* | *C*07:168* | *C*07:204:01* |
| *C*07:97* | *C*07:133* | *C*07:169* | *C*07:204:02* |
| *C*07:98N* | *C*07:134* | *C*07:170* | *C*07:205* |
| *C*07:99* | *C*07:135* | *C*07:171* | *C*07:206* |
| *C*07:100* | *C*07:136* | *C*07:172:01* | *C*07:207* |
| *C*07:101* | *C*07:137:01* | *C*07:172:02* | *C*07:208* |
| *C*07:102* | *C*07:137:02* | *C*07:173* | *C*07:209* |
| *C*07:103* | *C*07:138* | *C*07:174* | *C*07:210* |
| *C*07:104N* | *C*07:139* | *C*07:175* | *C*07:211* |
| *C*07:105* | *C*07:140* | *C*07:176* | *C*07:212* |
| *C*07:106* | *C*07:141:01* | *C*07:177* | *C*07:213* |
| *C*07:107* | *C*07:141:02* | *C*07:178* | *C*07:214* |
| *C*07:108:01* | *C*07:142* | *C*07:179* | *C*07:215* |
| *C*07:108:02* | *C*07:143* | *C*07:180* | *C*07:216* |
| *C*07:109* | *C*07:144* | *C*07:181* | *C*07:217* |
| *C*07:110* | *C*07:145* | *C*07:182* | *C*07:218* |
| *C*07:111* | *C*07:146* | *C*07:183* | *C*07:219* |
| *C*07:112* | *C*07:147* | *C*07:184* | *C*07:220* |
| *C*07:113* | *C*07:148* | *C*07:185* | *C*07:221* |
| *C*07:114* | *C*07:149* | *C*07:186* | *C*07:222* |
| *C*07:115* | *C*07:150Q* | *C*07:187* | *C*07:223* |
| *C*07:116* | *C*07:151* | *C*07:188* | *C*07:224* |
| *C*07:117* | *C*07:152N* | *C*07:189* | *C*07:225* |
| *C*07:118* | *C*07:153* | *C*07:190* | *C*07:226* |
| *C*07:119* | *C*07:154* | *C*07:191N* | *C*07:227N* |
| *C*07:120* | *C*07:155* | *C*07:192* | *C*07:228* |
| *C*07:121Q* | *C*07:156* | *C*07:193* | *C*07:229* |
| *C*07:122* | *C*07:157* | *C*07:194* | *C*07:230* |
| *C*07:123* | *C*07:158* | *C*07:195* | *C*07:231* |
| *C*07:124* | *C*07:159* | *C*07:196* | *C*07:232* |
| *C*07:125* | *C*07:160* | *C*07:197* | *C*07:233* |
| *C*07:126* | *C*07:161* | *C*07:198N* | *C*07:234* |
| *C*07:127* | *C*07:162* | *C*07:199:01* | *C*07:235Q* |
| *C*07:128* | *C*07:163* | *C*07:199:02* | *C*07:236* |
| *C*07:129* | *C*07:164N* | *C*07:200* | *C*07:237* |
| *C*07:130* | *C*07:165* | *C*07:201* | *C*07:238* |

C*07

*C*07:239*
*C*07:240*
*C*07:241*
*C*07:242*
*C*07:243*
*C*07:244*
*C*07:245*
*C*07:246:01*
*C*07:246:02*
*C*07:247*
*C*07:248*
*C*07:249*
*C*07:250*
*C*07:251*
*C*07:252*
*C*07:253*
*C*07:254*
*C*07:255*
*C*07:256*
*C*07:257:01*
*C*07:257:02*
*C*07:257:03*
*C*07:257:04*
*C*07:258*
*C*07:259*
*C*07:260:01*
*C*07:260:02*
*C*07:261*
*C*07:262*
*C*07:263*
*C*07:264N*
*C*07:265*
*C*07:266*
*C*07:267*
*C*07:268*
*C*07:269*
*C*07:270*
*C*07:271*
*C*07:272*
*C*07:273*
*C*07:274*
*C*07:275*
*C*07:276*
*C*07:277*
*C*07:278*
*C*07:279*
*C*07:280*
*C*07:281*
*C*07:282*
*C*07:283*
*C*07:284*
*C*07:285*
*C*07:286*
*C*07:287*
*C*07:288*
*C*07:289*
*C*07:290*
*C*07:291*
*C*07:292*
*C*07:293*
*C*07:294*
*C*07:296*
*C*07:297*
*C*07:298*
*C*07:299*
*C*07:300*
*C*07:301*
*C*07:302*
*C*07:303*
*C*07:304*
*C*07:305*
*C*07:306*
*C*07:307*
*C*07:308*
*C*07:309*
*C*07:310*
*C*07:311*
*C*07:312*
*C*07:313*
*C*07:314:01*
*C*07:314:02*
*C*07:314:03*
*C*07:315*
*C*07:316*
*C*07:317*
*C*07:318*
*C*07:319*
*C*07:320*
*C*07:321*
*C*07:322*
*C*07:323*
*C*07:324*
*C*07:325*
*C*07:326*
*C*07:327*
*C*07:328*
*C*07:329N*
*C*07:330:01*
*C*07:330:02*
*C*07:331*
*C*07:332*
*C*07:333*
*C*07:334*
*C*07:335*
*C*07:336*
*C*07:337*
*C*07:338*
*C*07:339*
*C*07:340*
*C*07:341:01*
*C*07:341:02*
*C*07:342*
*C*07:343*
*C*07:344*
*C*07:345*
*C*07:346*
*C*07:347N*
*C*07:348*
*C*07:349*
*C*07:350N*
*C*07:351*
*C*07:352*
*C*07:353*
*C*07:354*
*C*07:355*
*C*07:356*
*C*07:357*
*C*07:358*
*C*07:359*
*C*07:360*
*C*07:361*
*C*07:362*
*C*07:363*
*C*07:364*
*C*07:365*
*C*07:366*
*C*07:367*
*C*07:368:01*
*C*07:368:02*
*C*07:369*
*C*07:370*
*C*07:371*
*C*07:372*
*C*07:373*
*C*07:374*
*C*07:375*
*C*07:376*
*C*07:377*
*C*07:378*
*C*07:379*
*C*07:380*
*C*07:381*

*C*07:382*
*C*07:383*
*C*07:384*
*C*07:385*
*C*07:386*
*C*07:387*
*C*07:388*
*C*07:389*
*C*07:390*
*C*07:391*
*C*07:392*
*C*07:393N*
*C*07:394*
*C*07:395*
*C*07:396*
*C*07:397*
*C*07:398*
*C*07:399*
*C*07:400*
*C*07:401*
*C*07:402*
*C*07:403*
*C*07:404*
*C*07:405*
*C*07:406*
*C*07:407*
*C*07:408*
*C*07:409*
*C*07:410*
*C*07:411*
*C*07:412*
*C*07:413*
*C*07:414*
*C*07:415*
*C*07:416*
*C*07:417*
*C*07:418*
*C*07:419*
*C*07:420*
*C*07:421*
*C*07:422*
*C*07:423*
*C*07:424*
*C*07:425*
*C*07:426*
*C*07:427*
*C*07:428*
*C*07:429*
*C*07:430*
*C*07:431*
*C*07:432*
*C*07:433*
*C*07:434*
*C*07:435*
*C*07:436*
*C*07:437N*
*C*07:438*
*C*07:439*
*C*07:440*
*C*07:441:01*
*C*07:441:02*
*C*07:442*
*C*07:443*
*C*07:444*
*C*07:445*
*C*07:446*
*C*07:447*
*C*07:448*
*C*07:449*
*C*07:450*
*C*07:451N*
*C*07:452N*
*C*07:453*
*C*07:454:01*
*C*07:454:02*
*C*07:455*
*C*07:456*
*C*07:457*
*C*07:458*
*C*07:459*
*C*07:460*
*C*07:461*
*C*07:462*
*C*07:463*
*C*07:464*
*C*07:465*
*C*07:466*
*C*07:467*
*C*07:468*
*C*07:469*
*C*07:470*
*C*07:471*
*C*07:472*
*C*07:473*
*C*07:474*
*C*07:475*
*C*07:476N*
*C*07:477*
*C*07:478*
*C*07:479*
*C*07:480*
*C*07:481*
*C*07:482*
*C*07:483N*
*C*07:484N*
*C*07:485*
*C*07:486*
*C*07:487*
*C*07:488*
*C*07:489*
*C*07:490*
*C*07:491:01N*
*C*07:491:02N*
*C*07:492*
*C*07:493*
*C*07:494Q*
*C*07:495*
*C*07:496*
*C*07:497*
*C*07:498*
*C*07:499*
*C*07:500*
*C*07:501*
*C*07:502*
*C*07:503*
*C*07:504*
*C*07:505*
*C*07:506*
*C*07:507N*
*C*07:508*
*C*07:509*
*C*07:510*
*C*07:511*
*C*07:512*
*C*07:513Q*
*C*07:514*
*C*07:515*
*C*07:516*
*C*07:517*
*C*07:518*
*C*07:519*
*C*07:520*
*C*07:521*
*C*07:522*
*C*07:523*
*C*07:524*
*C*07:525*
*C*07:526*
*C*07:527*
*C*07:528*
*C*07:529*
*C*07:530*

| | | | |
|---|---|---|---|
| *C*07:531* | *C*07:546* | *C*07:561* | *C*07:576* |
| *C*07:532* | *C*07:547* | *C*07:562* | *C*07:577* |
| *C*07:533* | *C*07:548* | *C*07:563* | *C*07:578* |
| *C*07:534* | *C*07:549* | *C*07:564* | *C*07:579* |
| *C*07:535* | *C*07:550* | *C*07:565* | *C*07:580* |
| *C*07:536* | *C*07:551N* | *C*07:566* | *C*07:581* |
| *C*07:537* | *C*07:552* | *C*07:567* | *C*07:582Q* |
| *C*07:538* | *C*07:553* | *C*07:568* | *C*07:583* |
| *C*07:539* | *C*07:554* | *C*07:569* | *C*07:584* |
| *C*07:540* | *C*07:555* | *C*07:570* | *C*07:585* |
| *C*07:541* | *C*07:556* | *C*07:571* | *C*07:586* |
| *C*07:542* | *C*07:557* | *C*07:572* | *C*07:587* |
| *C*07:543* | *C*07:558* | *C*07:573* | *C*07:588* |
| *C*07:544* | *C*07:559* | *C*07:574* | *C*07:589* |
| *C*07:545* | *C*07:560* | *C*07:575* | *C*07:590* |

## ➢人群分布

| 等位基因频度(%) | 澳大利亚 | 欧洲 | 北非 | 北美 | 东北亚 | 太平洋岛国 | 南美&中美 | 南亚 | 东南亚 | 撒哈拉以南非洲地区 | 西亚 | 全球总和 |
|---|---|---|---|---|---|---|---|---|---|---|---|---|
| *C*07:01* | 0.7042 | 7.2745 | 6.5217 | 6.4466 | 0.0934 | 0.5642 | 1.9444 | 4.0749 | 0.7348 | 6.1220 | 3.9454 | 6.2893 |
| *C*07:02* | 3.0986 | 6.1764 | 2.1739 | 6.3555 | 6.2988 | 5.9238 | 8.9815 | 3.9648 | 8.7118 | 2.4634 | 3.7178 | 6.3587 |
| *C*07:03* | 0.0000 | 0.0005 | 0.0000 | 0.0000 | 0.0000 | 0.0000 | 0.0000 | 0.6608 | 0.0496 | 0.0000 | 0.0000 | 0.0012 |
| *C*07:04* | 0.1408 | 0.9457 | 0.0000 | 0.6263 | 0.4764 | 0.4937 | 0.2778 | 1.4317 | 0.6620 | 1.3415 | 0.0759 | 0.6608 |
| *C*07:05* | 0.0000 | 0.0000 | 0.0000 | 0.0001 | 0.0023 | 0.0000 | 0.0000 | 0.1101 | 0.0298 | 0.1707 | 0.0759 | 0.0011 |
| *C*07:06* | 0.0000 | 0.0019 | 0.0000 | 0.0001 | 0.0000 | 0.0000 | 0.6481 | 0.0000 | 0.0364 | 0.2683 | 0.0759 | 0.0018 |
| *C*07:07* | 0.0000 | 0.0019 | 0.0000 | 0.0000 | 0.0000 | 0.0000 | 0.0000 | 0.1101 | 0.0000 | 0.0000 | 0.0000 | 0.0003 |
| *C*07:08* | 0.0000 | 0.0000 | 0.0000 | 0.0000 | 0.0000 | 0.0000 | 0.1852 | 0.3304 | 0.0099 | 0.0000 | 0.0000 | 0.0005 |
| *C*07:09* | 0.0000 | 0.0009 | 0.0000 | 0.0000 | 0.0000 | 0.0000 | 0.0000 | 0.0000 | 0.0000 | 0.0000 | 0.0000 | 0.0001 |
| *C*07:10* | 0.0000 | 0.0038 | 0.0000 | 0.0001 | 0.0000 | 0.0000 | 0.0000 | 0.0000 | 0.0066 | 0.0000 | 0.0759 | 0.0006 |
| *C*07:12* | 0.0000 | 0.0024 | 0.0000 | 0.0000 | 0.0000 | 0.0000 | 0.0000 | 0.0000 | 0.0000 | 0.0244 | 0.0000 | 0.0003 |
| *C*07:13* | 0.0000 | 0.0000 | 0.0000 | 0.0000 | 0.0000 | 0.0000 | 0.0000 | 0.0000 | 0.0033 | 0.0000 | 0.0759 | 0.0001 |
| *C*07:14* | 0.0000 | 0.0000 | 0.0000 | 0.0000 | 0.0000 | 0.0000 | 0.1852 | 0.1101 | 0.0033 | 0.0244 | 0.0000 | 0.0002 |
| *C*07:15* | 0.0000 | 0.0000 | 0.0000 | 0.0000 | 0.0047 | 0.0000 | 0.0000 | 0.0000 | 0.0000 | 0.0000 | 0.0000 | 0.0001 |
| *C*07:18* | 0.0000 | 0.0155 | 0.0000 | 0.0000 | 0.0000 | 0.0000 | 0.0000 | 0.0000 | 0.0000 | 0.4634 | 0.0000 | 0.0028 |
| *C*07:19* | 0.0000 | 0.0056 | 0.0000 | 0.0000 | 0.0000 | 0.0000 | 0.0000 | 0.0000 | 0.0099 | 0.0000 | 0.0000 | 0.0009 |
| *C*07:22* | 0.0000 | 0.0028 | 0.0000 | 0.0000 | 0.0000 | 0.0000 | 0.0000 | 0.0000 | 0.0000 | 0.0244 | 0.0000 | 0.0004 |

# C*08

## ➢等位基因

*C*08:01:01*
*C*08:01:02*
*C*08:01:03*
*C*08:01:04*
*C*08:01:05*
*C*08:01:06*
*C*08:01:07*
*C*08:01:08*
*C*08:01:09*
*C*08:01:10*
*C*08:01:11*
*C*08:01:12*
*C*08:01:13*
*C*08:01:14*
*C*08:01:15*
*C*08:01:16*
*C*08:01:17*
*C*08:01:18*
*C*08:01:19*
*C*08:02:01:01*
*C*08:02:01:02*
*C*08:02:02*
*C*08:02:03*
*C*08:02:04*
*C*08:02:05*
*C*08:02:06*
*C*08:02:07*
*C*08:02:08*
*C*08:02:09*
*C*08:02:10*
*C*08:02:11*
*C*08:02:12*
*C*08:02:13*
*C*08:02:14*
*C*08:03:01*
*C*08:03:02*
*C*08:03:03*
*C*08:03:04*
*C*08:04:01*
*C*08:04:02*
*C*08:04:03*
*C*08:05*
*C*08:06*
*C*08:07*
*C*08:08:01*
*C*08:08:02*
*C*08:09*
*C*08:10*
*C*08:11*
*C*08:12*
*C*08:13*
*C*08:14*
*C*08:15:01*
*C*08:15:02*
*C*08:16:01*
*C*08:16:02*
*C*08:17*
*C*08:18*
*C*08:19*
*C*08:20*
*C*08:21*
*C*08:22*
*C*08:23*
*C*08:24*
*C*08:25*
*C*08:26N*
*C*08:27*
*C*08:28*
*C*08:29*
*C*08:30*
*C*08:31*
*C*08:32*
*C*08:33:01*
*C*08:33:02*
*C*08:33:03*
*C*08:34*
*C*08:35*
*C*08:36N*
*C*08:37*
*C*08:38*
*C*08:39*
*C*08:40*
*C*08:41*
*C*08:42*
*C*08:43*
*C*08:44*
*C*08:45*
*C*08:46*
*C*08:47*
*C*08:48*
*C*08:49*
*C*08:50*
*C*08:51*
*C*08:52N*
*C*08:53*
*C*08:54*
*C*08:55N*
*C*08:56*
*C*08:57*
*C*08:58*
*C*08:59*
*C*08:60*
*C*08:61*
*C*08:62*
*C*08:63*
*C*08:65*
*C*08:66*
*C*08:67*
*C*08:68*
*C*08:69*
*C*08:70Q*
*C*08:71*
*C*08:72:01*
*C*08:72:02*
*C*08:73*
*C*08:74*
*C*08:75*
*C*08:76*
*C*08:77*
*C*08:78*
*C*08:79*
*C*08:80*
*C*08:81*
*C*08:82*
*C*08:83*
*C*08:84*
*C*08:85*
*C*08:86*
*C*08:87*
*C*08:88N*
*C*08:89N*
*C*08:90*
*C*08:91*
*C*08:92*
*C*08:93*
*C*08:94*
*C*08:95*
*C*08:96*
*C*08:97*
*C*08:98*

*C*08:99*
*C*08:100*
*C*08:101*
*C*08:102*
*C*08:103*
*C*08:104*
*C*08:105*
*C*08:106*
*C*08:107*
*C*08:108*
*C*08:109*
*C*08:110*
*C*08:111*
*C*08:112*
*C*08:113*
*C*08:114*
*C*08:115*
*C*08:116*
*C*08:117*
*C*08:118*
*C*08:119*
*C*08:120*
*C*08:121N*
*C*08:122*
*C*08:123*
*C*08:124*
*C*08:125*
*C*08:126*
*C*08:127N*
*C*08:128*
*C*08:129N*
*C*08:130N*
*C*08:131*
*C*08:132*
*C*08:133*
*C*08:134*
*C*08:135*
*C*08:136*
*C*08:137*
*C*08:138*
*C*08:139*
*C*08:140*
*C*08:141Q*
*C*08:142*
*C*08:143*
*C*08:144*
*C*08:145*
*C*08:146*
*C*08:147*
*C*08:148*
*C*08:149*
*C*08:150*
*C*08:151*

## ➢人群分布

| 地域 | 等位基因频度(%) | | | | | | |
|---|---|---|---|---|---|---|---|
| | *C*08:01* | *C*08:02* | *C*08:03* | *C*08:04* | *C*08:06* | *C*08:10* | *C*08:13* |
| 澳大利亚 | 0.1408 | 0.1408 | 0.0000 | 0.0000 | 0.0000 | 0.0000 | 0.0000 |
| 欧洲 | 0.0946 | 1.1978 | 0.0320 | 0.0005 | 0.0000 | 0.0000 | 0.0000 |
| 北非 | 0.0000 | 2.3098 | 0.0000 | 0.2717 | 0.0000 | 0.0000 | 0.0000 |
| 北美 | 0.7541 | 1.7021 | 0.0500 | 0.0849 | 0.0022 | 0.0000 | 0.0001 |
| 东北亚 | 3.7064 | 0.0444 | 0.6749 | 0.0000 | 0.0000 | 0.0000 | 0.0000 |
| 太平洋岛国 | 3.5261 | 0.2821 | 0.0000 | 0.0000 | 0.0000 | 0.0000 | 0.0000 |
| 南美&中美 | 0.8333 | 1.0185 | 0.0926 | 0.0000 | 0.0000 | 0.0000 | 0.0000 |
| 南亚 | 0.1101 | 0.0000 | 0.0000 | 0.0000 | 0.5507 | 0.0000 | 0.0000 |
| 东南亚 | 6.3584 | 0.0430 | 0.1622 | 0.0066 | 0.0000 | 0.0099 | 0.0000 |
| 撒哈拉以南非洲地区 | 0.2683 | 1.9024 | 0.0000 | 0.4390 | 0.0000 | 0.0000 | 0.0000 |
| 西亚 | 0.2276 | 1.5175 | 0.0000 | 0.2276 | 0.0000 | 0.0000 | 0.2276 |
| 全球总和 | 0.8375 | 1.5771 | 0.0639 | 0.0728 | 0.0021 | 0.0002 | 0.0002 |

# C*12

## ➢等位基因

*C*12:02:01*
*C*12:02:02:01*
*C*12:02:02:02*
*C*12:02:03*
*C*12:02:04*
*C*12:02:05*
*C*12:02:06*
*C*12:02:07*
*C*12:02:08*
*C*12:02:09*
*C*12:02:10*
*C*12:02:11*
*C*12:02:12*
*C*12:02:13*
*C*12:02:14*
*C*12:02:15*

C*12:03:01:01
C*12:03:01:02
C*12:03:01:03
C*12:03:01:04
C*12:03:01:05
C*12:03:01:06
C*12:03:01:07
C*12:03:01:08
C*12:03:01:09
C*12:03:02
C*12:03:03
C*12:03:04
C*12:03:05
C*12:03:06
C*12:03:07
C*12:03:08
C*12:03:09
C*12:03:10
C*12:03:11
C*12:03:12
C*12:03:13
C*12:03:14
C*12:03:15
C*12:03:16
C*12:03:17
C*12:03:18
C*12:03:19
C*12:03:20
C*12:03:21
C*12:03:22
C*12:03:23
C*12:03:24
C*12:03:25
C*12:03:26
C*12:03:27
C*12:03:28
C*12:03:29
C*12:03:30
C*12:03:31
C*12:03:32
C*12:03:33
C*12:03:34:01
C*12:03:34:02
C*12:03:35
C*12:03:36
C*12:03:37
C*12:03:38
C*12:03:39
C*12:03:40
C*12:03:41
C*12:03:42
C*12:04:01
C*12:04:02
C*12:05
C*12:06
C*12:07
C*12:08
C*12:09
C*12:10:01
C*12:10:02
C*12:11
C*12:12
C*12:13
C*12:14:01
C*12:14:02
C*12:15
C*12:16
C*12:17
C*12:18:01
C*12:18:02
C*12:19
C*12:20
C*12:21
C*12:22
C*12:23
C*12:24
C*12:25
C*12:26
C*12:27
C*12:28
C*12:29
C*12:30
C*12:31
C*12:32
C*12:33
C*12:34
C*12:35
C*12:36
C*12:37
C*12:38
C*12:39N
C*12:40
C*12:41
C*12:42Q
C*12:43
C*12:44
C*12:45
C*12:46N
C*12:47
C*12:48
C*12:49
C*12:50
C*12:51
C*12:52
C*12:53
C*12:54
C*12:55
C*12:56
C*12:57:01
C*12:57:02
C*12:58
C*12:59
C*12:60
C*12:61
C*12:62
C*12:63
C*12:64
C*12:65
C*12:66
C*12:67
C*12:68
C*12:69
C*12:70
C*12:71
C*12:72
C*12:73
C*12:74
C*12:75
C*12:76
C*12:77
C*12:78
C*12:79
C*12:80N
C*12:81
C*12:82
C*12:83
C*12:84N
C*12:85
C*12:86
C*12:87
C*12:88
C*12:89
C*12:90
C*12:91
C*12:92
C*12:93
C*12:94
C*12:95
C*12:96
C*12:97
C*12:98
C*12:99:01
C*12:99:02
C*12:100
C*12:101
C*12:102
C*12:103
C*12:104N
C*12:105N
C*12:106
C*12:107
C*12:108
C*12:109
C*12:110
C*12:111
C*12:112
C*12:113
C*12:114
C*12:115
C*12:116
C*12:117
C*12:118
C*12:119
C*12:120
C*12:121
C*12:122
C*12:123
C*12:124
C*12:125
C*12:126

| | | | |
|---|---|---|---|
| *C*12:127* | *C*12:149* | *C*12:171* | *C*12:193* |
| *C*12:128* | *C*12:150* | *C*12:172* | *C*12:194* |
| *C*12:129* | *C*12:151* | *C*12:173* | *C*12:195:01* |
| *C*12:130* | *C*12:152* | *C*12:174* | *C*12:195:02* |
| *C*12:131* | *C*12:153* | *C*12:175* | *C*12:196* |
| *C*12:132* | *C*12:154* | *C*12:176* | *C*12:197* |
| *C*12:133* | *C*12:155Q* | *C*12:177* | *C*12:198* |
| *C*12:134* | *C*12:156* | *C*12:178* | *C*12:199* |
| *C*12:135* | *C*12:157* | *C*12:179* | *C*12:200* |
| *C*12:136* | *C*12:158* | *C*12:180* | *C*12:201* |
| *C*12:137* | *C*12:159* | *C*12:181* | *C*12:202* |
| *C*12:138* | *C*12:160* | *C*12:182* | *C*12:203* |
| *C*12:139* | *C*12:161* | *C*12:183* | *C*12:204* |
| *C*12:140* | *C*12:162* | *C*12:184* | *C*12:205* |
| *C*12:141* | *C*12:163* | *C*12:185* | *C*12:206* |
| *C*12:142* | *C*12:164* | *C*12:186* | *C*12:207* |
| *C*12:143* | *C*12:165* | *C*12:187* | *C*12:208* |
| *C*12:144* | *C*12:166* | *C*12:188* | *C*12:209* |
| *C*12:145* | *C*12:167* | *C*12:189* | *C*12:210* |
| *C*12:146* | *C*12:168* | *C*12:190* | *C*12:211* |
| *C*12:147* | *C*12:169* | *C*12:191* | *C*12:212* |
| *C*12:148N* | *C*12:170* | *C*12:192* | *C*12:213* |

## ➢人群分布

| 地域 | 等位基因频度(%) | | | | | | | | |
|---|---|---|---|---|---|---|---|---|---|
| | *C*12:02* | *C*12:03* | *C*12:04* | *C*12:05* | *C*12:07* | *C*12:09* | *C*12:12* | *C*12:13* | *C*12:16* |
| 澳大利亚 | 0.0000 | 0.7042 | 0.0000 | 0.0000 | 0.0000 | 0.0000 | 0.0000 | 0.0000 | 0.0000 |
| 欧洲 | 0.6366 | 3.7567 | 0.0033 | 0.0089 | 0.0005 | 0.0000 | 0.0009 | 0.0028 | 0.0038 |
| 北非 | 0.4076 | 1.3587 | 0.0000 | 0.0000 | 0.0000 | 0.0000 | 0.0000 | 0.0000 | 0.0000 |
| 北美 | 0.7445 | 2.0059 | 0.0295 | 0.0005 | 0.0000 | 0.0002 | 0.0000 | 0.0000 | 0.0000 |
| 东北亚 | 5.4393 | 0.0701 | 0.0023 | 0.0000 | 0.0000 | 0.0000 | 0.0000 | 0.0000 | 0.0000 |
| 太平洋岛国 | 2.2567 | 1.0578 | 0.0000 | 0.0000 | 0.0000 | 0.0000 | 0.0000 | 0.0000 | 0.0000 |
| 南美&中美 | 0.5556 | 1.0185 | 0.0000 | 0.0000 | 0.0000 | 0.0000 | 0.0000 | 0.0000 | 0.0000 |
| 南亚 | 3.9648 | 1.2115 | 0.4405 | 0.0000 | 0.0000 | 0.0000 | 0.0000 | 0.0000 | 0.0000 |
| 东南亚 | 1.6947 | 0.9996 | 0.0033 | 0.0000 | 0.0000 | 0.0000 | 0.0000 | 0.0000 | 0.0000 |
| 撒哈拉以南非洲地区 | 0.1951 | 0.5854 | 0.0000 | 0.0000 | 0.0000 | 0.0000 | 0.0000 | 0.0000 | 0.0000 |
| 西亚 | 1.4416 | 2.8073 | 0.4552 | 0.0759 | 0.0759 | 0.0000 | 0.0000 | 0.0000 | 0.0000 |
| 全球总和 | 0.8571 | 2.1399 | 0.0257 | 0.0015 | 0.0001 | 0.0002 | 0.0001 | 0.0003 | 0.0005 |

# C*14

## ➢等位基因

C*14:02:01:01
C*14:02:01:02
C*14:02:01:03
C*14:02:01:04
C*14:02:02
C*14:02:03
C*14:02:04
C*14:02:05
C*14:02:06
C*14:02:07
C*14:02:08
C*14:02:09
C*14:02:10
C*14:02:11
C*14:02:12
C*14:02:13
C*14:02:14
C*14:02:15
C*14:02:16
C*14:02:17
C*14:02:18
C*14:02:19
C*14:02:20
C*14:03
C*14:04
C*14:05
C*14:06
C*14:07N
C*14:08
C*14:09
C*14:10
C*14:11
C*14:12
C*14:13
C*14:14
C*14:15
C*14:16
C*14:17
C*14:18
C*14:19
C*14:20
C*14:21N
C*14:22
C*14:23
C*14:24:01
C*14:24:02
C*14:25
C*14:26
C*14:27
C*14:28:01
C*14:28:02
C*14:29
C*14:30
C*14:31
C*14:32
C*14:33
C*14:34
C*14:35N
C*14:36
C*14:37
C*14:38
C*14:39
C*14:40
C*14:41
C*14:42
C*14:43
C*14:44
C*14:45
C*14:46:01
C*14:46:02
C*14:47N
C*14:48
C*14:49
C*14:50
C*14:51
C*14:52
C*14:53
C*14:54
C*14:55
C*14:56
C*14:57
C*14:58
C*14:59
C*14:60
C*14:61
C*14:62
C*14:63
C*14:64
C*14:65
C*14:66
C*14:67
C*14:68
C*14:69
C*14:70
C*14:71
C*14:72
C*14:73
C*14:74
C*14:75
C*14:76
C*14:77
C*14:78
C*14:79
C*14:80
C*14:81
C*14:82
C*14:83
C*14:84
C*14:85
C*14:86

## ➢人群分布

| 地域 | 等位基因频度(%) | | | |
|---|---|---|---|---|
| | *C*14:02* | *C*14:03* | *C*14:04* | *C*14:06* |
| 澳大利亚 | 0.0000 | 0.0000 | 0.0000 | 0.0000 |
| 欧洲 | 0.7974 | 0.0226 | 0.0005 | 0.0000 |
| 北非 | 10.8700 | 0.0000 | 0.0000 | 0.0000 |
| 北美 | 1.7827 | 0.0718 | 0.0000 | 0.0001 |

续表

| 地域 | 等位基因频度(%) | | | |
|---|---|---|---|---|
| | *C*14:02* | *C*14:03* | *C*14:04* | *C*14:06* |
| 东北亚 | 3.3631 | 3.3094 | 0.0000 | 0.0000 |
| 太平洋岛国 | 0.5642 | 0.2116 | 0.0000 | 0.0000 |
| 南美&中美 | 0.5556 | 0.2778 | 0.0000 | 0.0000 |
| 南亚 | 1.3216 | 0.4405 | 0.2203 | 0.0000 |
| 东南亚 | 1.7510 | 0.1192 | 0.0000 | 0.0000 |
| 撒哈拉以南非洲地区 | 0.4878 | 0.4146 | 0.0244 | 0.0000 |
| 西亚 | 0.3105 | 0.1517 | 0.0000 | 0.0000 |
| 全球总和 | 0.3498 | 0.1425 | 0.0002 | 0.0001 |

备注

# C*15

## ➢等位基因

*C*15:02:01:01*
*C*15:02:01:02*
*C*15:02:01:03*
*C*15:02:01:04*
*C*15:02:01:05*
*C*15:02:01:06*
*C*15:02:01:07*
*C*15:02:02*
*C*15:02:03*
*C*15:02:04*
*C*15:02:05*
*C*15:02:06*
*C*15:02:07*
*C*15:02:08*
*C*15:02:09*
*C*15:02:10*
*C*15:02:11*
*C*15:02:12*
*C*15:02:13*
*C*15:02:14*
*C*15:02:15*
*C*15:02:16*
*C*15:02:17*
*C*15:02:18*
*C*15:02:19*
*C*15:02:20*
*C*15:02:21*
*C*15:02:22*
*C*15:02:23*
*C*15:02:24*
*C*15:02:25*
*C*15:02:26*
*C*15:02:27*
*C*15:02:28*
*C*15:02:29*
*C*15:03*
*C*15:04:01*
*C*15:04:02*
*C*15:04:03*
*C*15:05:01*
*C*15:05:02*
*C*15:05:03*
*C*15:05:04*
*C*15:05:05*
*C*15:05:06*
*C*15:05:07*
*C*15:05:08*
*C*15:05:09*
*C*15:05:10*
*C*15:05:11*
*C*15:05:12*
*C*15:06:01*
*C*15:06:02*
*C*15:06:03*
*C*15:07*
*C*15:08*
*C*15:09*
*C*15:10:01*
*C*15:10:02*
*C*15:10:03*
*C*15:11*
*C*15:12*
*C*15:13:01:01*
*C*15:13:01:02*
*C*15:15*
*C*15:16*
*C*15:17*
*C*15:18*
*C*15:19*
*C*15:21*
*C*15:22*
*C*15:23*
*C*15:24*
*C*15:25*
*C*15:26*
*C*15:27*
*C*15:28*
*C*15:29*
*C*15:30*
*C*15:31*
*C*15:32Q*
*C*15:33*
*C*15:34*
*C*15:35*
*C*15:36*
*C*15:37*
*C*15:38*
*C*15:39*
*C*15:40*
*C*15:41*
*C*15:42*
*C*15:43*
*C*15:44:01*
*C*15:44:02*
*C*15:45*
*C*15:46*

*C*15:47*
*C*15:48*
*C*15:49*
*C*15:50*
*C*15:51*
*C*15:52*
*C*15:53*
*C*15:54*
*C*15:55*
*C*15:56*
*C*15:57*
*C*15:58*
*C*15:59*
*C*15:60*
*C*15:61*
*C*15:62*
*C*15:63*
*C*15:64*
*C*15:65*
*C*15:66*
*C*15:67*
*C*15:68*
*C*15:69*
*C*15:70*
*C*15:71*
*C*15:72*
*C*15:73*
*C*15:74*
*C*15:75*
*C*15:76*
*C*15:77*
*C*15:78:01*
*C*15:78:02*
*C*15:79*
*C*15:80*
*C*15:81*
*C*15:82*
*C*15:83*
*C*15:84Q*
*C*15:85*
*C*15:86*
*C*15:87*
*C*15:88*
*C*15:89*
*C*15:90*
*C*15:91*
*C*15:92N*
*C*15:93*
*C*15:94*
*C*15:95N*
*C*15:96Q*
*C*15:97*
*C*15:98*
*C*15:99*
*C*15:100*
*C*15:101*
*C*15:102*
*C*15:103*
*C*15:104*
*C*15:105Q*
*C*15:106*
*C*15:107*
*C*15:108*
*C*15:109*
*C*15:110*
*C*15:111*
*C*15:112*
*C*15:113*
*C*15:114*
*C*15:115N*
*C*15:116*
*C*15:117*
*C*15:118*
*C*15:119*
*C*15:120*
*C*15:121*
*C*15:122N*
*C*15:123*
*C*15:124*
*C*15:125*
*C*15:126*
*C*15:127*
*C*15:128*
*C*15:129*
*C*15:130*
*C*15:131*
*C*15:132*
*C*15:133*
*C*15:134*
*C*15:135*
*C*15:136*
*C*15:137*
*C*15:138*
*C*15:139*
*C*15:140*
*C*15:141*
*C*15:142*
*C*15:143*

## ➢人群分布

| 地域 | 等位基因频度(%) | | | | |
|---|---|---|---|---|---|
| | *C*15:02* | *C*15:03* | *C*15:04* | *C*15:05* | *C*15:06* |
| 澳大利亚 | 7.7465 | 0.0000 | 0.0000 | 0.0000 | 0.0000 |
| 欧洲 | 1.3611 | 0.0000 | 0.0470 | 0.2357 | 0.0311 |
| 北非 | 0.6793 | 0.0000 | 0.0000 | 0.8152 | 0.0000 |
| 北美 | 1.4432 | 0.0000 | 0.0086 | 0.3611 | 0.0031 |
| 东北亚 | 1.5157 | 0.0000 | 0.0023 | 0.0187 | 0.0000 |
| 太平洋岛国 | 3.9492 | 0.0705 | 0.0000 | 0.0705 | 0.0000 |
| 南美&中美 | 1.2963 | 0.9259 | 0.0926 | 0.0926 | 0.0000 |
| 南亚 | 2.8634 | 0.3304 | 0.2203 | 0.2203 | 0.0000 |
| 东南亚 | 1.4200 | 0.0000 | 0.0298 | 0.4005 | 0.0000 |
| 撒哈拉以南非洲地区 | 0.3415 | 0.0000 | 0.0000 | 0.4146 | 0.0000 |
| 西亚 | 3.4901 | 0.0000 | 0.3794 | 0.9105 | 0.0000 |
| 全球总和 | 1.4386 | 0.0008 | 0.0136 | 0.3396 | 0.0062 |

# C*16



## ➢等位基因

| | | | |
|---|---|---|---|
| *C*16:01:01:01* | *C*16:02:08* | *C*16:25* | *C*16:56* |
| *C*16:01:01:02* | *C*16:02:09* | *C*16:26* | *C*16:57* |
| *C*16:01:01:03* | *C*16:02:10* | *C*16:27* | *C*16:58* |
| *C*16:01:01:04* | *C*16:02:11* | *C*16:28* | *C*16:59* |
| *C*16:01:02* | *C*16:02:12* | *C*16:29* | *C*16:60* |
| *C*16:01:03* | *C*16:02:13* | *C*16:30N* | *C*16:61* |
| *C*16:01:04* | *C*16:04:01:01* | *C*16:31* | *C*16:62* |
| *C*16:01:05* | *C*16:04:01:02* | *C*16:32* | *C*16:63* |
| *C*16:01:06* | *C*16:04:03* | *C*16:33* | *C*16:64* |
| *C*16:01:07* | *C*16:04:04* | *C*16:34* | *C*16:65* |
| *C*16:01:08* | *C*16:04:05* | *C*16:35* | *C*16:66* |
| *C*16:01:09* | *C*16:06* | *C*16:36* | *C*16:67* |
| *C*16:01:10* | *C*16:07:01* | *C*16:37* | *C*16:68* |
| *C*16:01:11* | *C*16:07:02* | *C*16:38* | *C*16:69* |
| *C*16:01:12* | *C*16:08* | *C*16:39:01* | *C*16:70* |
| *C*16:01:13* | *C*16:09* | *C*16:39:02* | *C*16:71* |
| *C*16:01:14* | *C*16:10* | *C*16:40* | *C*16:72* |
| *C*16:01:15* | *C*16:11* | *C*16:41* | *C*16:73* |
| *C*16:01:16* | *C*16:12* | *C*16:42* | *C*16:74* |
| *C*16:01:17* | *C*16:13* | *C*16:43* | *C*16:75* |
| *C*16:01:18* | *C*16:14* | *C*16:44* | *C*16:76* |
| *C*16:01:19* | *C*16:15:01* | *C*16:45* | *C*16:77N* |
| *C*16:01:20* | *C*16:15:02* | *C*16:46* | *C*16:78* |
| *C*16:01:21* | *C*16:16Q* | *C*16:47* | *C*16:79* |
| *C*16:01:22* | *C*16:17* | *C*16:48* | *C*16:80* |
| *C*16:02:01* | *C*16:18* | *C*16:49* | *C*16:81* |
| *C*16:02:02* | *C*16:19* | *C*16:50* | *C*16:82* |
| *C*16:02:03* | *C*16:20* | *C*16:51* | *C*16:83* |
| *C*16:02:04* | *C*16:21* | *C*16:52* | *C*16:84* |
| *C*16:02:05* | *C*16:22* | *C*16:53* | *C*16:85* |
| *C*16:02:06* | *C*16:23* | *C*16:54* | *C*16:86* |
| *C*16:02:07* | *C*16:24* | *C*16:55* | *C*16:87* |

| | | | |
|---|---|---|---|
| *C*16:88* | *C*16:94* | *C*16:100* | *C*16:106* |
| *C*16:89N* | *C*16:95* | *C*16:101* | *C*16:107* |
| *C*16:90* | *C*16:96* | *C*16:102* | *C*16:108* |
| *C*16:91* | *C*16:97* | *C*16:103* | *C*16:109* |
| *C*16:92* | *C*16:98* | *C*16:104* | *C*16:110* |
| *C*16:93* | *C*16:99* | *C*16:105* | |

## ➢人群分布

| 地域 | 等位基因频度(%) | | | |
|---|---|---|---|---|
| | *C*16:01* | *C*16:02* | *C*16:04* | *C*16:08* |
| 澳大利亚 | 0.0000 | 0.0000 | 0.0000 | 0.0000 |
| 欧洲 | 1.0435 | 0.3430 | 0.1651 | 0.0000 |
| 北非 | 7.2011 | 0.2717 | 0.1359 | 0.0000 |
| 北美 | 2.0627 | 0.2327 | 0.0356 | 0.0001 |
| 东北亚 | 0.0000 | 0.0023 | 0.0070 | 0.0000 |
| 太平洋岛国 | 0.0000 | 0.0000 | 0.0705 | 0.0000 |
| 南美&中美 | 0.4630 | 0.0926 | 0.0926 | 0.0000 |
| 南亚 | 0.6608 | 0.2203 | 0.0000 | 0.0000 |
| 东南亚 | 0.0265 | 0.0530 | 0.0099 | 0.0000 |
| 撒哈拉以南非洲地区 | 3.2927 | 0.2195 | 0.0244 | 0.0000 |
| 西亚 | 0.7587 | 1.1381 | 0.8346 | 0.0000 |
| 全球总和 | 1.8656 | 0.2374 | 0.0498 | 0.0001 |

# C*17

## ➢等位基因

| | | | |
|---|---|---|---|
| *C*17:01:01:02* | *C*17:01:06* | *C*17:02* | *C*17:08* |
| *C*17:01:01:03* | *C*17:01:07* | *C*17:03:01:01* | *C*17:09* |
| *C*17:01:01:04* | *C*17:01:08* | *C*17:03:01:02* | *C*17:10* |
| *C*17:01:01:05* | *C*17:01:09* | *C*17:03:02* | *C*17:11* |
| *C*17:01:02* | *C*17:01:10* | *C*17:04* | *C*17:12* |
| *C*17:01:03* | *C*17:01:11* | *C*17:05* | *C*17:13* |
| *C*17:01:04* | *C*17:01:12* | *C*17:06* | *C*17:14* |
| *C*17:01:05* | *C*17:01:13* | *C*17:07* | *C*17:15* |

*C*17:16* *C*17:17* *C*17:18* *C*17:19* *C*17:20* *C*17:21*
*C*17:22* *C*17:23* *C*17:24* *C*17:25* *C*17:26* *C*17:27N*
*C*17:28* *C*17:29* *C*17:30* *C*17:31* *C*17:32* *C*17:33*
*C*17:34* *C*17:35* *C*17:36*



## ➢人群分布

| 地域 | 等位基因频度(%) | | | |
|---|---|---|---|---|
| | *C*[illegible]7:01* | *C*17:02* | *C*17:03* | *C*17:04* |
| 澳大利亚 | 0[illegible]000 | 0.0000 | 0.0000 | 0.0000 |
| 欧洲 | 0[illegible]425 | 0.0005 | 0.0292 | 0.0000 |
| 北非 | 3[illegible]326 | 0.0000 | 0.6793 | 0.0000 |
| 北美 | 0[illegible]428 | 0.0000 | 0.0002 | 0.0001 |
| 东北亚 | 0[illegible]070 | 0.0000 | 0.0000 | 0.0000 |
| 太平洋岛国 | 0[illegible]000 | 0.0000 | 0.0000 | 0.0000 |
| 南美&中美 | 0[illegible]481 | 0.0000 | 0.0000 | 0.0000 |
| 南亚 | 0[illegible]203 | 0.0000 | 0.0000 | 0.0000 |
| 东南亚 | 0[illegible]265 | 0.0000 | 0.0000 | 0.0000 |
| 撒哈拉以南非洲地区 | 3[illegible]512 | 0.0000 | 0.0000 | 0.0000 |
| 西亚 | 1[illegible]209 | 0.0000 | 0.0000 | 0.0000 |
| 全球总和 | 0[illegible]674 | 0.0001 | 0.0038 | 0.0001 |

# C*18

## ➢等位基因

*C*18:01* *C*18:02* *C*18:03* *C*18:04*
*C[illegible]8:05* *C[illegible]8:06* *C[illegible]8:07N* *C[illegible]8:08*
*C*18:09* *C*18:10*

## ➢人群分布

| 地域 | 等位基因频度(%) | | |
|---|---|---|---|
| | *C*18:01* | *C*18:02* | *C*18:04* |
| 澳大利亚 | 0.0000 | 0.0000 | 0.0000 |
| 欧洲 | 0.0089 | 0.0005 | 0.0000 |
| 北非 | 0.2717 | 0.1359 | 0.0000 |
| 北美 | 0.2780 | 0.0000 | 0.0000 |
| 东北亚 | 0.0000 | 0.0000 | 0.0000 |
| 太平洋岛国 | 0.0000 | 0.0000 | 0.0000 |
| 南美&中美 | 0.0926 | 0.2778 | 0.0000 |
| 南亚 | 0.4405 | 0.0000 | 0.0000 |
| 东南亚 | 0.0033 | 0.0000 | 0.0000 |
| 撒哈拉以南非洲地区 | 1.5610 | 0.1707 | 0.0000 |
| 西亚 | 0.1517 | 0.0000 | 0.0759 |
| 全球总和 | 0.2388 | 0.0006 | 0.0001 |

# HLA-E

## ➢等位基因

*E*01:01:01:01*
*E*01:01:01:02*
*E*01:01:01:03*
*E*01:01:01:04*
*E*01:01:01:05*
*E*01:01:01:06*
*E*01:01:01:07*
*E*01:01:01:08*
*E*01:01:02*
*E*01:03:01:01*
*E*01:03:01:02*
*E*01:03:01:03*
*E*01:03:01:04*
*E*01:03:02:01*
*E*01:03:02:02*
*E*01:03:03*
*E*01:03:04*
*E*01:03:05*
*E*01:04*
*E*01:05*
*E*01:06*
*E*01:07*
*E*01:08N*
*E*01:09*
*E*01:10*

## ➢人群分布

| 地域 | 等位基因频度(%) | | |
|---|---|---|---|
| | *E*01:01* | *E*01:03* | *E*01:04* |
| 澳大利亚 | 0.0000 | 0.0000 | 0.0000 |
| 欧洲 | 27.5391 | 19.1406 | 2.9297 |
| 北非 | 0.0000 | 0.0000 | 0.0000 |
| 北美 | 31.3953 | 18.0233 | 0.0000 |
| 东北亚 | 23.7873 | 26.2127 | 0.0000 |
| 太平洋岛国 | 0.0000 | 0.0000 | 0.0000 |
| 南美&中美 | 0.0000 | 0.0000 | 0.0000 |
| 南亚 | 35.0000 | 15.0000 | 0.0000 |
| 东南亚 | 21.5000 | 28.5000 | 0.0000 |
| 撒哈拉以南非洲地区 | 0.0000 | 0.0000 | 0.0000 |
| 西亚 | 0.0000 | 0.0000 | 0.0000 |
| 全球总和 | 26.2750 | 22.9053 | 0.6831 |

# HLA-F

## ➢等位基因

| | | | |
|---|---|---|---|
| *F*01:01:01:01* | *F*01:01:01:07* | *F*01:01:02:01* | *F*01:02* |
| *F*01:01:01:02* | *F*01:01:01:08* | *F*01:01:02:02* | *F*01:03:01:01* |
| *F*01:01:01:03* | *F*01:01:01:09* | *F*01:01:02:03* | *F*01:03:01:02* |
| *F*01:01:01:04* | *F*01:01:01:10* | *F*01:01:02:04* | *F*01:04* |
| *F*01:01:01:05* | *F*01:01:01:11* | *F*01:01:02:05* | |
| *F*01:01:01:06* | *F*01:01:01:12* | *F*01:01:02:06* | |



## ➢人群分布

| 地域 | 等位基因频度(%) | | |
|---|---|---|---|
| | *F*01:01* | *F*01:03* | *F*01:04* |
| 澳大利亚 | 0.0000 | 0.0000 | 0.0000 |
| 欧洲 | 42.1053 | 7.8947 | 0.4386 |
| 北非 | 0.0000 | 0.0000 | 0.0000 |
| 北美 | 0.0000 | 0.0000 | 0.0000 |
| 东北亚 | 0.0000 | 0.0000 | 0.0000 |
| 太平洋岛国 | 0.0000 | 0.0000 | 0.0000 |
| 南美&中美 | 0.0000 | 0.0000 | 0.0000 |
| 南亚 | 0.0000 | 0.0000 | 0.0000 |
| 东南亚 | 0.0000 | 0.0000 | 0.0000 |
| 撒哈拉以南非洲地区 | 0.0000 | 0.0000 | 0.0000 |
| 西亚 | 0.0000 | 0.0000 | 0.0000 |
| 全球总和 | 42.1053 | 7.8947 | 0.4386 |

# HLA-G

## ➢等位基因

*G*01:01:01:01*
*G*01:01:01:02*
*G*01:01:01:03*
*G*01:01:01:04*
*G*01:01:01:05*
*G*01:01:01:06*
*G*01:01:01:07*
*G*01:01:02:01*
*G*01:01:02:02*
*G*01:01:03:01*
*G*01:01:03:02*
*G*01:01:03:03*
*G*01:01:04*
*G*01:01:05*
*G*01:01:06*
*G*01:01:07*
*G*01:01:08*
*G*01:01:09*
*G*01:01:11*
*G*01:01:12*
*G*01:01:13*
*G*01:01:14*
*G*01:01:15*
*G*01:01:16*
*G*01:01:17*
*G*01:01:18*
*G*01:01:19*
*G*01:01:20*
*G*01:01:21*
*G*01:02*
*G*01:03:01:01*
*G*01:03:01:02*
*G*01:04:01*
*G*01:04:02*
*G*01:04:03*
*G*01:04:04*
*G*01:04:05*
*G*01:05N*
*G*01:06*
*G*01:07*
*G*01:08:01*
*G*01:08:02*
*G*01:09*
*G*01:10*
*G*01:11*
*G*01:12*
*G*01:13N*
*G*01:14*
*G*01:15*
*G*01:16*
*G*01:17*
*G*01:18*
*G*01:19*
*G*01:20*

## ➢人群分布

| 地域 | 等位基因频度(%) | | | | | |
|---|---|---|---|---|---|---|
| | *G*01:01* | *G*01:02* | *G*01:03* | *G*01:04* | *G*01:05N* | *G*01:06* |
| 澳大利亚 | 0.0000 | 0.0000 | 0.0000 | 0.0000 | 0.0000 | 0.0000 |
| 欧洲 | 37.6471 | 0.0000 | 7.3529 | 3.2353 | 0.7843 | 0.8824 |
| 北非 | 0.0000 | 0.0000 | 0.0000 | 0.0000 | 0.0000 | 0.0000 |
| 北美 | 0.0000 | 0.0000 | 0.0000 | 0.0000 | 0.0000 | 0.0000 |
| 东北亚 | 30.7613 | 0.0000 | 0.0000 | 18.3128 | 0.9259 | 0.0000 |
| 太平洋岛国 | 0.0000 | 0.0000 | 0.0000 | 0.0000 | 0.0000 | 0.0000 |
| 南美&中美 | 36.5385 | 0.0000 | 6.7308 | 5.7692 | 0.9615 | 0.0000 |
| 南亚 | 19.5833 | 0.8333 | 12.0833 | 8.7500 | 7.5000 | 1.2500 |
| 东南亚 | 37.3288 | 0.0000 | 0.0000 | 11.6438 | 0.6849 | 0.0000 |
| 撒哈拉以南非洲地区 | 34.2593 | 0.0000 | 0.0000 | 10.1852 | 5.5556 | 0.0000 |
| 西亚 | 25.4902 | 0.0000 | 0.0000 | 15.6863 | 8.8235 | 0.0000 |
| 全球总和 | 32.8412 | 0.0656 | 3.6745 | 10.7283 | 2.2310 | 0.3937 |

# HLA-DM

## DMA



### ➢等位基因

*DMA*01:01:01:01*　*DMA*01:01:01:04*　*DMA*01:04*
*DMA*01:01:01:02*　*DMA*01:02*
*DMA*01:01:01:03*　*DMA*01:03*

### ➢人群分布

| 地域 | 等位基因频度(%) | | | |
|---|---|---|---|---|
| | *DMA*01:01* | *DMA*01:02* | *DMA*01:03* | *DMA*01:04* |
| 欧洲 | 39.4444 | 7.7778 | 0.0000 | 1.6667 |
| 北美 | 42.7757 | 5.3232 | 1.5209 | 0.5703 |
| 东南亚 | 34.6500 | 14.0000 | 1.0500 | 0.2000 |
| 西亚 | 42.3267 | 4.7030 | 0.9901 | 1.7327 |
| 全球总和 | 37.3312 | 10.9646 | 1.0932 | 0.5466 |

### ➢备注

HLA-DMA 和 DMB 各编码一个跨膜蛋白。α 和 β 链相互结合并具有与 HLA II 类分子相似的结构，但是肽结合位点几乎完全封闭[1]。HLA-DM 被发现于内吞途径的细胞内 HLA II 类分子隔室(MIIC)中，并在 HLA II 类分子负载短肽的过程中起到重要作用[2, 3]。新生 HLA II 类分子的肽结合位点被称为 HLA II 类分子相关恒定链肽段(CLIP)的部分恒定链占据，后者功能为抑制 HLA II 类分子在到达 MHC II 类分子隔室之前的肽负载。HLA-DM 与 HLA II 类分子联合催化 HLA II 类分子相关恒定链肽段释放并促进合适的短肽的替换。

### 参 考 文 献


[1] Mosyak L, Zaller DM, Wiley DC. The structure of HLA-DM, the peptide exchange catalyst that loads antigen onto class II MHC molecules during antigen presentation. Immunity, 1998, 9(3): 377-383.

[2] Kropshofer H, Hammerling GJ, Vogt AB. How HLA-DM edits the MHC class II peptide repertoire: survival of the fittest? Immunology Today, 1997, 18(2): 77-82.

[3] Mellins ED, Stern LJ. HLA-DM and HLA-DO, key regulators of MHC-II processing and presentation. Current Opinion in Immunology, 2014, 26: 115-122.

# DMB

## ➢等位基因

*DMB*01:01:01:01*

*DMB*01:01:01:02*

*DMB*01:01:01:03*

*DMB*01:01:01:04*

*DMB*01:02*

*DMB*01:03:0*[illegible]*01*

*DMB*01:03:0*[illegible]*02*

*DMB*01:03:0*[illegible]*03*

*DMB*01:03:01:04*

*DMB*01:04*

*DMB*01:05*

*DMB*01:06*

*DMB*01:07*

## ➢人群分布

| 地域 | 等位基因频度(%) | | | | | |
|---|---|---|---|---|---|---|
| | *DMB*01:01* | *DMB*01:02* | *DMB*01:03* | *DMB*01:04* | *DMB*01:05* | *DMB*01:07* |
| 欧洲 | 42.7778 | 7.7778 | 1.1111 | 0.0000 | 0.5556 | 0.0000 |
| 北美 | 37.4525 | 1.5209 | 9.8859 | 1.1407 | 0.0000 | 0.0000 |
| 东南亚 | 26.2500 | 6.8500 | 15.8000 | 0.1000 | 0.2000 | 0.8000 |
| 西亚 | 40.3465 | 1.7327 | 7.9208 | 0.0000 | 0.0000 | 0.0000 |
| 全球总和 | 30.9325 | 5.3376 | 12.8939 | 0.2894 | 0.1608 | 0.5145 |

## ➢备注

请参见 DMA 备注。

# HLA-DO

## DOA

### ➢等位基因

| | | | |
|---|---|---|---|
| *DOA*01:01:01* | *DOA*01:01:02:03* | *DOA*01:01:04:02* | *DOA*01:02* |
| *DOA*01:01:02:01* | *DOA*01:01:03* | *DOA*01:01:05* | *DOA*01:03* |
| *DOA*01:01:02:02* | *DOA*01:01:04:01* | *DOA*01:01:06* | *DOA*01:04N* |

### ➢人群分布

暂无数据。

### ➢备注

HLA-DO 为 HLA II 类样分子，与 HLA-DM 共同定位于内吞途径的胞内 MHC II 类分子隔室(MIIC)中。HLA-DO 通过调节 HLA-DM 的活动来调节 MHC II 类分子隔室囊泡中新生 HLA II 类分子的短肽负载[1~3]。最近使用定点突变、晶体学和酶动力学的研究表明，DO 的功能是作为 DM 的抑制剂，DO 在催化位点稳定地与 DM 结合以阻断 DM 与 MHC II 类分子的相互作用。尽管如此，DO 对于 HLA II 类分子的抗原呈递是必需的，DO 分子敲除的抗原呈递细胞(APC)的抗原呈递功能与野生型相比效率下降，而且 DO 分子敲除的小鼠部分免疫缺陷[4]。

### 参 考 文 献


[1] Jensen PE. Antigen processing: HLA-DO--a hitchhiking inhibitor of HLA-DM. Current Biology: CB, 1998, 8(4): R128-131.

[2] Kropshofer H, Vogt AB, Thery C, et al. A role for HLA-DO as a co-chaperone of HLA-DM in peptide loading of MHC class II molecules. The EMBO Journal, 1998, 17(11): 2971-2981.

[3] Mellins ED, Stern LJ. HLA-DM and HLA-DO, key regulators of MHC-II processing and presentation. Current Opinion in Immunology, 2014, 26: 115-122.

[4] Chen X, Jensen PE. Biological function of HLA-DO(H2-O). Critical Reviews in Immunology, 2014, 34(3): 215-225.


## DOB

### ➢等位基因

| | | | |
|---|---|---|---|
| *DOB*01:01:01:01* | *DOB*01:01:02* | *DOB*01:02:02* | *DOB*01:05* |
| *DOB*01:01:01:02* | *DOB*01:01:03:01* | *DOB*01:03* | |
| *DOB*01:01:01:03* | *DOB*01:01:03:02* | *DOB*01:04:01:01* | |
| *DOB*01:01:01:04* | *DOB*01:02:01* | *DOB*01:04:01:02* | |

## ➢人群分布

暂无数据。

## ➢备注

请参见 DOA 备注。

# HLA-DP

## DPA1



### ➢等位基因

*DPA1*01:03:01:01*
*DPA1*01:03:01:02*
*DPA1*01:03:01:03*
*DPA1*01:03:01:04*
*DPA1*01:03:01:05*
*DPA1*01:03:02*
*DPA1*01:03:03*
*DPA1*01:03:04*
*DPA1*01:03:05*
*DPA1*01:04*
*DPA1*01:05*
*DPA1*01:06:01*
*DPA1*01:06:02*
*DPA1*01:07*
*DPA1*01:08*
*DPA1*01:09*
*DPA1*01:10*
*DPA1*01:11*
*DPA1*01:12*
*DPA1*01:13*
*DPA1*01:14*
*DPA1*02:01:01:01*
*DPA1*02:01:01:02*
*DPA1*02:01:02*
*DPA1*02:01:03*
*DPA1*02:01:04*
*DPA1*02:01:05*
*DPA1*02:01:06*
*DPA1*02:01:07*
*DPA1*02:01:08*
*DPA1*02:02:02*
*DPA1*02:02:03*
*DPA1*02:02:04*
*DPA1*02:02:05*
*DPA1*02:02:06*
*DPA1*02:03*
*DPA1*02:04*
*DPA1*02:05*
*DPA1*02:06*
*DPA1*02:07:01:01*
*DPA1*02:07:01:02*
*DPA1*03:01*
*DPA1*03:02*
*DPA1*03:03*
*DPA1*04:01*

### ➢人群分布

| 等位基因频度(%) | 地域 | | | | | | | |
|---|---|---|---|---|---|---|---|---|
| | 欧洲 | 北美 | 东北亚 | 太平洋岛国 | 南美&中美 | 南亚 | 撒哈拉以南非洲地区 | 全球总和 |
| *DPA1*01:03* | 41.2500 | 47.5000 | 20.9721 | 23.6486 | 22.2222 | 29.6610 | 14.6421 | 22.3556 |
| *DPA1*01:04* | 0.1136 | 0.0000 | 0.0300 | 0.0000 | 0.4630 | 0.8475 | 0.0000 | 0.0469 |
| *DPA1*01:05* | 0.2273 | 0.0000 | 0.0000 | 0.0000 | 0.0000 | 0.0000 | 0.0000 | 0.0188 |
| *DPA1*01:11* | 0.0000 | 0.0000 | 0.0150 | 0.0000 | 0.0000 | 0.0000 | 0.0000 | 0.0094 |
| *DPA1*02:01* | 5.9091 | 1.5000 | 7.9358 | 3.6486 | 16.2037 | 11.0169 | 17.2451 | 9.1617 |
| *DPA1*02:02* | 2.1591 | 1.0000 | 20.9721 | 22.4324 | 7.4074 | 7.6271 | 8.8937 | 16.6448 |
| *DPA1*02:03* | 0.0000 | 0.0000 | 0.0000 | 0.0000 | 0.0000 | 0.0000 | 0.0542 | 0.0094 |
| *DPA1*03:01* | 0.1136 | 0.0000 | 0.0000 | 0.0000 | 3.7037 | 0.0000 | 8.3514 | 1.5285 |
| *DPA1*03:02* | 0.0000 | 0.0000 | 0.0000 | 0.0000 | 0.0000 | 0.0000 | 0.2169 | 0.0375 |
| *DPA1*04:01* | 0.0000 | 0.0000 | 0.0750 | 0.2703 | 0.0000 | 0.0000 | 0.6508 | 0.1875 |

# DPA2

## ➢等位基因

*DPA2*01:01:01:01*
*DPA2*01:01:01:02*
*DPA2*01:01:01:03*
*DPA2*01:01:02*
*DPA2*02:01*

## ➢人群分布

暂无数据。

# DPB1

## ➢等位基因

*DPB1*01:01:01:01*
*DPB1*01:01:01:02*
*DPB1*01:01:01:03*
*DPB1*01:01:01:04*
*DPB1*01:01:02:01*
*DPB1*01:01:02:02*
*DPB1*01:01:03*
*DPB1*01:01:04*
*DPB1*01:01:05*
*DPB1*01:01:06*
*DPB1*02:01:02:01*
*DPB1*02:01:02:02*
*DPB1*02:01:02:03*
*DPB1*02:01:02:04*
*DPB1*02:01:02:05*
*DPB1*02:01:02:06*
*DPB1*02:01:02:07*
*DPB1*02:01:02:08*
*DPB1*02:01:02:09*
*DPB1*02:01:02:10*
*DPB1*02:01:02:11*
*DPB1*02:01:02:12*
*DPB1*02:01:02:13*
*DPB1*02:01:02:14*
*DPB1*02:01:02:15*
*DPB1*02:01:02:16*
*DPB1*02:01:02:17*
*DPB1*02:01:02:18*
*DPB1*02:01:02:19*
*DPB1*02:01:02:20*
*DPB1*02:01:02:21*
*DPB1*02:01:02:22*
*DPB1*02:01:03*
*DPB1*02:01:04*
*DPB1*02:01:05*
*DPB1*02:01:06*
*DPB1*02:01:07*
*DPB1*02:01:08*
*DPB1*02:01:09*
*DPB1*02:01:10*
*DPB1*02:01:11*
*DPB1*02:01:12*
*DPB1*02:01:13*
*DPB1*02:01:14*
*DPB1*02:01:15*
*DPB1*02:01:16*
*DPB1*02:01:17*
*DPB1*02:01:18*
*DPB1*02:01:19*
*DPB1*02:02:01:01*
*DPB1*02:02:01:02*
*DPB1*02:02:01:03*
*DPB1*02:02:01:04*
*DPB1*03:01:01:01*
*DPB1*03:01:01:02*
*DPB1*03:01:01:03*
*DPB1*03:01:01:04*
*DPB1*03:01:01:05*
*DPB1*03:01:01:06*
*DPB1*03:01:01:07*
*DPB1*03:01:02*
*DPB1*03:01:03*
*DPB1*03:01:04*
*DPB1*03:01:05*
*DPB1*03:01:06*
*DPB1*03:01:07*
*DPB1*03:01:08*
*DPB1*04:01:01:01*
*DPB1*04:01:01:02*
*DPB1*04:01:01:03*
*DPB1*04:01:01:04*
*DPB1*04:01:01:05*
*DPB1*04:01:01:06*
*DPB1*04:01:01:07*
*DPB1*04:01:01:08*
*DPB1*04:01:01:09*
*DPB1*04:01:01:10*
*DPB1*04:01:01:11*
*DPB1*04:01:02*
*DPB1*04:01:03*
*DPB1*04:01:04*
*DPB1*04:01:05*
*DPB1*04:01:06*
*DPB1*04:01:07*
*DPB1*04:01:08*
*DPB1*04:01:09*
*DPB1*04:01:10*
*DPB1*04:01:11*

DPB1

| | | | |
|---|---|---|---|
| *DPB1*04:01:12* | *DPB1*04:02:09* | *DPB1*16:01:01* | *DPB1*45:01* |
| *DPB1*04:01:13* | *DPB1*05:01:01:01* | *DPB1*16:01:02* | *DPB1*46:01:01* |
| *DPB1*04:01:14* | *DPB1*05:01:01:02* | *DPB1*17:01:01:01* | *DPB1*46:01:02* |
| *DPB1*04:01:15* | *DPB1*05:01:01:03* | *DPB1*17:01:01:02* | *DPB1*47:01:01:01* |
| *DPB1*04:01:16* | *DPB1*05:01:01:04* | *DPB1*18:01* | *DPB1*47:01:01:02* |
| *DPB1*04:01:17* | *DPB1*05:01:02* | *DPB1*19:01* | *DPB1*47:01:01:03* |
| *DPB1*04:01:18* | *DPB1*05:01:03* | *DPB1*20:01:01* | *DPB1*48:01* |
| *DPB1*04:01:19* | *DPB1*05:01:04* | *DPB1*20:01:02* | *DPB1*49:01:01:01* |
| *DPB1*04:01:20* | *DPB1*05:01:05* | *DPB1*20:01:03* | *DPB1*49:01:01:02* |
| *DPB1*04:01:21* | *DPB1*05:01:06* | *DPB1*21:01* | *DPB1*50:01* |
| *DPB1*04:01:22* | *DPB1*05:01:07* | *DPB1*22:01* | *DPB1*51:01* |
| *DPB1*04:01:23* | *DPB1*06:01:01:01* | *DPB1*23:01:01* | *DPB1*52:01* |
| *DPB1*04:01:24* | *DPB1*06:01:01:02* | *DPB1*23:01:02* | *DPB1*53:01* |
| *DPB1*04:01:25* | *DPB1*06:01:02* | *DPB1*24:01* | *DPB1*54:01* |
| *DPB1*04:01:26* | *DPB1*06:01:03* | *DPB1*25:01* | *DPB1*55:01:01:01* |
| *DPB1*04:01:27* | *DPB1*08:01* | *DPB1*26:01:01* | *DPB1*55:01:01:02* |
| *DPB1*04:01:28* | *DPB1*09:01:01* | *DPB1*26:01:02* | *DPB1*56:01* |
| *DPB1*04:01:29* | *DPB1*09:01:02* | *DPB1*26:01:03* | *DPB1*57:01* |
| *DPB1*04:01:30* | *DPB1*09:01:03* | *DPB1*27:01* | *DPB1*58:01* |
| *DPB1*04:01:31* | *DPB1*09:01:04* | *DPB1*28:01* | *DPB1*59:01* |
| *DPB1*04:01:32* | *DPB1*10:01:01:01* | *DPB1*29:01* | *DPB1*60:01* |
| *DPB1*04:02:01:01* | *DPB1*10:01:01:02* | *DPB1*30:01* | *DPB1*61:01N* |
| *DPB1*04:02:01:02* | *DPB1*10:01:02* | *DPB1*31:01* | *DPB1*62:01* |
| *DPB1*04:02:01:03* | *DPB1*10:01:03* | *DPB1*32:01* | *DPB1*63:01* |
| *DPB1*04:02:01:04* | *DPB1*11:01:01* | *DPB1*33:01:01:01* | *DPB1*64:01N* |
| *DPB1*04:02:01:05* | *DPB1*11:01:02* | *DPB1*33:01:01:02* | *DPB1*65:01:01* |
| *DPB1*04:02:01:06* | *DPB1*11:01:03* | *DPB1*34:01* | *DPB1*65:01:02* |
| *DPB1*04:02:01:07* | *DPB1*11:01:04* | *DPB1*35:01:01* | *DPB1*66:01* |
| *DPB1*04:02:01:08* | *DPB1*13:01:01* | *DPB1*36:01* | *DPB1*67:01* |
| *DPB1*04:02:02* | *DPB1*13:01:02* | *DPB1*37:01* | *DPB1*68:01* |
| *DPB1*04:02:03* | *DPB1*14:01:01:01* | *DPB1*38:01* | *DPB1*69:01* |
| *DPB1*04:02:04* | *DPB1*14:01:01:02* | *DPB1*39:01* | *DPB1*70:01* |
| *DPB1*04:02:05* | *DPB1*14:01:02* | *DPB1*40:01* | *DPB1*71:01:01* |
| *DPB1*04:02:06* | *DPB1*14:01:03* | *DPB1*41:01:01* | *DPB1*71:01:02* |
| *DPB1*04:02:07* | *DPB1*15:01:01* | *DPB1*41:01:02* | *DPB1*72:01:01:01* |
| *DPB1*04:02:08* | *DPB1*15:01:02* | *DPB1*44:01* | *DPB1*72:01:01:02* |

*DPB1*72:01:01:03*
*DPB1*73:01*
*DPB1*74:01*
*DPB1*75:01*
*DPB1*76:01*
*DPB1*77:01*
*DPB1*78:01*
*DPB1*79:01*
*DPB1*80:01*
*DPB1*81:01:01:01*
*DPB1*81:01:01:02*
*DPB1*82:01*
*DPB1*83:01*
*DPB1*84:01*
*DPB1*85:01:01:01*
*DPB1*85:01:01:02*
*DPB1*85:01:02*
*DPB1*86:01*
*DPB1*87:01*
*DPB1*88:01*
*DPB1*89:01*
*DPB1*90:01:01*
*DPB1*90:01:02*
*DPB1*91:01:01:01*
*DPB1*91:01:01:02*
*DPB1*92:01*
*DPB1*93:01*
*DPB1*94:01*
*DPB1*95:01*
*DPB1*96:01*
*DPB1*97:01*
*DPB1*98:01*
*DPB1*99:01*
*DPB1*100:01*
*DPB1*101:01*
*DPB1*102:01*
*DPB1*103:01*
*DPB1*104:01:01:01*
*DPB1*104:01:01:02*
*DPB1*104:01:01:03*
*DPB1*105:01:01:01*
*DPB1*105:01:01:02*
*DPB1*105:01:01:03*
*DPB1*106:01*
*DPB1*107:01*
*DPB1*108:01*
*DPB1*109:01*
*DPB1*110:01*
*DPB1*111:01*
*DPB1*112:01*
*DPB1*113:01*
*DPB1*114:01*
*DPB1*115:01*
*DPB1*116:01*
*DPB1*117:01*
*DPB1*118:01*
*DPB1*119:01*
*DPB1*120:01N*
*DPB1*121:01*
*DPB1*122:01*
*DPB1*123:01*
*DPB1*124:01*
*DPB1*125:01*
*DPB1*126:01*
*DPB1*127:01*
*DPB1*128:01*
*DPB1*129:01*
*DPB1*130:01*
*DPB1*131:01*
*DPB1*132:01*
*DPB1*133:01*
*DPB1*134:01*
*DPB1*135:01*
*DPB1*136:01*
*DPB1*137:01*
*DPB1*138:01*
*DPB1*139:01*
*DPB1*140:01*
*DPB1*141:01*
*DPB1*142:01*
*DPB1*143:01*
*DPB1*144:01*
*DPB1*145:01*
*DPB1*146:01*
*DPB1*147:01*
*DPB1*148:01*
*DPB1*149:01*
*DPB1*150:01*
*DPB1*151:01*
*DPB1*152:01*
*DPB1*153:01*
*DPB1*154:01N*
*DPB1*155:01:01*
*DPB1*155:01:02*
*DPB1*156:01*
*DPB1*157:01*
*DPB1*158:01*
*DPB1*159:01N*
*DPB1*160:01*
*DPB1*161:01N*
*DPB1*162:01*
*DPB1*163:01*
*DPB1*164:01*
*DPB1*165:01*
*DPB1*166:01*
*DPB1*167:01*
*DPB1*168:01*
*DPB1*169:01*
*DPB1*170:01*
*DPB1*171:01*
*DPB1*172:01*
*DPB1*173:01*
*DPB1*174:01*
*DPB1*175:01*
*DPB1*176:01*
*DPB1*177:01*
*DPB1*178:01*
*DPB1*179:01*
*DPB1*180:01*
*DPB1*181:01*
*DPB1*182:01*
*DPB1*183:01*
*DPB1*184:01*
*DPB1*185:01*
*DPB1*186:01*
*DPB1*187:01*
*DPB1*188:01*
*DPB1*189:01*
*DPB1*190:01*
*DPB1*191:01*
*DPB1*192:01*
*DPB1*193:01*
*DPB1*194:01*
*DPB1*195:01*
*DPB1*196:01*
*DPB1*197:01*
*DPB1*198:01*
*DPB1*199:01*
*DPB1*200:01*
*DPB1*201:01*
*DPB1*202:01*
*DPB1*203:01*
*DPB1*204:01*
*DPB1*205:01*

*DPB1*206:01*
*DPB1*207:01*
*DPB1*208:01*
*DPB1*209:01*
*DPB1*210:01*
*DPB1*211:01*
*DPB1*212:01*
*DPB1*213:01*
*DPB1*214:01*
*DPB1*215:01*
*DPB1*216:01N*
*DPB1*217:01*
*DPB1*218:01N*
*DPB1*219:01*
*DPB1*220:01*
*DPB1*221:01*
*DPB1*222:01*
*DPB1*223:01*
*DPB1*224:01*
*DPB1*225:01*
*DPB1*226:01*
*DPB1*227:01*
*DPB1*228:01*
*DPB1*229:01*
*DPB1*230:01*
*DPB1*231:01*
*DPB1*232:01*
*DPB1*233:01*
*DPB1*234:01*
*DPB1*235:01*
*DPB1*236:01:01*
*DPB1*236:01:02*
*DPB1*237:01*
*DPB1*238:01*
*DPB1*239:01*
*DPB1*240:01*
*DPB1*241:01*
*DPB1*242:01*
*DPB1*243:01*
*DPB1*244:01*
*DPB1*245:01*
*DPB1*246:01*
*DPB1*247:01*
*DPB1*248:01*
*DPB1*249:01*
*DPB1*250:01*
*DPB1*251:01*
*DPB1*252:01*
*DPB1*253:01*
*DPB1*254:01*
*DPB1*255:01*
*DPB1*256:01*
*DPB1*257:01*
*DPB1*258:01*
*DPB1*259:01*
*DPB1*260:01*
*DPB1*261:01*
*DPB1*262:01*
*DPB1*263:01*
*DPB1*264:01*
*DPB1*265:01*
*DPB1*266:01*
*DPB1*267:01*
*DPB1*268:01*
*DPB1*269:01*
*DPB1*270:01*
*DPB1*271:01*
*DPB1*272:01*
*DPB1*273:01*
*DPB1*274:01*
*DPB1*275:01*
*DPB1*276:01*
*DPB1*277:01*
*DPB1*278:01*
*DPB1*279:01:01*
*DPB1*279:01:02*
*DPB1*280:01*
*DPB1*281:01*
*DPB1*282:01*
*DPB1*283:01*
*DPB1*284:01*
*DPB1*285:01*
*DPB1*286:01*
*DPB1*287:01*
*DPB1*288:01*
*DPB1*289:01*
*DPB1*290:01*
*DPB1*291:01*
*DPB1*292:01*
*DPB1*293:01*
*DPB1*294:01*
*DPB1*295:01*
*DPB1*296:01*
*DPB1*297:01*
*DPB1*298:01*
*DPB1*299:01*
*DPB1*300:01*
*DPB1*301:01*
*DPB1*302:01*
*DPB1*303:01*
*DPB1*304:01*
*DPB1*305:01*
*DPB1*306:01*
*DPB1*307:01*
*DPB1*308:01*
*DPB1*309:01*
*DPB1*310:01*
*DPB1*311:01*
*DPB1*312:01*
*DPB1*313:01*
*DPB1*314:01*
*DPB1*315:01*
*DPB1*316:01*
*DPB1*317:01*
*DPB1*318:01*
*DPB1*319:01*
*DPB1*320:01*
*DPB1*321:01*
*DPB1*322:01*
*DPB1*323:01*
*DPB1*324:01*
*DPB1*325:01*
*DPB1*326:01*
*DPB1*327:01*
*DPB1*328:01N*
*DPB1*329:01*
*DPB1*330:01*
*DPB1*331:01*
*DPB1*332:01*
*DPB1*333:01*
*DPB1*334:01*
*DPB1*335:01*
*DPB1*336:01*
*DPB1*337:01*
*DPB1*338:01*
*DPB1*339:01*
*DPB1*340:01*
*DPB1*341:01*
*DPB1*342:01*
*DPB1*343:01*
*DPB1*344:01*
*DPB1*345:01*
*DPB1*346:01*
*DPB1*347:01*

DPB1*348:01:01
DPB1*348:01:02
DPB1*349:01
DPB1*350:01
DPB1*351:01
DPB1*352:01
DPB1*353:01
DPB1*354:01:01
DPB1*354:01:02
DPB1*355:01
DPB1*356:01
DPB1*357:01N
DPB1*358:01
DPB1*359:01
DPB1*360:01
DPB1*361:01
DPB1*362:01
DPB1*363:01
DPB1*364:01
DPB1*365:01
DPB1*366:01
DPB1*367:01
DPB1*368:01
DPB1*369:01
DPB1*370:01
DPB1*371:01
DPB1*372:01
DPB1*373:01
DPB1*374:01
DPB1*375:01
DPB1*376:01
DPB1*377:01
DPB1*378:01
DPB1*379:01
DPB1*380:01
DPB1*381:01
DPB1*382:01N
DPB1*383:01
DPB1*384:01
DPB1*385:01
DPB1*386:01
DPB1*387:01
DPB1*388:01
DPB1*389:01
DPB1*390:01
DPB1*391:01
DPB1*392:01
DPB1*393:01
DPB1*394:01
DPB1*395:01
DPB1*396:01
DPB1*397:01
DPB1*398:01
DPB1*399:01
DPB1*400:01
DPB1*401:01N
DPB1*402:01
DPB1*403:01N
DPB1*404:01
DPB1*405:01
DPB1*406:01
DPB1*407:01
DPB1*408:01
DPB1*409:01
DPB1*410:01
DPB1*411:01
DPB1*412:01
DPB1*413:01
DPB1*414:01
DPB1*415:01
DPB1*416:01:01:01
DPB1*416:01:01:02
DPB1*417:01
DPB1*418:01
DPB1*419:01
DPB1*420:01
DPB1*421:01
DPB1*422:01
DPB1*423:01:01
DPB1*423:01:02
DPB1*424:01
DPB1*425:01
DPB1*426:01
DPB1*427:01
DPB1*428:01
DPB1*429:01
DPB1*430:01
DPB1*431:01
DPB1*432:01
DPB1*433:01
DPB1*434:01
DPB1*435:01
DPB1*436:01
DPB1*437:01
DPB1*438:01
DPB1*439:01
DPB1*440:01
DPB1*441:01
DPB1*442:01
DPB1*443:01
DPB1*444:01
DPB1*445:01
DPB1*446:01
DPB1*447:01
DPB1*448:01
DPB1*449:01
DPB1*450:01N
DPB1*451:01
DPB1*452:01
DPB1*453:01
DPB1*454:01
DPB1*455:01N
DPB1*456:01
DPB1*457:01
DPB1*458:01
DPB1*459:01
DPB1*460:01
DPB1*461:01
DPB1*462:01
DPB1*463:01:01:01
DPB1*463:01:01:02
DPB1*463:01:01:03
DPB1*464:01
DPB1*465:01
DPB1*466:01
DPB1*467:01
DPB1*468:01
DPB1*469:01
DPB1*470:01
DPB1*471:01
DPB1*472:01
DPB1*473:01
DPB1*474:01
DPB1*475:01
DPB1*476:01
DPB1*477:01
DPB1*478:01
DPB1*479:01
DPB1*480:01
DPB1*481:01
DPB1*482:01
DPB1*483:01
DPB1*484:01
DPB1*485:01

DPB1*486:01
DPB1*487:01
DPB1*488:01
DPB1*489:01
DPB1*490:01
DPB1*491:01
DPB1*492:01
DPB1*493:01
DPB1*494:01
DPB1*495:01
DPB1*496:01
DPB1*497:01
DPB1*498:01
DPB1*499:01
DPB1*500:01
DPB1*501:01
DPB1*502:01
DPB1*503:01
DPB1*504:01
DPB1*505:01
DPB1*506:01
DPB1*507:01N
DPB1*508:01
DPB1*509:01
DPB1*510:01
DPB1*511:01
DPB1*512:01
DPB1*513:01
DPB1*514:01
DPB1*515:01
DPB1*516:01
DPB1*517:01
DPB1*518:01
DPB1*519:01
DPB1*520:01
DPB1*521:01
DPB1*522:01
DPB1*523:01
DPB1*524:01
DPB1*525:01
DPB1*526:01
DPB1*527:01
DPB1*528:01
DPB1*529:01
DPB1*530:01
DPB1*531:01
DPB1*532:01
DPB1*533:01
DPB1*534:01
DPB1*535:01
DPB1*536:01
DPB1*537:01
DPB1*538:01
DPB1*539:01
DPB1*540:01
DPB1*541:01
DPB1*542:01
DPB1*543:01
DPB1*544:01
DPB1*545:01
DPB1*546:01
DPB1*547:01
DPB1*548:01
DPB1*549:01
DPB1*550:01
DPB1*551:01N
DPB1*552:01
DPB1*553:01
DPB1*554:01
DPB1*555:01
DPB1*556:01
DPB1*557:01
DPB1*558:01
DPB1*559:01
DPB1*560:01
DPB1*561:01
DPB1*562:01
DPB1*563:01
DPB1*564:01
DPB1*565:01
DPB1*566:01
DPB1*567:01
DPB1*568:01
DPB1*569:01
DPB1*570:01N
DPB1*571:01
DPB1*572:01
DPB1*573:01
DPB1*574:01
DPB1*575:01
DPB1*576:01
DPB1*577:01
DPB1*578:01
DPB1*579:01
DPB1*580:01
DPB1*581:01
DPB1*582:01
DPB1*583:01
DPB1*584:01
DPB1*585:01
DPB1*586:01
DPB1*587:01
DPB1*588:01
DPB1*589:01
DPB1*590:01
DPB1*591:01
DPB1*592:01
DPB1*593:01
DPB1*594:01
DPB1*595:01
DPB1*596:01
DPB1*597:01
DPB1*598:01N
DPB1*599:01
DPB1*600:01
DPB1*601:01
DPB1*602:01
DPB1*603:01
DPB1*604:01
DPB1*605:01
DPB1*606:01
DPB1*607:01
DPB1*608:01
DPB1*609:01
DPB1*610:01
DPB1*611:01
DPB1*612:01
DPB1*613:01
DPB1*614:01
DPB1*615:01
DPB1*616:01
DPB1*617:01
DPB1*618:01
DPB1*619:01
DPB1*620:01
DPB1*621:01
DPB1*622:01
DPB1*623:01
DPB1*624:01
DPB1*625:01
DPB1*626:01
DPB1*627:01
DPB1*628:01
DPB1*629:01

*DPB1*630:01*
*DPB1*631:01*
*DPB1*632:01*
*DPB1*633:01*
*DPB1*634:01*
*DPB1*635:01*
*DPB1*636:01*
*DPB1*637:01*
*DPB1*638:01*
*DPB1*639:01*
*DPB1*640:01*
*DPB1*641:01*
*DPB1*642:01*
*DPB1*643:01*
*DPB1*644:01*
*DPB1*645:01*
*DPB1*646:01*
*DPB1*647:01*
*DPB1*648:01:01:01*
*DPB1*648:01:01:02*

## ➢人群分布

| 等位基因频度(%) | 地域 | | | | | | | | | | |
|---|---|---|---|---|---|---|---|---|---|---|---|
| | 澳大利亚 | 欧洲 | 北美 | 东北亚 | 太平洋岛国 | 南美&中美 | 南亚 | 东南亚 | 撒哈拉以南非洲地区 | 西亚 | 全球总和 |
| *DPB1*01:01* | 0.5051 | 2.0415 | 4.4436 | 0.1073 | 0.4981 | 2.1802 | 1.8182 | 0.5933 | 14.5443 | 0.2591 | 2.2806 |
| *DPB1*02:01* | 7.5758 | 7.6990 | 5.4913 | 12.2743 | 8.9664 | 1.5988 | 7.7273 | 5.6429 | 5.6804 | 10.8808 | 8.0970 |
| *DPB1*02:02* | 0.0000 | 0.3638 | 0.2168 | 1.7164 | 0.3736 | 0.0000 | 0.0000 | 2.6214 | 0.0624 | 0.0000 | 0.9933 |
| *DPB1*03:01* | 1.5152 | 7.2266 | 3.2153 | 2.4584 | 0.9340 | 1.1628 | 3.1818 | 2.5110 | 2.5593 | 4.6632 | 4.3317 |
| *DPB1*04:01* | 5.0505 | 18.9217 | 12.6806 | 4.3268 | 11.9552 | 1.1628 | 20.0000 | 4.2081 | 2.2160 | 15.2850 | 10.7616 |
| *DPB1*04:02* | 0.0000 | 5.4295 | 15.2095 | 4.7828 | 1.3699 | 23.9826 | 5.0000 | 2.4696 | 10.9238 | 7.5130 | 6.1768 |
| *DPB1*05:01* | 22.7273 | 0.9176 | 1.6618 | 16.9498 | 22.9141 | 0.5087 | 0.4545 | 19.4950 | 0.0000 | 1.2953 | 8.4767 |
| *DPB1*06:01* | 0.0000 | 0.7221 | 0.3251 | 0.2503 | 0.0623 | 0.0000 | 0.0000 | 0.0690 | 0.0624 | 0.0000 | 0.3819 |
| *DPB1*08:01* | 0.0000 | 0.0163 | 0.0000 | 0.0447 | 0.0623 | 0.0000 | 0.0000 | 0.0138 | 0.0000 | 0.0000 | 0.0193 |
| *DPB1*09:01* | 0.0000 | 0.6515 | 0.1806 | 4.2732 | 0.1245 | 0.0000 | 1.8182 | 0.3587 | 0.0312 | 2.0725 | 1.3795 |
| *DPB1*10:01* | 0.0000 | 0.9176 | 0.5419 | 0.0447 | 0.0623 | 0.0000 | 0.9091 | 0.0690 | 0.2185 | 0.7772 | 0.4441 |
| *DPB1*11:01* | 0.5051 | 0.8090 | 1.0116 | 0.0179 | 0.1245 | 0.0727 | 0.0000 | 0.0138 | 0.6242 | 0.0000 | 0.4398 |
| *DPB1*13:01* | 0.5051 | 0.9284 | 1.1199 | 1.0906 | 0.8717 | 1.8895 | 3.1818 | 5.1187 | 1.9975 | 0.5181 | 1.7378 |
| *DPB1*14:01* | 0.0000 | 0.8524 | 0.5058 | 0.6705 | 0.4359 | 16.0610 | 1.3636 | 1.6970 | 0.1873 | 1.2953 | 1.3087 |
| *DPB1*15:01* | 1.0101 | 0.3746 | 0.2890 | 0.0358 | 0.0623 | 0.0727 | 0.9091 | 0.0552 | 0.3433 | 0.0000 | 0.2167 |
| *DPB1*16:01* | 0.5051 | 0.2280 | 0.2168 | 0.0268 | 0.1245 | 0.0000 | 0.4545 | 0.0828 | 0.1561 | 0.0000 | 0.1373 |
| *DPB1*17:01* | 0.0000 | 0.7275 | 0.9032 | 0.2235 | 0.0623 | 0.2180 | 1.3636 | 0.5933 | 3.8390 | 2.3316 | 0.7831 |
| *DPB1*18:01* | 0.0000 | 0.0054 | 0.5058 | 0.0089 | 0.0000 | 0.1453 | 0.0000 | 0.0138 | 2.8090 | 0.0000 | 0.2296 |
| *DPB1*19:01* | 0.0000 | 0.2226 | 0.2168 | 0.2414 | 0.0623 | 0.0727 | 0.0000 | 0.3035 | 0.2809 | 0.5181 | 0.2317 |
| *DPB1*20:01* | 0.0000 | 0.1792 | 0.2529 | 0.0268 | 0.0623 | 0.0727 | 0.0000 | 0.1242 | 0.0936 | 0.0000 | 0.1180 |
| *DPB1*21:01* | 0.0000 | 0.0326 | 0.0000 | 0.0089 | 0.0623 | 0.0000 | 0.0000 | 0.9796 | 0.0000 | 0.0000 | 0.1673 |
| *DPB1*22:01* | 10.1010 | 0.0000 | 0.0000 | 0.0000 | 0.0000 | 0.0000 | 0.0000 | 0.0828 | 0.0312 | 0.0000 | 0.0558 |
| *DPB1*23:01* | 0.0000 | 0.1357 | 0.3613 | 0.0179 | 0.1868 | 0.0727 | 0.0000 | 0.0690 | 0.0624 | 0.5181 | 0.1073 |
| *DPB1*24:01* | 0.0000 | 0.0109 | 0.0000 | 0.0000 | 0.0000 | 0.0000 | 0.0000 | 0.0414 | 0.0000 | 0.0000 | 0.0086 |
| *DPB1*25:01* | 0.0000 | 0.0109 | 0.0000 | 0.0089 | 0.0623 | 0.0000 | 0.0000 | 0.0138 | 0.0312 | 0.0000 | 0.0129 |

续表

| 等位基因频度(%) | 地域 | | | | | | | | | | |
|---|---|---|---|---|---|---|---|---|---|---|---|
| | 澳大利亚 | 欧洲 | 北美 | 东北亚 | 太平洋岛国 | 南美&中美 | 南亚 | 东南亚 | 撒哈拉以南非洲地区 | 西亚 | 全球总和 |
| *DPB1*26:01* | 0.0000 | 0.1086 | 0.0000 | 0.0179 | 0.0623 | 0.0000 | 1.3636 | 0.0690 | 0.0936 | 0.2591 | 0.0751 |
| *DPB1*27:01* | 0.0000 | 0.0000 | 0.1445 | 0.0000 | 0.0000 | 0.5814 | 0.0000 | 0.0000 | 0.2497 | 0.0000 | 0.0429 |
| *DPB1*28:01* | 0.0000 | 0.0271 | 0.0000 | 0.0089 | 0.4981 | 0.0000 | 0.0000 | 1.1865 | 0.0000 | 0.0000 | 0.2124 |
| *DPB1*29:01* | 0.0000 | 0.0000 | 0.0361 | 0.0089 | 0.0623 | 0.0000 | 0.4545 | 0.0000 | 0.1561 | 0.0000 | 0.0172 |
| *DPB1*30:01* | 0.0000 | 0.0109 | 0.1445 | 0.0000 | 0.0000 | 0.0000 | 0.0000 | 0.0000 | 0.1561 | 0.0000 | 0.0236 |
| *DPB1*31:01* | 0.0000 | 0.0000 | 0.0000 | 0.0000 | 0.1868 | 0.0000 | 0.0000 | 0.1656 | 0.0312 | 0.0000 | 0.0322 |
| *DPB1*32:01* | 0.0000 | 0.0109 | 0.0000 | 0.0000 | 0.0000 | 0.0000 | 0.0000 | 0.0000 | 0.0624 | 0.0000 | 0.0086 |
| *DPB1*33:01* | 0.0000 | 0.0434 | 0.0000 | 0.0000 | 0.0000 | 0.0000 | 0.4545 | 0.0552 | 0.0000 | 0.7772 | 0.0343 |
| *DPB1*34:01* | 0.0000 | 0.0163 | 0.0000 | 0.0000 | 0.0000 | 0.0000 | 0.0000 | 0.0000 | 0.3433 | 0.0000 | 0.0322 |
| *DPB1*35:01* | 0.0000 | 0.0217 | 0.0000 | 0.0089 | 0.0000 | 0.2180 | 0.0000 | 0.0000 | 0.0624 | 0.0000 | 0.0236 |
| *DPB1*36:01* | 0.0000 | 0.0000 | 0.0361 | 0.0089 | 0.0000 | 0.0000 | 0.0000 | 0.0966 | 0.0000 | 0.0000 | 0.0193 |
| *DPB1*37:01* | 0.0000 | 0.0054 | 0.0000 | 0.0000 | 0.0000 | 0.0000 | 0.0000 | 0.0276 | 0.0312 | 0.0000 | 0.0064 |
| *DPB1*38:01* | 0.0000 | 0.0000 | 0.0000 | 0.0179 | 0.0000 | 0.0000 | 0.0000 | 0.0828 | 0.0000 | 0.0000 | 0.0172 |
| *DPB1*39:01* | 0.0000 | 0.0054 | 0.0723 | 0.0000 | 0.0000 | 0.0000 | 0.0000 | 0.0000 | 0.6242 | 0.0000 | 0.0493 |
| *DPB1*40:01* | 0.0000 | 0.0000 | 0.0723 | 0.0000 | 0.0000 | 0.0727 | 0.0000 | 0.0000 | 0.4057 | 0.2591 | 0.0343 |
| *DPB1*41:01* | 0.0000 | 0.0054 | 0.0000 | 0.0358 | 0.0000 | 0.0000 | 0.0000 | 0.0966 | 0.0000 | 0.0000 | 0.0257 |
| *DPB1*48:01* | 0.0000 | 0.0000 | 0.0000 | 0.0000 | 0.0000 | 0.0000 | 0.0000 | 0.1242 | 0.0312 | 0.0000 | 0.0215 |
| *DPB1*49:01* | 0.0000 | 0.0054 | 0.0361 | 0.0000 | 0.0000 | 0.0000 | 0.0000 | 0.0138 | 0.1873 | 0.0000 | 0.0193 |
| *DPB1*51:01* | 0.0000 | 0.0109 | 0.0361 | 0.0000 | 0.0000 | 0.0000 | 0.0000 | 0.0828 | 0.0624 | 0.2591 | 0.0279 |



# DPB2

## ➢等位基因

*DPB2*01:01:01*　　*DPB2*02:01*　　*DPB2*03:01:01:02*

*DPB2*01:01:02*　　*DPB2*03:01:01:01*　　*DPB2*03:01:01:03*

## ➢人群分布

暂无数据。

# HLA-DQ

## DQA1*01

### ➢等位基因

*DQA1*01:01:01:01*
*DQA1*01:01:01:02*
*DQA1*01:01:01:03*
*DQA1*01:01:02*
*DQA1*01:01:03*
*DQA1*01:02:01:01*
*DQA1*01:02:01:02*
*DQA1*01:02:01:03*
*DQA1*01:02:01:04*
*DQA1*01:02:01:05*
*DQA1*01:02:01:06*
*DQA1*01:02:01:07*
*DQA1*01:02:02*
*DQA1*01:02:03*
*DQA1*01:02:04*
*DQA1*01:03:01:01*
*DQA1*01:03:01:02*
*DQA1*01:03:01:03*
*DQA1*01:03:01:04*
*DQA1*01:03:01:05*
*DQA1*01:03:01:06*
*DQA1*01:04:01:01*
*DQA1*01:04:01:02*
*DQA1*01:04:01:03*
*DQA1*01:04:01:04*
*DQA1*01:04:02*
*DQA1*01:05:01*
*DQA1*01:05:02*
*DQA1*01:06*
*DQA1*01:07Q*
*DQA1*01:08*
*DQA1*01:09*
*DQA1*01:10*
*DQA1*01:11*
*DQA1*01:12*
*DQA1*01:13*
*DQA1*01:14*
*DQA1*01:15N*



### ➢人群分布

| 地域 | 等位基因频度(%) | | | | |
|---|---|---|---|---|---|
| | *DQA1*01:01* | *DQA1*01:02* | *DQA1*01:03* | *DQA1*01:04* | *DQA1*01:05* |
| 澳大利亚 | 8.5859 | 5.0505 | 18.1818 | 0.0000 | 0.0000 |
| 欧洲 | 6.0223 | 9.0545 | 3.6955 | 1.2318 | 0.2000 |
| 北非 | 2.2099 | 11.6022 | 1.1050 | 0.5525 | 2.2099 |
| 北美 | 3.4841 | 4.2176 | 1.1614 | 0.3667 | 0.2445 |
| 东北亚 | 4.2831 | 7.0102 | 8.0977 | 1.9157 | 0.3095 |
| 太平洋岛国 | 6.0413 | 9.7774 | 3.5771 | 0.0000 | 0.0000 |
| 南美&中美 | 6.0920 | 3.1034 | 2.5287 | 0.0000 | 0.0000 |
| 南亚 | 3.6123 | 5.5689 | 6.6827 | 5.0873 | 0.0000 |
| 东南亚 | 6.8505 | 9.2732 | 3.9265 | 0.3342 | 0.0000 |
| 撒哈拉以南非洲地区 | 7.0595 | 18.8448 | 2.2170 | 0.5251 | 0.2917 |
| 西亚 | 10.1801 | 2.4238 | 6.2327 | 0.5540 | 0.5540 |
| 全球总和 | 5.2417 | 7.7275 | 5.2582 | 1.5268 | 0.2315 |

# DQA1*02

## ➢等位基因

*DQA1*02:01:01:01*　*DQA1*02:01:01:02*　*DQA1*02:01:02*

## ➢人群分布

| 地域 | 等位基因频度(%) |
|---|---|
| | *DQA1*02:01* |
| 澳大利亚 | 2.0202 |
| 欧洲 | 6.0539 |
| 北非 | 9.1160 |
| 北美 | 2.6284 |
| 东北亚 | 1.2130 |
| 太平洋岛国 | 0.7154 |
| 南美&中美 | 3.3333 |
| 南亚 | 11.0476 |
| 东南亚 | 4.1353 |
| 撒哈拉以南非洲地区 | 2.9172 |
| 西亚 | 6.7175 |
| 全球总和 | 4.1200 |

# DQA1*03

## ➢等位基因

*DQA1*03:01:01*　*DQA1*03:02*　*DQA1*03:03:01:02*　*DQA1*03:03:02*

*DQA1*03:01:03*　*DQA1*03:03:01:01*　*DQA1*03:03:01:03*

## ➢人群分布

| 地域 | 等位基因频度(%) | | |
|---|---|---|---|
| | *DQA1*03:01* | *DQA1*03:02* | *DQA1*03:03* |
| 澳大利亚 | 10.1010 | 0.0000 | 0.0000 |
| 欧洲 | 4.7484 | 1.0423 | 0.7581 |

续表

| 地域 | 等位基因频度(%) | | |
|---|---|---|---|
| | *DQA1*03:01* | *DQA1*03:02* | *DQA1*03:03* |
| 北非 | [illegible].5249 | 0.8287 | 2.4862 |
| 北美 | 3.9059 | 0.1222 | 0.6112 |
| 东北亚 | [illegible].0932 | 4.7097 | 5.4375 |
| 太平洋岛国 | 0.4134 | 0.0000 | 0.0000 |
| 南美&中美 | 5.4368 | 0.0000 | 0.0000 |
| 南亚 | [illegible].1710 | 0.3311 | 0.0602 |
| 东南亚 | 1.7377 | 0.8772 | 0.0000 |
| 撒哈拉以南非洲地区 | 1.9837 | 0.8751 | 0.4084 |
| 西亚 | [illegible].1330 | 0.0000 | 0.0000 |
| 全球总和 | [illegible].0720 | 1.9732 | 2.0972 |

# DQA1*04



## ➢等位基因

*DQA1*04:01:01* *DQA1*04:01:02:02* *DQA1*04:03N*

*DQA1*04:01:02:01* *DQA1*04:02* *DQA1*04:04*

## ➢人群分布

| 地域 | 等位基因频度(%) | |
|---|---|---|
| | *DQA1*04:01* | *DQA1*04:02* |
| 澳大利亚 | 0.0000 | 0.0000 |
| 欧洲 | 1.6003 | 0.0105 |
| 北非 | 0.5525 | 0.0000 |
| 北美 | 4.7066 | 0.0000 |
| 东北亚 | 1.3803 | 0.0000 |
| 太平洋岛国 | 0.6359 | 0.0000 |
| 南美&中美 | 7.2414 | 0.0000 |
| 南亚 | 0.9031 | 0.3010 |

续表

| 地域 | 等位基因频度(%) | |
|---|---|---|
| | *DQA1*04:01* | *DQA1*04:02* |
| 东南亚 | 0.4595 | 0.0000 |
| 撒哈拉以南非洲地区 | 4.3757 | 0.0000 |
| 西亚 | 1.1080 | 0.0000 |
| 全球总和 | 1.8657 | 0.0303 |

# DQA1*05



## ➢等位基因

*DQA1*05:01:01:01*
*DQA1*05:01:01:02*
*DQA1*05:01:01:03*
*DQA1*05:01:02*
*DQA1*05:02*
*DQA1*05:03*
*DQA1*05:04*
*DQA1*05:05:01:01*
*DQA1*05:05:01:02*
*DQA1*05:05:01:03*
*DQA1*05:05:01:04*
*DQA1*05:05:01:05*
*DQA1*05:05:01:06*
*DQA1*05:05:01:07*
*DQA1*05:05:01:08*
*DQA1*05:06*
*DQA1*05:07*
*DQA1*05:08*
*DQA1*05:09*
*DQA1*05:10*
*DQA1*05:11*

## ➢人群分布

| 地域 | 等位基因频度(%) | | | | | | |
|---|---|---|---|---|---|---|---|
| | *DQA1*05:01* | *DQA1*05:02* | *DQA1*05:03* | *DQA1*05:05* | *DQA1*05:06* | *DQA1*05:07* | *DQA1*05:08* |
| 澳大利亚 | 6.5657 | 0.0000 | 0.0000 | 0.0000 | 0.0000 | 0.0000 | 0.0000 |
| 欧洲 | 10.4864 | 0.0000 | 0.0105 | 4.6431 | 0.0000 | 0.0000 | 0.0000 |
| 北非 | 6.3536 | 0.0000 | 0.5525 | 6.6298 | 0.0000 | 0.0000 | 0.0000 |
| 北美 | 18.3680 | 0.0306 | 0.0306 | 0.0306 | 0.0000 | 0.0000 | 0.0000 |
| 东北亚 | 2.2168 | 0.0000 | 0.9202 | 1.8153 | 0.0920 | 0.0251 | 0.2342 |

续表

| 地域 | 等位基因频度(%) | | | | | | |
|---|---|---|---|---|---|---|---|
| | *DQA1*05:01* | *DQA1*05:02* | *DQA1*05:03* | *DQA1*05:05* | *DQA1*05:06* | *DQA1*05:07* | *DQA1*05:08* |
| 太平洋岛国 | 12.9571 | 0.0000 | 0.0000 | 0.0000 | 0.0000 | 0.0000 | 0.0000 |
| 南美&中美 | 11.0345 | 0.0000 | 0.0000 | 0.0000 | 0.0000 | 0.0000 | 0.0000 |
| 南亚 | 7.2246 | 0.4816 | 0.1204 | 0.0000 | 0.0000 | 0.0000 | 0.0000 |
| 东南亚 | 8.2289 | 0.0000 | 0.0000 | 0.0000 | 0.0000 | 0.0000 | 0.0000 |
| 撒哈拉以南非洲地区 | 10.0933 | 0.0583 | 0.0000 | 0.2334 | 0.0000 | 0.0000 | 0.0000 |
| 西亚 | 14.5429 | 0.0000 | 0.0000 | 0.6925 | 0.0000 | 0.0000 | 0.0000 |
| 全球总和 | 8.1988 | 0.0524 | 0.3224 | 1.9153 | 0.0303 | 0.0083 | 0.0772 |

# DQA1*06

DQA1*06

## ➢等位基因

*DQA1*06:01:01*　　*DQA1*06:01:02*　　*DQA1*06:02*

## ➢人群分布

| 地域 | 等位基因频度(%) | |
|---|---|---|
| | *DQA1*06:01* | *DQA1*06:02* |
| 澳大利亚 | 0.0000 | 0.0000 |
| 欧洲 | 0.2737 | 0.0000 |
| 北非 | 0.2762 | 0.0000 |
| 北美 | 0.0611 | 0.0306 |
| 东北亚 | 1.2297 | 0.0000 |
| 太平洋岛国 | 5.8824 | 0.0000 |
| 南美&中美 | 0.0000 | 0.0000 |
| 南亚 | 2.1373 | 0.0301 |
| 东南亚 | 4.0518 | 0.0000 |
| 撒哈拉以南非洲地区 | 0.0583 | 0.0000 |
| 西亚 | 0.1385 | 0.0000 |
| 全球总和 | 1.1630 | 0.0028 |

# DQB1*02



## ➤等位基因

*DQB1*02:01:01*
*DQB1*02:01:02*
*DQB1*02:01:03*
*DQB1*02:01:04*
*DQB1*02:01:05*
*DQB1*02:01:06*
*DQB1*02:01:07*
*DQB1*02:01:08*
*DQB1*02:01:09*
*DQB1*02:01:10*
*DQB1*02:01:11*
*DQB1*02:01:12*
*DQB1*02:01:13*
*DQB1*02:01:14*
*DQB1*02:01:15*
*DQB1*02:01:16*
*DQB1*02:01:17*
*DQB1*02:01:18*
*DQB1*02:01:19*
*DQB1*02:01:20*
*DQB1*02:01:21*
*DQB1*02:01:22*
*DQB1*02:01:23*
*DQB1*02:01:24*
*DQB1*02:02:01:01*
*DQB1*02:02:01:02*
*DQB1*02:02:02*
*DQB1*02:02:03*
*DQB1*02:02:04*
*DQB1*02:03*
*DQB1*02:04*
*DQB1*02:05*
*DQB1*02:06*
*DQB1*02:07:01*
*DQB1*02:07:02*
*DQB1*02:08*
*DQB1*02:09*
*DQB1*02:10*
*DQB1*02:11*
*DQB1*02:12*
*DQB1*02:13*
*DQB1*02:14:01*
*DQB1*02:14:02*
*DQB1*02:15*
*DQB1*02:16*
*DQB1*02:17*
*DQB1*02:18N*
*DQB1*02:19*
*DQB1*02:20N*
*DQB1*02:21*
*DQB1*02:22*
*DQB1*02:23*
*DQB1*02:24*
*DQB1*02:25*
*DQB1*02:26*
*DQB1*02:27*
*DQB1*02:28*
*DQB1*02:29*
*DQB1*02:30*
*DQB1*02:31*
*DQB1*02:32*
*DQB1*02:33*
*DQB1*02:34*
*DQB1*02:35*
*DQB1*02:36*
*DQB1*02:37*
*DQB1*02:38*
*DQB1*02:39*
*DQB1*02:40*
*DQB1*02:41*
*DQB1*02:42*
*DQB1*02:43*
*DQB1*02:44*
*DQB1*02:45*
*DQB1*02:46*
*DQB1*02:47*
*DQB1*02:48*
*DQB1*02:49*
*DQB1*02:50*
*DQB1*02:51*
*DQB1*02:52*
*DQB1*02:53Q*
*DQB1*02:54*
*DQB1*02:55*
*DQB1*02:56*
*DQB1*02:57*
*DQB1*02:58N*
*DQB1*02:59*
*DQB1*02:60*
*DQB1*02:61*
*DQB1*02:62*
*DQB1*02:63*
*DQB1*02:64*
*DQB1*02:65*
*DQB1*02:66*
*DQB1*02:67N*
*DQB1*02:68*
*DQB1*02:69*
*DQB1*02:70*
*DQB1*02:71*
*DQB1*02:72*
*DQB1*02:73*
*DQB1*02:74*
*DQB1*02:75*
*DQB1*02:76*
*DQB1*02:77*
*DQB1*02:78*
*DQB1*02:79*
*DQB1*02:80*
*DQB1*02:81*
*DQB1*02:82*
*DQB1*02:83*
*DQB1*02:84*
*DQB1*02:85*
*DQB1*02:86*
*DQB1*02:87*
*DQB1*02:88*
*DQB1*02:89*
*DQB1*02:90*
*DQB1*02:91*
*DQB1*02:92*
*DQB1*02:93*
*DQB1*02:94*

## ➤人群分布

| 地域 | 等位基因频度(%) | | | |
|---|---|---|---|---|
| | *DQB1*02:01* | *DQB1*02:02* | *DQB1*02:03* | *DQB1*02:04* |
| 澳大利亚 | 3.5354 | 0.0000 | 0.0000 | 0.0000 |
| 欧洲 | 7.8909 | 2.8051 | 0.0386 | 0.0000 |
| 北非 | 11.8298 | 4.3706 | 0.2331 | 0.0000 |
| 北美 | 0.5224 | 0.0535 | 0.0014 | 0.0000 |
| 东北亚 | 1.5614 | 0.5062 | 0.0086 | 0.0000 |
| 太平洋岛国 | 1.1733 | 0.1805 | 0.0451 | 0.0000 |
| 南美&中美 | 2.9462 | 0.1696 | 0.0000 | 0.0000 |
| 南亚 | 10.8573 | 0.0846 | 0.0000 | 0.0000 |
| 东南亚 | 4.3709 | 1.2625 | 0.0000 | 0.0106 |
| 撒哈拉以南非洲地区 | 7.9204 | 0.7717 | 0.0406 | 0.0000 |
| 西亚 | 10.4118 | 2.5641 | 0.0000 | 0.0000 |
| 全球总和 | 1.6663 | 0.4212 | 0.0066 | 0.0002 |



# DQB1*03

## ➤等位基因

*DQB1*03:01:01:01*
*DQB1*03:01:01:02*
*DQB1*03:01:01:03*
*DQB1*03:01:01:04*
*DQB1*03:01:01:05*
*DQB1*03:01:02*
*DQB1*03:01:03*
*DQB1*03:01:04*
*DQB1*03:01:05*
*DQB1*03:01:06*
*DQB1*03:01:07*
*DQB1*03:01:08*
*DQB1*03:01:09*
*DQB1*03:01:10*
*DQB1*03:01:11*
*DQB1*03:01:12*
*DQB1*03:01:13*
*DQB1*03:01:14*
*DQB1*03:01:15*
*DQB1*03:01:16*
*DQB1*03:01:17*
*DQB1*03:01:18*
*DQB1*03:01:19*
*DQB1*03:01:20*
*DQB1*03:01:21*
*DQB1*03:01:22*
*DQB1*03:01:23*
*DQB1*03:01:24*
*DQB1*03:01:25*
*DQB1*03:01:26*
*DQB1*03:01:27*
*DQB1*03:01:28*
*DQB1*03:01:29*
*DQB1*03:01:30*
*DQB1*03:01:31*
*DQB1*03:01:32*
*DQB1*03:01:33*
*DQB1*03:01:34*
*DQB1*03:01:35*
*DQB1*03:01:36*
*DQB1*03:01:37*
*DQB1*03:02:01:01*
*DQB1*03:02:01:02*
*DQB1*03:02:02*
*DQB1*03:02:03*
*DQB1*03:02:04*
*DQB1*03:02:05*
*DQB1*03:02:06*
*DQB1*03:02:07*
*DQB1*03:02:08*
*DQB1*03:02:09*
*DQB1*03:02:10*
*DQB1*03:02:11*
*DQB1*03:02:12*
*DQB1*03:02:13*
*DQB1*03:02:14*
*DQB1*03:02:15*
*DQB1*03:02:16*
*DQB1*03:02:17*
*DQB1*03:02:18*
*DQB1*03:02:19*
*DQB1*03:02:20*
*DQB1*03:02:21*
*DQB1*03:02:22*

*DQB1*03:02:23*
*DQB1*03:02:24*
*DQB1*03:03:02:01*
*DQB1*03:03:02:02*
*DQB1*03:03:02:03*
*DQB1*03:03:02:04*
*DQB1*03:03:03*
*DQB1*03:03:04*
*DQB1*03:03:05*
*DQB1*03:03:06*
*DQB1*03:03:07*
*DQB1*03:03:08*
*DQB1*03:03:09*
*DQB1*03:03:10*
*DQB1*03:03:11*
*DQB1*03:03:12*
*DQB1*03:03:13*
*DQB1*03:04:01*
*DQB1*03:04:02*
*DQB1*03:04:03*
*DQB1*03:05:01*
*DQB1*03:05:02*
*DQB1*03:05:03*
*DQB1*03:05:04*
*DQB1*03:06*
*DQB1*03:07*
*DQB1*03:08*
*DQB1*03:09*
*DQB1*03:10:01*
*DQB1*03:10:02*
*DQB1*03:11*
*DQB1*03:12*
*DQB1*03:13*
*DQB1*03:14:01*
*DQB1*03:14:02*
*DQB1*03:15*
*DQB1*03:16*
*DQB1*03:17:01*
*DQB1*03:17:02*
*DQB1*03:18*
*DQB1*03:19:01*
*DQB1*03:19:02*
*DQB1*03:20*
*DQB1*03:21*
*DQB1*03:22*
*DQB1*03:23:01*
*DQB1*03:23:02*
*DQB1*03:24*
*DQB1*03:25:01*
*DQB1*03:25:02*
*DQB1*03:26*
*DQB1*03:27*
*DQB1*03:28*
*DQB1*03:29*
*DQB1*03:30*
*DQB1*03:31*
*DQB1*03:32*
*DQB1*03:33*
*DQB1*03:34*
*DQB1*03:35*
*DQB1*03:36*
*DQB1*03:37*
*DQB1*03:38*
*DQB1*03:39*
*DQB1*03:40*
*DQB1*03:41*
*DQB1*03:42*
*DQB1*03:43*
*DQB1*03:44*
*DQB1*03:45*
*DQB1*03:46*
*DQB1*03:47*
*DQB1*03:48*
*DQB1*03:49*
*DQB1*03:50*
*DQB1*03:51*
*DQB1*03:52*
*DQB1*03:53*
*DQB1*03:54*
*DQB1*03:55*
*DQB1*03:56*
*DQB1*03:57*
*DQB1*03:58*
*DQB1*03:59*
*DQB1*03:60*
*DQB1*03:61*
*DQB1*03:62*
*DQB1*03:63*
*DQB1*03:64*
*DQB1*03:65*
*DQB1*03:66N*
*DQB1*03:67*
*DQB1*03:68*
*DQB1*03:69*
*DQB1*03:70*
*DQB1*03:71*
*DQB1*03:72*
*DQB1*03:73*
*DQB1*03:74*
*DQB1*03:75*
*DQB1*03:76*
*DQB1*03:77*
*DQB1*03:78*
*DQB1*03:79*
*DQB1*03:80*
*DQB1*03:81*
*DQB1*03:82*
*DQB1*03:83*
*DQB1*03:84N*
*DQB1*03:85*
*DQB1*03:86*
*DQB1*03:87*
*DQB1*03:88*
*DQB1*03:89*
*DQB1*03:90N*
*DQB1*03:91Q*
*DQB1*03:92*
*DQB1*03:93*
*DQB1*03:94*
*DQB1*03:95N*
*DQB1*03:96*
*DQB1*03:97*
*DQB1*03:98*
*DQB1*03:99Q*
*DQB1*03:100*
*DQB1*03:101*
*DQB1*03:102*
*DQB1*03:103*
*DQB1*03:104*
*DQB1*03:105*
*DQB1*03:106*
*DQB1*03:107*
*DQB1*03:108*
*DQB1*03:109*
*DQB1*03:110*
*DQB1*03:111*
*DQB1*03:112*
*DQB1*03:113*
*DQB1*03:114*
*DQB1*03:115*
*DQB1*03:116*
*DQB1*03:117*
*DQB1*03:118N*
*DQB1*03:119*
*DQB1*03:120*
*DQB1*03:121*
*DQB1*03:122*
*DQB1*03:123*

DQB1*03:124
DQB1*03:125
DQB1*03:126
DQB1*03:127
DQB1*03:128
DQB1*03:129
DQB1*03:130
DQB1*03:131
DQB1*03:132
DQB1*03:133
DQB1*03:134
DQB1*03:135
DQB1*03:136
DQB1*03:137
DQB1*03:138
DQB1*03:139
DQB1*03:140
DQB1*03:141
DQB1*03:142
DQB1*03:143
DQB1*03:144
DQB1*03:145
DQB1*03:146
DQB1*03:147
DQB1*03:148
DQB1*03:149
DQB1*03:150
DQB1*03:151
DQB1*03:152
DQB1*03:153
DQB1*03:154
DQB1*03:155
DQB1*03:156
DQB1*03:157
DQB1*03:158
DQB1*03:159
DQB1*03:160
DQB1*03:161
DQB1*03:162
DQB1*03:163
DQB1*03:164
DQB1*03:165
DQB1*03:166
DQB1*03:167
DQB1*03:168
DQB1*03:169
DQB1*03:170
DQB1*03:171
DQB1*03:172
DQB1*03:173
DQB1*03:174
DQB1*03:175
DQB1*03:176
DQB1*03:177
DQB1*03:178
DQB1*03:179
DQB1*03:180
DQB1*03:181
DQB1*03:182
DQB1*03:183
DQB1*03:184
DQB1*03:185
DQB1*03:186
DQB1*03:187
DQB1*03:188
DQB1*03:189
DQB1*03:190
DQB1*03:191
DQB1*03:192
DQB1*03:193
DQB1*03:194
DQB1*03:195
DQB1*03:196
DQB1*03:197Q
DQB1*03:198
DQB1*03:199
DQB1*03:200
DQB1*03:201
DQB1*03:202
DQB1*03:203
DQB1*03:204
DQB1*03:205
DQB1*03:206
DQB1*03:207
DQB1*03:208
DQB1*03:209
DQB1*03:210
DQB1*03:211
DQB1*03:212
DQB1*03:213N
DQB1*03:214
DQB1*03:215
DQB1*03:216
DQB1*03:217
DQB1*03:218
DQB1*03:219
DQB1*03:220
DQB1*03:221
DQB1*03:222
DQB1*03:223
DQB1*03:224
DQB1*03:225
DQB1*03:226
DQB1*03:227
DQB1*03:228
DQB1*03:229
DQB1*03:230
DQB1*03:231
DQB1*03:232
DQB1*03:233
DQB1*03:234
DQB1*03:235
DQB1*03:236
DQB1*03:237N
DQB1*03:238
DQB1*03:239
DQB1*03:240
DQB1*03:241
DQB1*03:242
DQB1*03:243
DQB1*03:244
DQB1*03:245
DQB1*03:246
DQB1*03:247
DQB1*03:248
DQB1*03:249
DQB1*03:250
DQB1*03:251
DQB1*03:252
DQB1*03:253
DQB1*03:254
DQB1*03:255
DQB1*03:256
DQB1*03:257
DQB1*03:258
DQB1*03:259
DQB1*03:260
DQB1*03:261
DQB1*03:262
DQB1*03:263

## ➢人群分布

| 等位基因频度(%) | 地域 | | | | | | | | | | | |
|---|---|---|---|---|---|---|---|---|---|---|---|---|
| | 澳大利亚 | 欧洲 | 北非 | 北美 | 东北亚 | 太平洋岛国 | 南美&中美 | 南亚 | 东南亚 | 撒哈拉以南非洲地区 | 西亚 | 全球总和 |
| *DQB1*03:01* | 4.5455 | 11.1940 | 9.4406 | 0.8605 | 7.6270 | 17.5993 | 14.6884 | 7.1912 | 11.9987 | 7.5548 | 10.5672 | 2.7691 |
| *DQB1*03:02* | 2.0202 | 4.7057 | 5.1282 | 0.6056 | 5.1132 | 6.5884 | 14.5401 | 1.8613 | 2.6098 | 0.6499 | 3.8462 | 1.4205 |
| *DQB1*03:03* | 0.5051 | 1.7745 | 0.9324 | 0.1580 | 6.8806 | 3.0235 | 2.3739 | 3.8635 | 5.5909 | 1.0561 | 2.0202 | 0.6981 |
| *DQB1*03:04* | 0.0000 | 0.1525 | 0.1748 | 0.0046 | 0.0086 | 0.2256 | 0.0424 | 0.0846 | 0.0212 | 0.0406 | 0.0389 | 0.0236 |
| *DQB1*03:05* | 0.0000 | 0.1992 | 0.0000 | 0.0027 | 0.0000 | 0.0000 | 0.0000 | 0.4230 | 0.0212 | 0.0000 | 0.3885 | 0.0295 |
| *DQB1*03:06* | 0.0000 | 0.0000 | 0.0000 | 0.0000 | 0.0000 | 0.0000 | 0.0000 | 0.0000 | 0.0106 | 0.0000 | 0.0000 | 0.0002 |
| *DQB1*03:07* | 0.0000 | 0.0000 | 0.0000 | 0.0000 | 0.0000 | 0.0000 | 0.0000 | 0.0846 | 0.0000 | 0.0000 | 0.1166 | 0.0013 |
| *DQB1*03:08* | 0.0000 | 0.0020 | 0.0000 | 0.0000 | 0.0000 | 0.0000 | 0.0000 | 0.0000 | 0.0000 | 0.0000 | 0.0000 | 0.0002 |
| *DQB1*03:09* | 0.0000 | 0.0000 | 0.0000 | 0.0000 | 0.0000 | 0.0000 | 0.0000 | 0.0000 | 0.0106 | 0.0000 | 0.0000 | 0.0002 |
| *DQB1*03:10* | 0.0000 | 0.0000 | 0.0000 | 0.0003 | 0.0000 | 0.0000 | 0.0000 | 0.0000 | 0.0106 | 0.0000 | 0.0000 | 0.0004 |
| *DQB1*03:11* | 0.0000 | 0.0041 | 0.0000 | 0.0000 | 0.0000 | 0.0000 | 0.0000 | 0.0000 | 0.0000 | 0.0000 | 0.0389 | 0.0007 |
| *DQB1*03:12* | 0.0000 | 0.0020 | 0.1166 | 0.0000 | 0.0000 | 0.0000 | 0.0000 | 0.0000 | 0.0000 | 0.0000 | 0.0000 | 0.0007 |
| *DQB1*03:13* | 0.0000 | 0.0000 | 0.0000 | 0.0003 | 0.0000 | 0.0000 | 0.0000 | 0.0000 | 0.0000 | 0.0000 | 0.0000 | 0.0004 |
| *DQB1*03:14* | 0.0000 | 0.0000 | 0.0000 | 0.0000 | 0.0000 | 0.0000 | 0.0000 | 0.0000 | 0.0106 | 0.0000 | 0.0000 | 0.0002 |
| *DQB1*03:19* | 0.0000 | 0.0264 | 0.0000 | 0.0008 | 0.0086 | 0.0000 | 0.0000 | 0.0000 | 0.0106 | 0.0000 | 0.0389 | 0.0039 |

# DQB1*04

## ➢等位基因

*DQB1*04:01:01*
*DQB1*04:01:02*
*DQB1*04:01:03*
*DQB1*04:01:04*
*DQB1*04:02:01:01*
*DQB1*04:02:01:02*
*DQB1*04:02:01:03*
*DQB1*04:02:02*
*DQB1*04:02:03*
*DQB1*04:02:04*
*DQB1*04:02:05*
*DQB1*04:02:06*
*DQB1*04:02:07*
*DQB1*04:02:08*
*DQB1*04:02:09*
*DQB1*04:02:10*
*DQB1*04:02:11*
*DQB1*04:02:12*
*DQB1*04:03:01*
*DQB1*04:03:02*
*DQB1*04:04*
*DQB1*04:05*
*DQB1*04:06*
*DQB1*04:07*
*DQB1*04:08*
*DQB1*04:09*
*DQB1*04:10*
*DQB1*04:11*
*DQB1*04:12*
*DQB1*04:13*
*DQB1*04:14*
*DQB1*04:15*
*DQB1*04:16*
*DQB1*04:17*
*DQB1*04:18*
*DQB1*04:19*
*DQB1*04:20*
*DQB1*04:21*
*DQB1*04:22*
*DQB1*04:23*
*DQB1*04:24*
*DQB1*04:25N*
*DQB1*04:26*
*DQB1*04:27*
*DQB1*04:28*
*DQB1*04:29*
*DQB1*04:30*
*DQB1*04:31*
*DQB1*04:32*
*DQB1*04:33*
*DQB1*04:34*
*DQB1*04:35*
*DQB1*04:36N*
*DQB1*04:37*
*DQB1*04:38*
*DQB1*04:39*
*DQB1*04:40*

## ➢人群分布

| 地域 | 等位基因频度(%) | | | |
|---|---|---|---|---|
| | *DQB1*04:01* | *DQB1*04:02* | *DQB1*04:03* | *DQB1*04:04* |
| 澳大利亚 | 1.0101 | 6.0606 | 0.0000 | 0.0000 |
| 欧洲 | 0.0346 | 1.3436 | 0.0020 | 0.0000 |
| 北非 | 0.1166 | 1.5152 | 0.0000 | 0.0000 |
| 北美 | 0.0270 | 0.2982 | 0.0000 | 0.0003 |
| 东北亚 | 5.2677 | 2.0676 | 0.0000 | 0.0000 |
| 太平洋岛国 | 0.3159 | 2.0758 | 0.0000 | 0.0000 |
| 南美&中美 | 0.0000 | 8.7961 | 0.0000 | 0.0000 |
| 南亚 | 0.3384 | 0.7332 | 0.0000 | 0.0000 |
| 东南亚 | 1.9308 | 0.7957 | 0.0000 | 0.0000 |
| 撒哈拉以南非洲地区 | 0.0812 | 2.9651 | 0.0000 | 0.0000 |
| 西亚 | 0.5828 | 0.8547 | 0.0000 | 0.0389 |
| 全球总和 | 0.2083 | 0.5898 | 0.0002 | 0.0004 |



# DQB1*05

## ➢等位基因

*DQB1*05:01:01:01*
*DQB1*05:01:01:02*
*DQB1*05:01:01:03*
*DQB1*05:01:02*
*DQB1*05:01:03*
*DQB1*05:01:04*
*DQB1*05:01:05*
*DQB1*05:01:06*
*DQB1*05:01:07*
*DQB1*05:01:08*
*DQB1*05:01:09*
*DQB1*05:01:10*
*DQB1*05:01:11*
*DQB1*05:01:12*
*DQB1*05:01:13*
*DQB1*05:01:14*
*DQB1*05:01:15*
*DQB1*05:01:16*
*DQB1*05:01:17*
*DQB1*05:01:18*
*DQB1*05:01:19*
*DQB1*05:01:20*
*DQB1*05:01:21*
*DQB1*05:01:22*
*DQB1*05:01:23*
*DQB1*05:02:01*
*DQB1*05:02:02*
*DQB1*05:02:03*
*DQB1*05:02:04*
*DQB1*05:02:05*
*DQB1*05:02:06*
*DQB1*05:02:07*
*DQB1*05:02:08*
*DQB1*05:02:09*
*DQB1*05:02:10*
*DQB1*05:02:11*
*DQB1*05:02:12*
*DQB1*05:02:13*
*DQB1*05:03:01:01*
*DQB1*05:03:01:02*
*DQB1*05:03:02*
*DQB1*05:03:03*
*DQB1*05:03:04*
*DQB1*05:03:05*
*DQB1*05:03:06*
*DQB1*05:03:07*
*DQB1*05:03:08*
*DQB1*05:03:09*
*DQB1*05:03:10*
*DQB1*05:03:11*
*DQB1*05:03:12*
*DQB1*05:03:13*
*DQB1*05:03:14*
*DQB1*05:03:15*
*DQB1*05:03:16*
*DQB1*05:03:17*
*DQB1*05:04*
*DQB1*05:05:01*
*DQB1*05:05:02*
*DQB1*05:06:01*
*DQB1*05:06:02*
*DQB1*05:07*
*DQB1*05:08*
*DQB1*05:09*
*DQB1*05:10*
*DQB1*05:11:01*
*DQB1*05:11:02*
*DQB1*05:12*

DQB1*05

*DQB1*05:13*
*DQB1*05:14*
*DQB1*05:15*
*DQB1*05:16*
*DQB1*05:17*
*DQB1*05:18*
*DQB1*05:19*
*DQB1*05:20*
*DQB1*05:21*
*DQB1*05:22*
*DQB1*05:23*
*DQB1*05:24*
*DQB1*05:25*
*DQB1*05:26*
*DQB1*05:27*
*DQB1*05:28*
*DQB1*05:29*
*DQB1*05:30*
*DQB1*05:31*
*DQB1*05:32*
*DQB1*05:33*
*DQB1*05:34*
*DQB1*05:35*
*DQB1*05:36*
*DQB1*05:37*
*DQB1*05:38*
*DQB1*05:39*
*DQB1*05:40*
*DQB1*05:41N*
*DQB1*05:42*
*DQB1*05:43:01*
*DQB1*05:43:02*
*DQB1*05:44*
*DQB1*05:45*
*DQB1*05:46*
*DQB1*05:47*
*DQB1*05:48*
*DQB1*05:49*
*DQB1*05:50*
*DQB1*05:51*
*DQB1*05:52*
*DQB1*05:53*
*DQB1*05:54*
*DQB1*05:55*
*DQB1*05:56*
*DQB1*05:57*
*DQB1*05:58*
*DQB1*05:59*
*DQB1*05:60*
*DQB1*05:61*
*DQB1*05:62*
*DQB1*05:63*
*DQB1*05:64*
*DQB1*05:65*
*DQB1*05:66:01*
*DQB1*05:66:02*
*DQB1*05:67*
*DQB1*05:68*
*DQB1*05:69*
*DQB1*05:70*
*DQB1*05:71*
*DQB1*05:72*
*DQB1*05:73*
*DQB1*05:74*
*DQB1*05:75*
*DQB1*05:76*
*DQB1*05:77*
*DQB1*05:78*
*DQB1*05:79*
*DQB1*05:80*
*DQB1*05:81*
*DQB1*05:82*
*DQB1*05:83*
*DQB1*05:84*
*DQB1*05:85*
*DQB1*05:86*
*DQB1*05:87Q*
*DQB1*05:88*
*DQB1*05:89:01*
*DQB1*05:89:02*
*DQB1*05:90N*
*DQB1*05:91*
*DQB1*05:92*
*DQB1*05:93*
*DQB1*05:94*
*DQB1*05:95*
*DQB1*05:96*
*DQB1*05:97*
*DQB1*05:98*
*DQB1*05:99*
*DQB1*05:100*
*DQB1*05:101*
*DQB1*05:102*
*DQB1*05:103*
*DQB1*05:104*
*DQB1*05:105*
*DQB1*05:106*
*DQB1*05:107*
*DQB1*05:108*
*DQB1*05:109*
*DQB1*05:110N*
*DQB1*05:111*
*DQB1*05:112*
*DQB1*05:113*
*DQB1*05:114*
*DQB1*05:115*
*DQB1*05:116*
*DQB1*05:117*
*DQB1*05:118*
*DQB1*05:119*
*DQB1*05:120*
*DQB1*05:121*
*DQB1*05:122*
*DQB1*05:123*
*DQB1*05:124*
*DQB1*05:125*
*DQB1*05:126*
*DQB1*05:127*
*DQB1*05:128N*
*DQB1*05:129*
*DQB1*05:130*
*DQB1*05:131*
*DQB1*05:132Q*
*DQB1*05:133*
*DQB1*05:134*
*DQB1*05:135*
*DQB1*05:136*
*DQB1*05:137*
*DQB1*05:138*
*DQB1*05:139*
*DQB1*05:140*
*DQB1*05:141*
*DQB1*05:142*
*DQB1*05:143*
*DQB1*05:144*
*DQB1*05:145*
*DQB1*05:146*
*DQB1*05:147*

## ➢人群分布

| 地域 | 等位基因频度(%) | | | |
|---|---|---|---|---|
| | *DQB1*05:01* | *DQB1*05:02* | *DQB1*05:03* | *DQB1*05:04* |
| 澳大利亚 | 1.5152 | 0.5051 | 10.6061 | 0.0000 |
| 欧洲 | 5.2748 | 2.5449 | 1.9453 | 0.0488 |
| 北非 | 5.0699 | 1.1655 | 0.5828 | 0.0583 |
| 北美 | 0.3814 | 0.0829 | 0.0886 | 0.0011 |
| 东北亚 | 3.7406 | 1.3469 | 1.6644 | 0.0000 |
| 太平洋岛国 | 0.9928 | 3.4296 | 4.3773 | 0.0000 |
| 南美&中美 | 2.1407 | 0.4451 | 0.4875 | 0.0000 |
| 南亚 | 7.2758 | 0.9306 | 3.1867 | 0.5358 |
| 东南亚 | 3.6707 | 6.6200 | 2.4825 | 0.0212 |
| 撒哈拉以南非洲地区 | 9.1795 | 0.3249 | 0.3249 | 0.0000 |
| 西亚 | 5.8275 | 2.0591 | 1.2432 | 0.0389 |
| 全球总和 | 1.2307 | 0.5575 | 0.4402 | 0.0114 |



# DQB1*06

## ➢等位基因

*DQB1*06:01:01*
*DQB1*06:01:02*
*DQB1*06:01:03*
*DQB1*06:01:04*
*DQB1*06:01:05*
*DQB1*06:01:06*
*DQB1*06:01:07*
*DQB1*06:01:08*
*DQB1*06:01:09*
*DQB1*06:01:10*
*DQB1*06:01:11*
*DQB1*06:01:12*
*DQB1*06:01:13*
*DQB1*06:01:14*
*DQB1*06:01:15*
*DQB1*06:02:01:01*
*DQB1*06:02:01:02*
*DQB1*06:02:01:03*
*DQB1*06:02:02*
*DQB1*06:02:03*
*DQB1*06:02:04*
*DQB1*06:02:05*
*DQB1*06:02:06*
*DQB1*06:02:07*
*DQB1*06:02:08*
*DQB1*06:02:09*
*DQB1*06:02:10*
*DQB1*06:02:11*
*DQB1*06:02:12*
*DQB1*06:02:13*
*DQB1*06:02:14*
*DQB1*06:02:15*
*DQB1*06:02:16*
*DQB1*06:02:17*
*DQB1*06:02:18*
*DQB1*06:02:19*
*DQB1*06:02:20*
*DQB1*06:02:21*
*DQB1*06:02:22*
*DQB1*06:02:23*
*DQB1*06:02:24*
*DQB1*06:02:25*
*DQB1*06:02:26*
*DQB1*06:03:01*
*DQB1*06:03:02*
*DQB1*06:03:03*
*DQB1*06:03:04*
*DQB1*06:03:05*
*DQB1*06:03:06*
*DQB1*06:03:07*
*DQB1*06:03:08*
*DQB1*06:03:09*
*DQB1*06:03:10*
*DQB1*06:03:11*
*DQB1*06:03:12*
*DQB1*06:03:13*
*DQB1*06:03:14*
*DQB1*06:03:15*
*DQB1*06:03:16*
*DQB1*06:03:17*
*DQB1*06:03:18*
*DQB1*06:03:19*
*DQB1*06:03:20*
*DQB1*06:03:21*

DQB1*06

*DQB1*06:03:22*
*DQB1*06:03:23*
*DQB1*06:03:24*
*DQB1*06:03:25*
*DQB1*06:03:26*
*DQB1*06:04:01*
*DQB1*06:04:02*
*DQB1*06:04:03*
*DQB1*06:04:04*
*DQB1*06:04:05*
*DQB1*06:04:06*
*DQB1*06:04:07*
*DQB1*06:04:08*
*DQB1*06:04:09*
*DQB1*06:04:10*
*DQB1*06:05:01*
*DQB1*06:05:02*
*DQB1*06:06*
*DQB1*06:07:01*
*DQB1*06:07:02*
*DQB1*06:08:01*
*DQB1*06:08:02*
*DQB1*06:08:03*
*DQB1*06:09:01:01*
*DQB1*06:09:01:02*
*DQB1*06:09:02*
*DQB1*06:09:03*
*DQB1*06:09:04*
*DQB1*06:09:05*
*DQB1*06:09:06*
*DQB1*06:10*
*DQB1*06:11:01*
*DQB1*06:11:02*
*DQB1*06:11:03*
*DQB1*06:12*
*DQB1*06:13:01*
*DQB1*06:13:02*
*DQB1*06:14:01*
*DQB1*06:14:02*
*DQB1*06:14:03*
*DQB1*06:15:01*
*DQB1*06:15:02*
*DQB1*06:16*
*DQB1*06:17*
*DQB1*06:18:01*
*DQB1*06:18:02*
*DQB1*06:19:01*
*DQB1*06:19:02*
*DQB1*06:20*
*DQB1*06:21*
*DQB1*06:22:01*
*DQB1*06:22:02*
*DQB1*06:22:03*
*DQB1*06:23*
*DQB1*06:24*
*DQB1*06:25*
*DQB1*06:26N*
*DQB1*06:27:01*
*DQB1*06:27:02*
*DQB1*06:28*
*DQB1*06:29*
*DQB1*06:30*
*DQB1*06:31*
*DQB1*06:32:01*
*DQB1*06:32:02*
*DQB1*06:33*
*DQB1*06:34*
*DQB1*06:35*
*DQB1*06:36*
*DQB1*06:37*
*DQB1*06:38*
*DQB1*06:39*
*DQB1*06:40*
*DQB1*06:41*
*DQB1*06:42*
*DQB1*06:43*
*DQB1*06:44*
*DQB1*06:45*
*DQB1*06:46*
*DQB1*06:47*
*DQB1*06:48*
*DQB1*06:49*
*DQB1*06:50*
*DQB1*06:51:01*
*DQB1*06:51:02*
*DQB1*06:52*
*DQB1*06:53:01*
*DQB1*06:53:02*
*DQB1*06:54N*
*DQB1*06:55*
*DQB1*06:56*
*DQB1*06:57*
*DQB1*06:58*
*DQB1*06:59*
*DQB1*06:60*
*DQB1*06:61*
*DQB1*06:62*
*DQB1*06:63*
*DQB1*06:64*
*DQB1*06:65*
*DQB1*06:66*
*DQB1*06:67*
*DQB1*06:68*
*DQB1*06:69*
*DQB1*06:70*
*DQB1*06:71*
*DQB1*06:72*
*DQB1*06:73*
*DQB1*06:74*
*DQB1*06:75N*
*DQB1*06:76*
*DQB1*06:77N*
*DQB1*06:78*
*DQB1*06:79:01*
*DQB1*06:79:02*
*DQB1*06:80*
*DQB1*06:81*
*DQB1*06:82*
*DQB1*06:83*
*DQB1*06:84*
*DQB1*06:85*
*DQB1*06:86*
*DQB1*06:87*
*DQB1*06:88*
*DQB1*06:89*
*DQB1*06:90*
*DQB1*06:91*
*DQB1*06:92*
*DQB1*06:93*
*DQB1*06:94*
*DQB1*06:95*
*DQB1*06:96*
*DQB1*06:97*
*DQB1*06:98*
*DQB1*06:99:01*
*DQB1*06:99:02*
*DQB1*06:100*
*DQB1*06:101*
*DQB1*06:102N*
*DQB1*06:103*
*DQB1*06:104*
*DQB1*06:105*
*DQB1*06:106*
*DQB1*06:107*
*DQB1*06:108*
*DQB1*06:109*
*DQB1*06:110*
*DQB1*06:111*
*DQB1*06:112N*
*DQB1*06:113*
*DQB1*06:114*
*DQB1*06:115*

*DQB1*06:116*
*DQB1*06:117*
*DQB1*06:118:01*
*DQB1*06:118:02*
*DQB1*06:118:03*
*DQB1*06:119*
*DQB1*06:120*
*DQB1*06:121*
*DQB1*06:122*
*DQB1*06:123*
*DQB1*06:124*
*DQB1*06:125*
*DQB1*06:126*
*DQB1*06:127*
*DQB1*06:128*
*DQB1*06:129*
*DQB1*06:130*
*DQB1*06:131*
*DQB1*06:132*
*DQB1*06:133*
*DQB1*06:134*
*DQB1*06:135*
*DQB1*06:136*
*DQB1*06:137*
*DQB1*06:138*
*DQB1*06:139*
*DQB1*06:140*
*DQB1*06:141*
*DQB1*06:142*
*DQB1*06:143*
*DQB1*06:144N*
*DQB1*06:145*
*DQB1*06:146:01*
*DQB1*06:146:02*
*DQB1*06:147*
*DQB1*06:148*
*DQB1*06:149*
*DQB1*06:150*
*DQB1*06:151*
*DQB1*06:152*
*DQB1*06:153*
*DQB1*06:154*
*DQB1*06:155*
*DQB1*06:156*
*DQB1*06:157*
*DQB1*06:158*
*DQB1*06:159*
*DQB1*06:160*
*DQB1*06:161*
*DQB1*06:162*
*DQB1*06:163*
*DQB1*06:164*
*DQB1*06:165*
*DQB1*06:166*
*DQB1*06:167*
*DQB1*06:168*
*DQB1*06:169*
*DQB1*06:170*
*DQB1*06:171*
*DQB1*06:172*
*DQB1*06:173*
*DQB1*06:174*
*DQB1*06:175*
*DQB1*06:176*
*DQB1*06:177*
*DQB1*06:178*
*DQB1*06:179N*
*DQB1*06:180*
*DQB1*06:181*
*DQB1*06:182*
*DQB1*06:183*
*DQB1*06:184*
*DQB1*06:185*
*DQB1*06:186*
*DQB1*06:187*
*DQB1*06:188*
*DQB1*06:189*
*DQB1*06:190:01*
*DQB1*06:190:02*
*DQB1*06:191*
*DQB1*06:192*
*DQB1*06:193N*
*DQB1*06:194*
*DQB1*06:195*
*DQB1*06:196*
*DQB1*06:197*
*DQB1*06:198*
*DQB1*06:199*
*DQB1*06:200*
*DQB1*06:201*
*DQB1*06:202*
*DQB1*06:203*
*DQB1*06:204*
*DQB1*06:205*
*DQB1*06:206:01*
*DQB1*06:206:02*
*DQB1*06:207*
*DQB1*06:208*
*DQB1*06:209*
*DQB1*06:210*
*DQB1*06:211*
*DQB1*06:212*
*DQB1*06:213*
*DQB1*06:214*
*DQB1*06:215*
*DQB1*06:216N*
*DQB1*06:217*
*DQB1*06:218*
*DQB1*06:219*
*DQB1*06:221*
*DQB1*06:222*
*DQB1*06:223*
*DQB1*06:224*
*DQB1*06:225*
*DQB1*06:226*
*DQB1*06:227*
*DQB1*06:228*
*DQB1*06:229*
*DQB1*06:230*
*DQB1*06:231*
*DQB1*06:232*
*DQB1*06:233*
*DQB1*06:234*
*DQB1*06:235*
*DQB1*06:236*

## ➢人群分布

| 等位基因频度(%) | 地域 | | | | | | | | | | |
|---|---|---|---|---|---|---|---|---|---|---|---|
| | 澳大利亚 | 欧洲 | 北非 | 北美 | 东北亚 | 太平洋岛国 | 南美&中美 | 南亚 | 东南亚 | 撒哈拉以南非洲地区 | 西亚 | 全球总和 |
| *DQB1*06:01* | 15.6566 | 0.7094 | 1.2238 | 0.0837 | 7. 294 | 7.2202 | 0.1908 | 7.1066 | 5.2939 | 0.0812 | 2.2145 | 0.5507 |

续表

| 等位基因频度(%) | 地域 | | | | | | | | | | | |
|---|---|---|---|---|---|---|---|---|---|---|---|---|
| | 澳大利亚 | 欧洲 | 北非 | 北美 | 东北亚 | 太平洋岛国 | 南美&中美 | 南亚 | 东南亚 | 撒哈拉以南非洲地区 | 西亚 | 全球总和 |
| *DQB1*06:02* | 2.0202 | 4.5105 | 4.6037 | 0.2814 | 3.4574 | 2.1661 | 1.6744 | 1.6074 | 1.6444 | 12.7539 | 3.4188 | 0.9796 |
| *DQB1*06:03* | 1.0101 | 3.0490 | 1.3403 | 0.1283 | 0.5148 | 0.2256 | 0.7418 | 2.4253 | 0.4562 | 1.2185 | 1.8648 | 0.5038 |
| *DQB1*06:04* | 0.0000 | 1.4696 | 1.2238 | 0.0816 | 2.5995 | 0.3159 | 0.5935 | 0.7050 | 0.2864 | 2.8838 | 1.3598 | 0.3367 |
| *DQB1*06:05* | 0.0000 | 0.0183 | 0.0583 | 0.0011 | 0.1458 | 0.0903 | 0.0000 | 0.2256 | 0.2122 | 0.0812 | 0.0000 | 0.0135 |
| *DQB1*06:06* | 0.0000 | 0.0000 | 0.0583 | 0.0000 | 0.0000 | 0.0000 | 0.0000 | 0.2256 | 0.0000 | 0.0406 | 0.0000 | 0.0022 |
| *DQB1*06:07* | 0.0000 | 0.0122 | 0.0583 | 0.0000 | 0.0000 | 0.0000 | 0.0000 | 0.0282 | 0.0000 | 0.0000 | 0.0000 | 0.0015 |
| *DQB1*06:08* | 0.0000 | 0.0020 | 0.0583 | 0.0019 | 0.0000 | 0.0000 | 0.0000 | 0.0282 | 0.0000 | 0.1625 | 0.0000 | 0.0031 |
| *DQB1*06:09* | 0.0000 | 0.2419 | 0.5245 | 0.0429 | 0.3775 | 0.0000 | 0.0424 | 0.0000 | 0.4986 | 1.6653 | 0.1554 | 0.0930 |
| *DQB1*06:10* | 0.0000 | 0.0000 | 0.0000 | 0.0005 | 0.0000 | 0.0000 | 0.0000 | 0.0000 | 0.0743 | 0.0000 | 0.0000 | 0.0020 |
| *DQB1*06:11* | 0.0000 | 0.0000 | 0.0000 | 0.0011 | 0.0000 | 0.0000 | 0.0000 | 0.0000 | 0.0212 | 0.1219 | 0.1166 | 0.0026 |
| *DQB1*06:13* | 0.0000 | 0.0020 | 0.0000 | 0.0000 | 0.0000 | 0.0000 | 0.0000 | 0.0000 | 0.0000 | 0.0812 | 0.0000 | 0.0007 |
| *DQB1*06:14* | 0.0000 | 0.0020 | 0.0000 | 0.0003 | 0.0000 | 0.0000 | 0.0000 | 0.0000 | 0.0000 | 0.0000 | 0.1943 | 0.0017 |
| *DQB1*06:16* | 0.0000 | 0.0020 | 0.0000 | 0.0000 | 0.0000 | 0.0000 | 0.0000 | 0.0000 | 0.0000 | 0.0000 | 0.0000 | 0.0002 |
| *DQB1*06:17* | 0.0000 | 0.0000 | 0.0000 | 0.0000 | 0.0000 | 0.0000 | 0.0000 | 0.0000 | 0.0106 | 0.0000 | 0.0000 | 0.0002 |
| *DQB1*06:19* | 0.0000 | 0.0000 | 0.0000 | 0.0000 | 0.0000 | 0.0000 | 0.0000 | 0.0000 | 0.0106 | 0.0000 | 0.0000 | 0.0002 |
| *DQB1*06:20* | 0.0000 | 0.0000 | 0.0000 | 0.0000 | 0.0000 | 0.0000 | 0.0000 | 0.0000 | 0.0106 | 0.0000 | 0.0000 | 0.0002 |
| *DQB1*06:22* | 0.0000 | 0.0000 | 0.0000 | 0.0000 | 0.0000 | 0.0000 | 0.0000 | 0.0000 | 0.0000 | 0.0000 | 0.0389 | 0.0002 |
| *DQB1*06:28* | 0.0000 | 0.0020 | 0.0000 | 0.0000 | 0.0000 | 0.0000 | 0.0000 | 0.0000 | 0.0000 | 0.0000 | 0.0000 | 0.0002 |
| *DQB1*06:39* | 0.0000 | 0.0041 | 0.0000 | 0.0000 | 0.0000 | 0.0000 | 0.0000 | 0.0000 | 0.0000 | 0.0000 | 0.0389 | 0.0007 |

# HLA-DR

## DRA

### ➢等位基因

| | | | |
|---|---|---|---|
| *DRA*01:01:01:01* | *DRA*01:01:01:03* | *DRA*01:02:01* | *DRA*01:02:03* |
| *DRA*01:01:01:02* | *DRA*01:01:02* | *DRA*01:02:02* | |

### ➢人群分布

暂无数据。

## DRB1*01

### ➢等位基因

| | | | |
|---|---|---|---|
| *DRB1*01:01:01* | *DRB1*01:01:22* | *DRB1*01:03:01* | *DRB1*01:20:02* |
| *DRB1*01:01:02* | *DRB1*01:01:23* | *DRB1*01:03:02* | *DRB1*01:21* |
| *DRB1*01:01:03* | *DRB1*01:01:24* | *DRB1*01:04* | *DRB1*01:22* |
| *DRB1*01:01:04* | *DRB1*01:01:25* | *DRB1*01:05* | *DRB1*01:23* |
| *DRB1*01:01:05* | *DRB1*01:01:26* | *DRB1*01:06* | *DRB1*01:24:01* |
| *DRB1*01:01:06* | *DRB1*01:01:27* | *DRB1*01:07* | *DRB1*01:24:02* |
| *DRB1*01:01:07* | *DRB1*01:01:28* | *DRB1*01:08* | *DRB1*01:25* |
| *DRB1*01:01:08* | *DRB1*01:01:29* | *DRB1*01:09* | *DRB1*01:26* |
| *DRB1*01:01:09* | *DRB1*01:01:30* | *DRB1*01:10* | *DRB1*01:27* |
| *DRB1*01:01:10* | *DRB1*01:02:01* | *DRB1*01:11:01* | *DRB1*01:28* |
| *DRB1*01:01:11* | *DRB1*01:02:02* | *DRB1*01:11:02* | *DRB1*01:29:01* |
| *DRB1*01:01:12* | *DRB1*01:02:03* | *DRB1*01:12* | *DRB1*01:29:02* |
| *DRB1*01:01:13* | *DRB1*01:02:04* | *DRB1*01:13* | *DRB1*01:30* |
| *DRB1*01:01:14* | *DRB1*01:02:05* | *DRB1*01:14* | *DRB1*01:31* |
| *DRB1*01:01:15* | *DRB1*01:02:06* | *DRB1*01:15* | *DRB1*01:32* |
| *DRB1*01:01:16* | *DRB1*01:02:07* | *DRB1*01:16* | *DRB1*01:33N* |
| *DRB1*01:01:17* | *DRB1*01:02:08* | *DRB1*01:17* | *DRB1*01:34* |
| *DRB1*01:01:18* | *DRB1*01:02:09* | *DRB1*01:18:01* | *DRB1*01:35* |
| *DRB1*01:01:19* | *DRB1*01:02:10* | *DRB1*01:18:02* | *DRB1*01:36* |
| *DRB1*01:01:20* | *DRB1*01:02:11* | *DRB1*01:19* | *DRB1*01:37* |
| *DRB1*01:01:21* | *DRB1*01:02:12* | *DRB1*01:20:01* | *DRB1*01:38* |

*DRB1*01:39N*
*DRB1*01:40N*
*DRB1*01:41*
*DRB1*01:42*
*DRB1*01:43*
*DRB1*01:44:01*
*DRB1*01:44:02*
*DRB1*01:45*
*DRB1*01:46*
*DRB1*01:47*
*DRB1*01:48*
*DRB1*01:49*
*DRB1*01:50*
*DRB1*01:51*
*DRB1*01:52N*
*DRB1*01:53*
*DRB1*01:54*
*DRB1*01:55*
*DRB1*01:56*
*DRB1*01:57*
*DRB1*01:58*
*DRB1*01:59*
*DRB1*01:60*
*DRB1*01:61*
*DRB1*01:62N*
*DRB1*01:63*
*DRB1*01:64*
*DRB1*01:65:01*
*DRB1*01:65:02*
*DRB1*01:66*
*DRB1*01:67*
*DRB1*01:68N*
*DRB1*01:69*
*DRB1*01:70*
*DRB1*01:71*
*DRB1*01:72*
*DRB1*01:73*
*DRB1*01:74*
*DRB1*01:75*
*DRB1*01:76*
*DRB1*01:77*
*DRB1*01:78*
*DRB1*01:79*
*DRB1*01:80*
*DRB1*01:81*

### ➤人群分布

| 地域 | 等位基因频度(%) | | | | |
|---|---|---|---|---|---|
| | *DRB1*01:01* | *DRB1*01:02* | *DRB1*01:03* | *DRB1*01:04* | *DRB1*01:50* |
| 澳大利亚 | 0.2294 | 0.0000 | 0.0000 | 0.0000 | 0.0000 |
| 欧洲 | 4.1476 | 0.7580 | 0.1750 | 0.0016 | 0.0000 |
| 北非 | 0.2802 | 2.3219 | 0.1201 | 0.0000 | 0.0000 |
| 北美 | 2.8030 | 0.9924 | 0.3600 | 0.0001 | 0.0000 |
| 东北亚 | 2.9946 | 0.0189 | 0.0032 | 0.0000 | 0.0000 |
| 太平洋岛国 | 0.2159 | 0.0216 | 0.0216 | 0.0000 | 0.0000 |
| 南美&中美 | 1.0402 | 0.6171 | 0.2821 | 0.0000 | 0.0705 |
| 南亚 | 1.5670 | 0.0000 | 0.0000 | 0.0000 | 0.0000 |
| 东南亚 | 0.4302 | 0.0239 | 0.0022 | 0.0000 | 0.0000 |
| 撒哈拉以南非洲地区 | 0.9733 | 2.4874 | 0.1081 | 0.0000 | 0.0000 |
| 西亚 | 0.4158 | 2.9460 | 0.1100 | 0.0000 | 0.0000 |
| 全球总和 | 2.6909 | 1.0842 | 0.3316 | 0.0001 | 0.0001 |



## DRB1*03

### ➤等位基因

*DRB1*03:01:01:01*
*DRB1*03:01:01:02*
*DRB1*03:01:02*
*DRB1*03:01:03*
*DRB1*03:01:04*
*DRB1*03:01:05*
*DRB1*03:01:06*
*DRB1*03:01:07*
*DRB1*03:01:08*
*DRB1*03:01:09*
*DRB1*03:01:10*
*DRB1*03:01:11*
*DRB1*03:01:12*
*DRB1*03:01:13*
*DRB1*03:01:14*
*DRB1*03:01:15*
*DRB1*03:01:16*
*DRB1*03:01:17*
*DRB1*03:01:18*
*DRB1*03:01:19*

*DRB1*03:01:20*
*DRB1*03:01:21*
*DRB1*03:01:22*
*DRB1*03:01:23*
*DRB1*03:01:24*
*DRB1*03:01:25*
*DRB1*03:01:26*
*DRB1*03:02:01*
*DRB1*03:02:02*
*DRB1*03:02:03*
*DRB1*03:03*
*DRB1*03:04:01*
*DRB1*03:04:02*
*DRB1*03:05:01*
*DRB1*03:05:02*
*DRB1*03:05:03*
*DRB1*03:06*
*DRB1*03:07*
*DRB1*03:08*
*DRB1*03:09*
*DRB1*03:10*
*DRB1*03:11:01*
*DRB1*03:12*
*DRB1*03:13:01*
*DRB1*03:13:02*
*DRB1*03:14*
*DRB1*03:15:01*
*DRB1*03:15:02*
*DRB1*03:16*
*DRB1*03:17*
*DRB1*03:18*
*DRB1*03:19*
*DRB1*03:20*
*DRB1*03:21*
*DRB1*03:22*
*DRB1*03:23*
*DRB1*03:24*
*DRB1*03:25*
*DRB1*03:26*
*DRB1*03:27*
*DRB1*03:28*
*DRB1*03:29*
*DRB1*03:30*
*DRB1*03:31*
*DRB1*03:32*
*DRB1*03:33*
*DRB1*03:34*
*DRB1*03:35*
*DRB1*03:36*
*DRB1*03:37*
*DRB1*03:38*
*DRB1*03:39*
*DRB1*03:40*
*DRB1*03:41:01*
*DRB1*03:41:02*
*DRB1*03:42*
*DRB1*03:43*
*DRB1*03:44*
*DRB1*03:45*
*DRB1*03:46*
*DRB1*03:47*
*DRB1*03:48*
*DRB1*03:49*
*DRB1*03:50*
*DRB1*03:51*
*DRB1*03:52*
*DRB1*03:53*
*DRB1*03:54*
*DRB1*03:55*
*DRB1*03:56*
*DRB1*03:57*
*DRB1*03:58*
*DRB1*03:59*
*DRB1*03:60*
*DRB1*03:61*
*DRB1*03:62*
*DRB1*03:63*
*DRB1*03:64*
*DRB1*03:65*
*DRB1*03:66*
*DRB1*03:67N*
*DRB1*03:68N*
*DRB1*03:69*
*DRB1*03:70*
*DRB1*03:71:01*
*DRB1*03:71:02*
*DRB1*03:72*
*DRB1*03:73*
*DRB1*03:74*
*DRB1*03:75*
*DRB1*03:76*
*DRB1*03:77*
*DRB1*03:78*
*DRB1*03:79*
*DRB1*03:80*
*DRB1*03:81*
*DRB1*03:82*
*DRB1*03:83*
*DRB1*03:84*
*DRB1*03:85*
*DRB1*03:86*
*DRB1*03:87*
*DRB1*03:88*
*DRB1*03:89*
*DRB1*03:90*
*DRB1*03:91*
*DRB1*03:92*
*DRB1*03:93*
*DRB1*03:94*
*DRB1*03:95*
*DRB1*03:96*
*DRB1*03:97*
*DRB1*03:98*
*DRB1*03:99*
*DRB1*03:100:01*
*DRB1*03:100:02*
*DRB1*03:101*
*DRB1*03:102*
*DRB1*03:103*
*DRB1*03:104*
*DRB1*03:105*
*DRB1*03:106*
*DRB1*03:107*
*DRB1*03:108*
*DRB1*03:109*
*DRB1*03:110*
*DRB1*03:111*
*DRB1*03:112*
*DRB1*03:113*
*DRB1*03:114*
*DRB1*03:115*
*DRB1*03:116*
*DRB1*03:117*
*DRB1*03:118*
*DRB1*03:119*
*DRB1*03:120*
*DRB1*03:121*
*DRB1*03:122*
*DRB1*03:123*
*DRB1*03:124*
*DRB1*03:125*
*DRB1*03:126*
*DRB1*03:127*
*DRB1*03:128*
*DRB1*03:129*
*DRB1*03:130*
*DRB1*03:131*
*DRB1*03:132*
*DRB1*03:133*
*DRB1*03:134*
*DRB1*03:135*
*DRB1*03:136*
*DRB1*03:137*
*DRB1*03:138*
*DRB1*03:139*
*DRB1*03:140*

## ➢人群分布

| 等位基因频度(%) | 地域 | | | | | | | | | | | |
|---|---|---|---|---|---|---|---|---|---|---|---|---|
| | 澳大利亚 | 欧洲 | 北非 | 北美 | 东北亚 | 太平洋岛国 | 南美&中美 | 南亚 | 东南亚 | 撒哈拉以南非洲地区 | 西亚 | 全球总和 |
| *DRB1*03:01* | 0.9174 | 5.0938 | 7.1257 | 4.4791 | 0.3846 | 0.4965 | 2.1862 | 6.1254 | 2.9205 | 4.0014 | 3.4253 | 4.3850 |
| *DRB1*03:02* | 0.0000 | 0.0169 | 0.3203 | 0.6490 | 0.0000 | 0.0216 | 0.1410 | 0.0000 | 0.0043 | 2.7397 | 0.0413 | 0.5778 |
| *DRB1*03:03* | 0.0000 | 0.0004 | 0.0400 | 0.0004 | 0.0000 | 0.0000 | 0.0000 | 0.0000 | 0.0000 | 0.1081 | 0.0000 | 0.0005 |
| *DRB1*03:04* | 0.0000 | 0.0068 | 0.0400 | 0.0023 | 0.0000 | 0.0000 | 0.0000 | 0.0000 | 0.0065 | 0.0000 | 0.0003 | 0.0024 |
| *DRB1*03:05* | 0.0000 | 0.0020 | 0.0000 | 0.0013 | 0.0000 | 0.0000 | 0.0000 | 0.0000 | 0.0022 | 0.1442 | 0.0005 | 0.0014 |
| *DRB1*03:07* | 0.0000 | 0.0000 | 0.0400 | 0.0006 | 0.0000 | 0.0000 | 0.0000 | 0.0000 | 0.0022 | 0.0721 | 0.0000 | 0.0006 |
| *DRB1*03:15* | 0.0000 | 0.0008 | 0.0000 | 0.0010 | 0.0000 | 0.0000 | 0.0176 | 0.0000 | 0.0000 | 0.0000 | 0.0000 | 0.0010 |
| *DRB1*03:19* | 0.0000 | 0.0000 | 0.0400 | 0.0001 | 0.0000 | 0.0000 | 0.0000 | 0.0000 | 0.0065 | 0.0000 | 0.0000 | 0.0001 |
| *DRB1*03:50* | 0.0000 | 0.0000 | 0.0000 | 0.0000 | 0.0000 | 0.0000 | 0.2468 | 0.0000 | 0.0000 | 0.0000 | 0.0000 | 0.0002 |
| *DRB1*03:68N* | 0.0000 | 0.0000 | 0.0000 | 0.0000 | 0.0000 | 0.0000 | 0.0705 | 0.0000 | 0.0000 | 0.0000 | 0.0000 | 0.0001 |

# DRB1*04



## ➢等位基因

*DRB1*04:01:01:01*
*DRB1*04:01:01:02*
*DRB1*04:01:01:03*
*DRB1*04:01:01:04*
*DRB1*04:01:01:05*
*DRB1*04:01:01:06*
*DRB1*04:01:01:07*
*DRB1*04:01:01:08*
*DRB1*04:01:01:09*
*DRB1*04:01:01:10*
*DRB1*04:01:01:11*
*DRB1*04:01:01:12*
*DRB1*04:01:01:13*
*DRB1*04:01:01:14*
*DRB1*04:01:01:15*
*DRB1*04:01:01:16*
*DRB1*04:01:01:17*
*DRB1*04:01:01:18*
*DRB1*04:01:01:19*
*DRB1*04:01:01:20*
*DRB1*04:01:01:21*
*DRB1*04:01:01:22*
*DRB1*04:01:01:23*
*DRB1*04:01:01:24*
*DRB1*04:01:01:25*
*DRB1*04:01:01:26*
*DRB1*04:01:01:27*
*DRB1*04:01:01:28*
*DRB1*04:01:01:29*
*DRB1*04:01:01:30*
*DRB1*04:01:01:31*
*DRB1*04:03:09*
*DRB1*04:03:10*
*DRB1*04:03:11*
*DRB1*04:03:12*
*DRB1*04:03:13*
*DRB1*04:04:01*
*DRB1*04:04:02*
*DRB1*04:04:03*
*DRB1*04:04:04*
*DRB1*04:04:05*
*DRB1*04:04:06*
*DRB1*04:04:07*
*DRB1*04:04:08*
*DRB1*04:04:09*
*DRB1*04:04:10*
*DRB1*04:05:01*
*DRB1*04:05:02*
*DRB1*04:05:03*
*DRB1*04:05:04*
*DRB1*04:05:05*
*DRB1*04:05:06*
*DRB1*04:05:07*
*DRB1*04:05:08*
*DRB1*04:05:09*
*DRB1*04:05:10*
*DRB1*04:05:11*
*DRB1*04:05:13*
*DRB1*04:05:14*
*DRB1*04:05:15*
*DRB1*04:05:16*
*DRB1*04:05:17*
*DRB1*04:05:18*
*DRB1*04:06:01*
*DRB1*04:06:02*
*DRB1*04:06:03*
*DRB1*04:06:04*
*DRB1*04:06:05*
*DRB1*04:06:06*
*DRB1*04:07:01*
*DRB1*04:07:02*
*DRB1*04:07:03*
*DRB1*04:07:04*
*DRB1*04:07:05*
*DRB1*04:08:01*
*DRB1*04:08:02*
*DRB1*04:08:03*
*DRB1*04:08:04*
*DRB1*04:09*
*DRB1*04:10:01*
*DRB1*04:10:02*
*DRB1*04:10:03*
*DRB1*04:11:01*
*DRB1*04:11:02*

DRB1*04:11:03
DRB1*04:11:04
DRB1*04:12
DRB1*04:13
DRB1*04:14
DRB1*04:15
DRB1*04:16
DRB1*04:17:01
DRB1*04:17:02
DRB1*04:18
DRB1*04:19
DRB1*04:20
DRB1*04:21
DRB1*04:22
DRB1*04:23
DRB1*04:24
DRB1*04:25
DRB1*04:26
DRB1*04:27
DRB1*04:28
DRB1*04:29
DRB1*04:30
DRB1*04:31
DRB1*04:32
DRB1*04:33
DRB1*04:34
DRB1*04:35
DRB1*04:36
DRB1*04:37
DRB1*04:38
DRB1*04:39
DRB1*04:40
DRB1*04:41
DRB1*04:42
DRB1*04:43
DRB1*04:44:01
DRB1*04:44:02
DRB1*04:45
DRB1*04:46
DRB1*04:47
DRB1*04:48
DRB1*04:49
DRB1*04:50

DRB1*04:51
DRB1*04:52
DRB1*04:53:01
DRB1*04:53:02
DRB1*04:54
DRB1*04:55
DRB1*04:56:01
DRB1*04:56:02
DRB1*04:57
DRB1*04:58
DRB1*04:59
DRB1*04:60
DRB1*04:61
DRB1*04:62
DRB1*04:63
DRB1*04:64
DRB1*04:65
DRB1*04:66
DRB1*04:67
DRB1*04:68
DRB1*04:69
DRB1*04:70
DRB1*04:71
DRB1*04:72:01
DRB1*04:72:02
DRB1*04:73
DRB1*04:74
DRB1*04:75
DRB1*04:76
DRB1*04:77
DRB1*04:78
DRB1*04:79
DRB1*04:80
DRB1*04:81N
DRB1*04:82
DRB1*04:83
DRB1*04:84
DRB1*04:85
DRB1*04:86
DRB1*04:87
DRB1*04:88
DRB1*04:89
DRB1*04:90

DRB1*04:91
DRB1*04:92
DRB1*04:93
DRB1*04:94:01N
DRB1*04:95:01
DRB1*04:95:02
DRB1*04:96
DRB1*04:97
DRB1*04:98:01
DRB1*04:98:02
DRB1*04:99
DRB1*04:100
DRB1*04:101
DRB1*04:102
DRB1*04:103
DRB1*04:104
DRB1*04:105:01
DRB1*04:105:02
DRB1*04:106
DRB1*04:107
DRB1*04:108
DRB1*04:109
DRB1*04:110
DRB1*04:111
DRB1*04:112
DRB1*04:113
DRB1*04:114
DRB1*04:115
DRB1*04:116
DRB1*04:117
DRB1*04:118
DRB1*04:119N
DRB1*04:120N
DRB1*04:121
DRB1*04:122
DRB1*04:123
DRB1*04:124
DRB1*04:125
DRB1*04:126
DRB1*04:127
DRB1*04:128
DRB1*04:129
DRB1*04:130

DRB1*04:131:01
DRB1*04:131:02
DRB1*04:132
DRB1*04:133
DRB1*04:134
DRB1*04:135
DRB1*04:136
DRB1*04:137
DRB1*04:138
DRB1*04:139
DRB1*04:140
DRB1*04:141
DRB1*04:142N
DRB1*04:143
DRB1*04:144
DRB1*04:145
DRB1*04:146
DRB1*04:147
DRB1*04:148
DRB1*04:149
DRB1*04:150
DRB1*04:151
DRB1*04:152
DRB1*04:153
DRB1*04:154
DRB1*04:155
DRB1*04:156
DRB1*04:157N
DRB1*04:158N
DRB1*04:159
DRB1*04:160
DRB1*04:161
DRB1*04:162
DRB1*04:163
DRB1*04:164
DRB1*04:165
DRB1*04:166
DRB1*04:167
DRB1*04:168
DRB1*04:169
DRB1*04:170
DRB1*04:171
DRB1*04:172

*DRB1*04:173*
*DRB1*04:174*
*DRB1*04:175*
*DRB1*04:176*
*DRB1*04:177*
*DRB1*04:178N*
*DRB1*04:179*
*DRB1*04:180*
*DRB1*04:181*
*DRB1*04:182*
*DRB1*04:183*
*DRB1*04:184*
*DRB1*04:185*
*DRB1*04:186N*
*DRB1*04:187*
*DRB1*04:188*
*DRB1*04:189*
*DRB1*04:190*
*DRB1*04:191*
*DRB1*04:192*
*DRB1*04:193*
*DRB1*04:194*
*DRB1*04:195*
*DRB1*04:196*
*DRB1*04:197*
*DRB1*04:198*
*DRB1*04:199*
*DRB1*04:200*
*DRB1*04:201*
*DRB1*04:202*
*DRB1*04:203*
*DRB1*04:204*
*DRB1*04:205*
*DRB1*04:206*
*DRB1*04:207*
*DRB1*04:208*
*DRB1*04:209*
*DRB1*04:210*
*DRB1*04:211*
*DRB1*04:212N*
*DRB1*04:213*
*DRB1*04:214N*
*DRB1*04:215*
*DRB1*04:216*
*DRB1*04:217*
*DRB1*04:218*
*DRB1*04:219*
*DRB1*04:220*
*DRB1*04:221*
*DRB1*04:222*
*DRB1*04:223*
*DRB1*04:224*
*DRB1*04:225*
*DRB1*04:226*
*DRB1*04:227*
*DRB1*04:228*
*DRB1*04:229*
*DRB1*04:230*

## ➢人群分布

| 等位基因频度(%) | 地域 | | | | | | | | | | | |
|---|---|---|---|---|---|---|---|---|---|---|---|---|
| | 澳大利亚 | 欧洲 | 北非 | 北美 | 东北亚 | 太平洋岛国 | 南美&中美 | 南亚 | 东南亚 | 撒哈拉以南非洲地区 | 西亚 | 全球总和 |
| *DRB1*04:01* | 0.0000 | 2.5581 | 0.4804 | 2.3425 | 0.5832 | 0.2159 | 0.4937 | 0.4274 | 0.2238 | 0.7931 | 0.4201 | 2.1992 |
| *DRB1*04:02* | 0.0000 | 0.6637 | 2.5220 | 0.4078 | 0.0142 | 0.0864 | 0.4055 | 0.2849 | 0.0391 | 0.0721 | 3.3467 | 0.5873 |
| *DRB1*04:03* | 0.2294 | 0.5931 | 1.5212 | 0.6990 | 1.5257 | 3.0009 | 1.6925 | 2.1368 | 1.3603 | 0.1442 | 2.2969 | 0.8058 |
| *DRB1*04:04* | 0.2294 | 1.1284 | 0.5204 | 1.4796 | 0.2553 | 0.0864 | 1.1283 | 0.5698 | 0.4259 | 0.3965 | 0.7847 | 1.4034 |
| *DRB1*04:05* | 2.0642 | 0.3463 | 1.8014 | 0.9673 | 6.0254 | 3.9508 | 0.5465 | 0.8547 | 2.8531 | 0.8291 | 0.7574 | 0.9952 |
| *DRB1*04:06* | 0.0000 | 0.0494 | 0.6405 | 0.1507 | 1.8078 | 0.0216 | 0.0176 | 0.1425 | 0.8887 | 0.0000 | 0.2094 | 0.1714 |
| *DRB1*04:07* | 0.0000 | 0.2945 | 0.0400 | 0.9029 | 0.2553 | 0.0216 | 3.3145 | 0.1425 | 0.0391 | 0.1081 | 0.0573 | 0.8177 |
| *DRB1*04:08* | 0.0000 | 0.2127 | 0.0400 | 0.1129 | 0.0173 | 0.0000 | 0.1587 | 0.0000 | 0.0304 | 0.0360 | 0.0614 | 0.1120 |
| *DRB1*04:09* | 0.0000 | 0.0004 | 0.0000 | 0.0031 | 0.0016 | 0.0000 | 0.0353 | 0.0000 | 0.0000 | 0.0000 | 0.0003 | 0.0028 |
| *DRB1*04:10* | 0.4587 | 0.0072 | 0.0000 | 0.0513 | 0.9299 | 0.2591 | 0.0705 | 0.2849 | 0.0761 | 0.0721 | 0.0018 | 0.0555 |
| *DRB1*04:11* | 0.2294 | 0.0004 | 0.0000 | 0.1972 | 0.0032 | 0.0000 | 2.8032 | 0.0000 | 0.0022 | 0.0000 | 0.0008 | 0.1767 |
| *DRB1*04:12* | 2.0642 | 0.0000 | 0.0000 | 0.0000 | 0.0000 | 0.0000 | 0.0705 | 0.0000 | 0.0000 | 0.0000 | 0.0000 | 0.0002 |
| *DRB1*04:13* | 0.0000 | 0.0044 | 0.0000 | 0.0010 | 0.0000 | 0.0000 | 0.0529 | 0.0000 | 0.0000 | 0.0000 | 0.0000 | 0.0011 |
| *DRB1*04:15* | 0.0000 | 0.0008 | 0.0000 | 0.0002 | 0.0016 | 0.0000 | 0.0000 | 0.0000 | 0.0000 | 0.0000 | 0.0008 | 0.0003 |
| *DRB1*04:17* | 0.0000 | 0.0004 | 0.0000 | 0.0013 | 0.0000 | 0.0000 | 0.0705 | 0.0000 | 0.0000 | 0.0000 | 0.0000 | 0.0012 |
| *DRB1*04:18* | 0.0000 | 0.0000 | 0.0000 | 0.0024 | 0.0000 | 0.0000 | 0.0000 | 0.0000 | 0.0000 | 0.0000 | 0.0000 | 0.0021 |
| *DRB1*04:23* | 0.0000 | 0.0000 | 0.0000 | 0.0001 | 0.0000 | 0.0000 | 0.1234 | 0.0000 | 0.0000 | 0.0000 | 0.0000 | 0.0002 |
| *DRB1*04:41* | 0.0000 | 0.0000 | 0.0000 | 0.0003 | 0.0000 | 0.0000 | 0.0000 | 0.0000 | 0.0000 | 0.0000 | 0.0000 | 0.0003 |
| *DRB1*04:92* | 0.0000 | 0.0000 | 0.0000 | 0.0000 | 0.0000 | 0.0000 | 0.3702 | 0.0000 | 0.0000 | 0.0000 | 0.0000 | 0.0003 |

# DRB1*07

## ➢等位基因

*DRB1*07:01:01:01*
*DRB1*07:01:01:02*
*DRB1*07:01:01:03*
*DRB1*07:01:02*
*DRB1*07:01:03*
*DRB1*07:01:04*
*DRB1*07:01:05*
*DRB1*07:01:06*
*DRB1*07:01:07*
*DRB1*07:01:08*
*DRB1*07:01:09*
*DRB1*07:01:10*
*DRB1*07:01:11*
*DRB1*07:01:12*
*DRB1*07:01:13*
*DRB1*07:01:14*
*DRB1*07:01:15*
*DRB1*07:01:16*
*DRB1*07:01:17*
*DRB1*07:01:18*
*DRB1*07:01:19*
*DRB1*07:01:20*
*DRB1*07:01:21*
*DRB1*07:03*
*DRB1*07:04*
*DRB1*07:05*
*DRB1*07:06*
*DRB1*07:07*
*DRB1*07:08*
*DRB1*07:09*
*DRB1*07:10N*
*DRB1*07:11*
*DRB1*07:12*
*DRB1*07:13*
*DRB1*07:14*
*DRB1*07:15*
*DRB1*07:16*
*DRB1*07:17*
*DRB1*07:18*
*DRB1*07:19*
*DRB1*07:20*
*DRB1*07:21*
*DRB1*07:22*
*DRB1*07:23*
*DRB1*07:24*
*DRB1*07:25*
*DRB1*07:26N*
*DRB1*07:27*
*DRB1*07:28*
*DRB1*07:29*
*DRB1*07:30*
*DRB1*07:31*
*DRB1*07:32*
*DRB1*07:33*
*DRB1*07:34*
*DRB1*07:35*
*DRB1*07:36*
*DRB1*07:37*
*DRB1*07:38*
*DRB1*07:39*
*DRB1*07:40*
*DRB1*07:41*
*DRB1*07:42*
*DRB1*07:43*
*DRB1*07:44*
*DRB1*07:45*
*DRB1*07:46*
*DRB1*07:47*
*DRB1*07:48*
*DRB1*07:49*
*DRB1*07:50*
*DRB1*07:51*
*DRB1*07:52*
*DRB1*07:53*
*DRB1*07:54*
*DRB1*07:55*
*DRB1*07:56*
*DRB1*07:57*
*DRB1*07:58N*
*DRB1*07:59*
*DRB1*07:60*
*DRB1*07:61*
*DRB1*07:62*
*DRB1*07:63*
*DRB1*07:64*
*DRB1*07:65*
*DRB1*07:66*
*DRB1*07:67*
*DRB1*07:68N*
*DRB1*07:69*
*DRB1*07:70*
*DRB1*07:71*
*DRB1*07:72*
*DRB1*07:73*
*DRB1*07:74*
*DRB1*07:75*
*DRB1*07:76*
*DRB1*07:77*

## ➢人群分布

| 地域 | 等位基因频度(%) | | | | |
|---|---|---|---|---|---|
| | *DRB1*07:01* | *DRB1*07:03* | *DRB1*07:11* | *DRB1*07:16* | *DRB1*07:34* |
| 澳大利亚 | 0.9174 | 0.0000 | 0.0000 | 0.0000 | 0.0000 |
| 欧洲 | 6.2872 | 0.0000 | 0.0000 | 0.0000 | 0.0000 |
| 北非 | 8.7670 | 0.0000 | 0.0000 | 0.0000 | 0.0000 |
| 北美 | 5.7862 | 0.0023 | 0.0003 | 0.0000 | 0.0000 |
| 东北亚 | 0.9646 | 0.0000 | 0.0000 | 0.0000 | 0.0000 |
| 太平洋岛国 | 1.5112 | 0.0000 | 0.0000 | 0.0000 | 0.0000 |
| 南美&中美 | 3.3322 | 0.0000 | 0.0000 | 0.0000 | 0.1587 |
| 南亚 | 7.5499 | 0.0000 | 0.0000 | 0.0000 | 0.0000 |
| 东南亚 | 2.8249 | 0.0000 | 0.0043 | 0.0109 | 0.0000 |
| 撒哈拉以南非洲地区 | 3.8212 | 0.0000 | 0.0000 | 0.0000 | 0.0000 |
| 西亚 | 7.4258 | 0.0000 | 0.0000 | 0.0000 | 0.0000 |
| 全球总和 | 5.8312 | 0.0020 | 0.0003 | 0.0001 | 0.0001 |



# DRB1*08

## ➢等位基因

*DRB1*08:01:01*
*DRB1*08:01:02*
*DRB1*08:01:04*
*DRB1*08:01:05*
*DRB1*08:01:06*
*DRB1*08:02:01*
*DRB1*08:02:02*
*DRB1*08:02:03*
*DRB1*08:02:04*
*DRB1*08:03:02*
*DRB1*08:03:03*
*DRB1*08:03:04*
*DRB1*08:03:05*
*DRB1*08:03:06*
*DRB1*08:04:01*
*DRB1*08:04:02*
*DRB1*08:04:03*
*DRB1*08:04:04*
*DRB1*08:04:05*
*DRB1*08:04:06*
*DRB1*08:04:07*
*DRB1*08:05*
*DRB1*08:06*
*DRB1*08:07*
*DRB1*08:08*
*DRB1*08:09*
*DRB1*08:10*
*DRB1*08:11*
*DRB1*08:12*
*DRB1*08:13*
*DRB1*08:14*
*DRB1*08:15*
*DRB1*08:16*
*DRB1*08:17*
*DRB1*08:18*
*DRB1*08:19*
*DRB1*08:20*
*DRB1*08:21*
*DRB1*08:22*
*DRB1*08:23*
*DRB1*08:24:01*
*DRB1*08:24:02*
*DRB1*08:25*
*DRB1*08:26*
*DRB1*08:27*
*DRB1*08:28*
*DRB1*08:29*
*DRB1*08:30:01*
*DRB1*08:30:02*
*DRB1*08:30:03*
*DRB1*08:31*
*DRB1*08:32*
*DRB1*08:33*
*DRB1*08:34*
*DRB1*08:35*
*DRB1*08:36:01*
*DRB1*08:36:02*
*DRB1*08:37*
*DRB1*08:38*
*DRB1*08:39*
*DRB1*08:40*
*DRB1*08:41*
*DRB1*08:42*
*DRB1*08:43*
*DRB1*08:44*
*DRB1*08:45:01*
*DRB1*08:45:02*
*DRB1*08:46*

| | | | |
|---|---|---|---|
| *DRB1*08:47* | *DRB1*08:56* | *DRB1*08:65* | *DRB1*08:74* |
| *DRB1*08:48* | *DRB1*08:57* | *DRB1*08:66* | *DRB1*08:75* |
| *DRB1*08:49* | *DRB1*08:58* | *DRB1*08:67* | *DRB1*08:76* |
| *DRB1*08:50* | *DRB1*08:59* | *DRB1*08:68* | *DRB1*08:77* |
| *DRB1*08:51* | *DRB1*08:60N* | *DRB1*08:69* | *DRB1*08:78N* |
| *DRB1*08:52* | *DRB1*08:61* | *DRB1*08:70* | *DRB1*08:79* |
| *DRB1*08:53* | *DRB1*08:62* | *DRB1*08:71* | *DRB1*08:80* |
| *DRB1*08:54* | *DRB1*08:63* | *DRB1*08:72* | *DRB1*08:81* |
| *DRB1*08:55* | *DRB1*08:64* | *DRB1*08:73* | *DRB1*08:82* |

## ➢人群分布

| 等位基因频度(%) | 地域 | | | | | | | | | | | |
|---|---|---|---|---|---|---|---|---|---|---|---|---|
| | 澳大利亚 | 欧洲 | 北非 | 北美 | 东北亚 | 太平洋岛国 | 南美&中美 | 南亚 | 东南亚 | 撒哈拉以南非洲地区 | 西亚 | 全球总和 |
| *DRB1*08:01* | 0.0000 | 1.2552 | 0.2402 | 0.6646 | 0.[illegible]567 | 0.0648 | 0.3702 | 0.2849 | 0.0239 | 0.1442 | 0.4166 | 0.6607 |
| *DRB1*08:02* | 0.0000 | 0.0474 | 0.0801 | 0.7237 | 1.[illegible]276 | 0.3238 | 4.0550 | 0.0000 | 0.2043 | 0.0360 | 0.0271 | 0.6664 |
| *DRB1*08:03* | 15.3670 | 0.1742 | 0.0801 | 0.4149 | 3.[illegible]591 | 5.2461 | 0.0529 | 0.2849 | 3.1812 | 0.0000 | 0.0436 | 0.4408 |
| *DRB1*08:04* | 0.0000 | 0.1372 | 0.8807 | 0.6147 | 0.[illegible]095 | 0.0000 | 0.5642 | 0.0000 | 0.0130 | 1.5862 | 0.2670 | 0.5657 |
| *DRB1*08:06* | 0.0000 | 0.0048 | 0.1601 | 0.0577 | 0.[illegible]016 | 0.0000 | 0.0176 | 0.0000 | 0.0000 | 0.0721 | 0.0035 | 0.0515 |
| *DRB1*08:07* | 0.0000 | 0.0000 | 0.0000 | 0.0052 | 0.[illegible]000 | 0.0000 | 1.0402 | 0.0000 | 0.0000 | 0.0000 | 0.0000 | 0.0055 |
| *DRB1*08:08* | 0.0000 | 0.0000 | 0.0400 | 0.0003 | 0.[illegible]000 | 0.0000 | 0.0176 | 0.0000 | 0.0000 | 0.0360 | 0.0132 | 0.0011 |
| *DRB1*08:09* | 0.0000 | 0.0004 | 0.0000 | 0.0095 | 0.[illegible]142 | 0.0000 | 0.0000 | 0.0000 | 0.1152 | 0.0000 | 0.0000 | 0.0094 |
| *DRB1*08:10* | 0.0000 | 0.0032 | 0.0000 | 0.0045 | 0.[illegible]000 | 0.0000 | 0.0000 | 0.0000 | 0.0000 | 0.0000 | 0.0005 | 0.0041 |
| *DRB1*08:11* | 0.0000 | 0.0000 | 0.0000 | 0.0146 | 0.[illegible]000 | 0.0000 | 0.0000 | 0.0000 | 0.0000 | 0.0360 | 0.0000 | 0.0129 |
| *DRB1*08:12* | 0.0000 | 0.0000 | 0.0000 | 0.0001 | 0.[illegible]000 | 0.0000 | 0.0000 | 0.0000 | 0.0065 | 0.0000 | 0.0000 | 0.0001 |
| *DRB1*08:13* | 0.0000 | 0.0000 | 0.0000 | 0.0005 | 0.[illegible]000 | 0.0000 | 0.0000 | 0.0000 | 0.0000 | 0.0000 | 0.0000 | 0.0004 |
| *DRB1*08:14* | 0.0000 | 0.0000 | 0.0000 | 0.0001 | 0.[illegible]000 | 0.0000 | 0.0000 | 0.0000 | 0.0000 | 0.0000 | 0.0000 | 0.0001 |
| *DRB1*08:18* | 0.0000 | 0.0004 | 0.0000 | 0.0008 | 0.[illegible]000 | 0.0000 | 0.0000 | 0.0000 | 0.0043 | 0.0000 | 0.0000 | 0.0008 |
| *DRB1*08:19* | 0.0000 | 0.0000 | 0.0000 | 0.0002 | 0.[illegible]000 | 0.0000 | 0.0000 | 0.0000 | 0.0065 | 0.0000 | 0.0000 | 0.0002 |

# DRB1*09

## ➢等位基因

| | | | |
|---|---|---|---|
| *DRB1*09:01:02* | *DRB1*09:01:09* | *DRB1*09:05* | *DRB1*09:12* |
| *DRB1*09:01:03* | *DRB1*09:01:10* | *DRB1*09:06* | *DRB1*09:13* |
| *DRB1*09:01:04* | *DRB1*09:01:11* | *DRB1*09:07* | *DRB1*09:14* |
| *DRB1*09:01:05* | *DRB1*09:02:01* | *DRB1*09:08* | *DRB1*09:15* |
| *DRB1*09:01:06* | *DRB1*09:02:02* | *DRB1*09:09* | *DRB1*09:16* |
| *DRB1*09:01:07* | *DRB1*09:03* | *DRB1*09:10* | *DRB1*09:17* |
| *DRB1*09:01:08* | *DRB1*09:04* | *DRB1*09:11* | *DRB1*09:18* |

| | | | |
|---|---|---|---|
| *DRB1*09:19* | *DRB1*09:22* | *DRB1*09:25* | *DRB1*09:28* |
| *DRB1*09:20* | *DRB1*09:23* | *DRB1*09:26* | *DRB1*09:29* |
| *DRB1*09:21* | *DRB1*09:24* | *DRB1*09:27* | *DRB1*09:30* |

### ➢人群分布

| 地域 | 等位基因频度(%) | |
|---|---|---|
| | *DRB1*09:01* | *DRB1*09:06* |
| 澳大利亚 | 0.0000 | 0.0000 |
| 欧洲 | 0.4558 | 0.0000 |
| 北非 | 0.3203 | 0.0000 |
| 北美 | 1.2838 | 0.0003 |
| 东北亚 | 6.5424 | 0.0000 |
| 太平洋岛国 | 1.6623 | 0.0000 |
| 南美&中美 | 2.2920 | 0.0000 |
| 南亚 | 0.4274 | 0.0000 |
| 东南亚 | 6.6797 | 0.0000 |
| 撒哈拉以南非洲地区 | 0.8652 | 0.0000 |
| 西亚 | 0.1711 | 0.0000 |
| 全球总和 | 1.2746 | 0.0002 |



# DRB1*10

### ➢等位基因

| | | | |
|---|---|---|---|
| *DRB1*10:01:01:01* | *DRB1*10:01:08* | *DRB1*10:08* | *DRB1*10:16* |
| *DRB1*10:01:01:02* | *DRB1*10:01:09* | *DRB1*10:09* | *DRB1*10:17* |
| *DRB1*10:01:02* | *DRB1*10:02* | *DRB1*10:10* | *DRB1*10:18* |
| *DRB1*10:01:03* | *DRB1*10:03* | *DRB1*10:11* | *DRB1*10:19* |
| *DRB1*10:01:04* | *DRB1*10:04* | *DRB1*10:12* | *DRB1*10:20* |
| *DRB1*10:01:05* | *DRB1*10:05* | *DRB1*10:13* | |
| *DRB1*10:01:06* | *DRB1*10:06* | *DRB1*10:14* | |
| *DRB1*10:01:07* | *DRB1*10:07* | *DRB1*10:15* | |

### ➢人群分布

| 地域 | 等位基因频度(%) |
|---|---|
| | *DRB1*10:01* |
| 澳大利亚 | 0.0000 |
| 欧洲 | 0.5935 |

续表

| 地域 | 等位基因频度(%) |
| --- | --- |
| | *DRB1*10:01* |
| 北非 | 1.4812 |
| 北美 | 0.8651 |
| 东北亚 | 0.3751 |
| 太平洋岛国 | 0.1511 |
| 南美&中美 | 0.2821 |
| 南亚 | 5.2707 |
| 东南亚 | 0.7193 |
| 撒哈拉以南非洲地区 | 1.5862 |
| 西亚 | 1.6250 |
| 全球总和 | 0.8945 |

# DRB1*11

## ➢等位基因

*DRB1*11:01:01:01*
*DRB1*11:01:01:02*
*DRB1*11:01:02*
*DRB1*11:01:03*
*DRB1*11:01:04*
*DRB1*11:01:05*
*DRB1*11:01:06*
*DRB1*11:01:07*
*DRB1*11:01:08*
*DRB1*11:01:09*
*DRB1*11:01:10*
*DRB1*11:01:11*
*DRB1*11:01:12*
*DRB1*11:01:13*
*DRB1*11:01:14*
*DRB1*11:01:15*
*DRB1*11:01:16*
*DRB1*11:01:17*
*DRB1*11:01:18*
*DRB1*11:01:19*
*DRB1*11:01:20*
*DRB1*11:01:21*
*DRB1*11:01:22*
*DRB1*11:01:23*
*DRB1*11:01:24*
*DRB1*11:01:25*
*DRB1*11:01:26*
*DRB1*11:01:27*
*DRB1*11:01:28*
*DRB1*11:02:01*
*DRB1*11:02:02*
*DRB1*11:02:03*
*DRB1*11:02:04*
*DRB1*11:02:05*
*DRB1*11:03:01*
*DRB1*11:03:02*
*DRB1*11:04:01*
*DRB1*11:04:02*
*DRB1*11:04:03*
*DRB1*11:04:04*
*DRB1*11:04:05*
*DRB1*11:04:06*
*DRB1*11:04:07*
*DRB1*11:04:08*
*DRB1*11:04:09*
*DRB1*11:04:10*
*DRB1*11:04:11*
*DRB1*11:04:12*
*DRB1*11:04:13*
*DRB1*11:04:14*
*DRB1*11:05*
*DRB1*11:06:01*
*DRB1*11:06:02*
*DRB1*11:06:03*
*DRB1*11:07:01*
*DRB1*11:07:02*
*DRB1*11:08:01*
*DRB1*11:08:02*
*DRB1*11:08:03*
*DRB1*11:09*
*DRB1*11:10:01*
*DRB1*11:10:02*
*DRB1*11:11:01*
*DRB1*11:11:03*
*DRB1*11:12:01*
*DRB1*11:12:02*
*DRB1*11:12:03*
*DRB1*11:13:01*
*DRB1*11:13:02*
*DRB1*11:14:01*
*DRB1*11:14:02*
*DRB1*11:15*
*DRB1*11:16*
*DRB1*11:17*
*DRB1*11:18*
*DRB1*11:19:01*
*DRB1*11:19:02*
*DRB1*11:19:03*
*DRB1*11:20*
*DRB1*11:21*
*DRB1*11:22*
*DRB1*11:23:01*
*DRB1*11:23:02*
*DRB1*11:24*
*DRB1*11:25*
*DRB1*11:26*
*DRB1*11:27:01*
*DRB1*11:27:02*
*DRB1*11:27:03*
*DRB1*11:28:01*
*DRB1*11:28:02*
*DRB1*11:29:01*
*DRB1*11:29:02*
*DRB1*11:30*
*DRB1*11:31*
*DRB1*11:32*

DRB1*11:33
DRB1*11:34
DRB1*11:35
DRB1*11:36
DRB1*11:37:01
DRB1*11:37:02
DRB1*11:38
DRB1*11:39
DRB1*11:40
DRB1*11:41
DRB1*11:42:01
DRB1*11:42:02
DRB1*11:43
DRB1*11:44
DRB1*11:45
DRB1*11:46:01
DRB1*11:46:02
DRB1*11:47
DRB1*11:48
DRB1*11:49:01
DRB1*11:49:02
DRB1*11:50
DRB1*11:51
DRB1*11:52
DRB1*11:53
DRB1*11:54:01
DRB1*11:54:02
DRB1*11:55
DRB1*11:56
DRB1*11:57
DRB1*11:58:01
DRB1*11:58:02
DRB1*11:59
DRB1*11:60
DRB1*11:61
DRB1*11:62:01
DRB1*11:62:02
DRB1*11:63:01
DRB1*11:63:02
DRB1*11:64
DRB1*11:65:01
DRB1*11:65:02
DRB1*11:66
DRB1*11:67
DRB1*11:68
DRB1*11:69
DRB1*11:70
DRB1*11:72
DRB1*11:73
DRB1*11:74:01
DRB1*11:74:02
DRB1*11:75
DRB1*11:76
DRB1*11:77
DRB1*11:78
DRB1*11:79
DRB1*11:80
DRB1*11:81
DRB1*11:82
DRB1*11:83
DRB1*11:84:01
DRB1*11:84:02
DRB1*11:84:03
DRB1*11:85
DRB1*11:86
DRB1*11:87
DRB1*11:88
DRB1*11:89
DRB1*11:90
DRB1*11:91
DRB1*11:92
DRB1*11:93
DRB1*11:94
DRB1*11:95
DRB1*11:96
DRB1*11:97
DRB1*11:98
DRB1*11:99
DRB1*11:100
DRB1*11:101:01
DRB1*11:101:02
DRB1*11:102:01
DRB1*11:102:02
DRB1*11:103:01
DRB1*11:103:02
DRB1*11:104
DRB1*11:105
DRB1*11:106
DRB1*11:107
DRB1*11:108
DRB1*11:109
DRB1*11:110
DRB1*11:111
DRB1*11:112
DRB1*11:113
DRB1*11:114
DRB1*11:115
DRB1*11:116
DRB1*11:117
DRB1*11:118
DRB1*11:119
DRB1*11:120
DRB1*11:121
DRB1*11:122
DRB1*11:123
DRB1*11:124
DRB1*11:125
DRB1*11:126
DRB1*11:127
DRB1*11:128
DRB1*11:129
DRB1*11:130
DRB1*11:131
DRB1*11:132
DRB1*11:133
DRB1*11:134
DRB1*11:135
DRB1*11:136
DRB1*11:137
DRB1*11:138
DRB1*11:139
DRB1*11:140
DRB1*11:141
DRB1*11:142
DRB1*11:143
DRB1*11:144
DRB1*11:145
DRB1*11:146
DRB1*11:147:01
DRB1*11:147:02
DRB1*11:148
DRB1*11:149
DRB1*11:150
DRB1*11:151
DRB1*11:152
DRB1*11:153
DRB1*11:154
DRB1*11:155
DRB1*11:156
DRB1*11:157
DRB1*11:158
DRB1*11:159
DRB1*11:160
DRB1*11:161
DRB1*11:162
DRB1*11:163
DRB1*11:164
DRB1*11:165
DRB1*11:166
DRB1*11:167
DRB1*11:168
DRB1*11:169N
DRB1*11:170
DRB1*11:171
DRB1*11:172
DRB1*11:173
DRB1*11:174
DRB1*11:175
DRB1*11:176
DRB1*11:177
DRB1*11:178
DRB1*11:179
DRB1*11:180
DRB1*11:181

| | | | |
|---|---|---|---|
| *DRB1*11:182* | *DRB1*11:191* | *DRB1*11:199* | *DRB1*11:208* |
| *DRB1*11:183* | *DRB1*11:192* | *DRB1*11:200* | *DRB1*11:209* |
| *DRB1*11:184* | *DRB1*11:193:01* | *DRB1*11:201* | *DRB1*11:210* |
| *DRB1*11:185* | *DRB1*11:193:02* | *DRB1*11:202* | *DRB1*11:211* |
| *DRB1*11:186* | *DRB1*11:194* | *DRB1*11:203* | *DRB1*11:212* |
| *DRB1*11:187* | *DRB1*11:195* | *DRB1*11:204* | *DRB1*11:213* |
| *DRB1*11:188* | *DRB1*11:196* | *DRB1*11:205* | *DRB1*11:214* |
| *DRB1*11:189* | *DRB1*11:197* | *DRB1*11:206* | *DRB1*11:215* |
| *DRB1*11:190* | *DRB1*11:198* | *DRB1*11:207* | |

## ➢人群分布

| 等位基因频度(%) | 地域 | | | | | | | | | | | |
|---|---|---|---|---|---|---|---|---|---|---|---|---|
| | 澳大利亚 | 欧洲 | 北非 | 北美 | 东北亚 | 太平洋岛国 | 南美&中美 | 南亚 | 东南亚 | 撒哈拉以南非洲地区 | 西亚 | 全球总和 |
| *DRB1*11:01* | 0.0000 | 4.2074 | 2.6021 | 2.9013 | 1.5162 | 4.2746 | 1.1989 | 2.4217 | 2.5380 | 4.7945 | 1.1879 | 2.8323 |
| *DRB1*11:02* | 0.0000 | 0.1565 | 1.0408 | 0.5134 | 0.0079 | 0.0000 | 0.2292 | 0.1425 | 0.0000 | 2.3432 | 0.0573 | 0.4645 |
| *DRB1*11:03* | 0.0000 | 0.5453 | 0.1201 | 0.1870 | 0.0032 | 0.0000 | 0.1763 | 0.1425 | 0.0043 | 0.0000 | 0.1511 | 0.1951 |
| *DRB1*11:04* | 0.0000 | 2.7921 | 0.8807 | 1.2070 | 0.0173 | 0.1295 | 0.9168 | 0.2849 | 0.1456 | 0.3605 | 8.8782 | 1.7051 |
| *DRB1*11:05* | 0.0000 | 0.0000 | 0.0000 | 0.0009 | 0.0000 | 0.0000 | 0.0000 | 0.0000 | 0.0174 | 0.0000 | 0.0010 | 0.0010 |
| *DRB1*11:06* | 0.0000 | 0.0036 | 0.0000 | 0.0198 | 0.0410 | 0.0000 | 0.0176 | 0.0000 | 0.1260 | 0.0000 | 0.0003 | 0.0189 |
| *DRB1*11:08* | 0.0000 | 0.0024 | 0.0000 | 0.0037 | 0.0063 | 0.0000 | 0.0176 | 0.0000 | 0.0022 | 0.0360 | 0.0000 | 0.0034 |
| *DRB1*11:10* | 0.0000 | 0.0004 | 0.0000 | 0.0083 | 0.0000 | 0.0000 | 0.0705 | 0.0000 | 0.0065 | 0.0000 | 0.0000 | 0.0075 |
| *DRB1*11:11* | 0.0000 | 0.0048 | 0.0000 | 0.0060 | 0.0047 | 0.0000 | 0.0705 | 0.0000 | 0.0022 | 0.0000 | 0.0035 | 0.0059 |
| *DRB1*11:12* | 0.0000 | 0.0052 | 0.0000 | 0.0027 | 0.0000 | 0.0000 | 0.0529 | 0.0000 | 0.0000 | 0.0000 | 0.0020 | 0.0027 |
| *DRB1*11:13* | 0.0000 | 0.0024 | 0.0000 | 0.0024 | 0.0016 | 0.0000 | 0.0882 | 0.0000 | 0.0000 | 0.0000 | 0.0000 | 0.0023 |
| *DRB1*11:14* | 0.0000 | 0.0016 | 0.0801 | 0.0025 | 0.0000 | 0.0000 | 0.0176 | 0.0000 | 0.0000 | 0.0360 | 0.0000 | 0.0024 |
| *DRB1*11:15* | 0.0000 | 0.0080 | 0.0000 | 0.0011 | 0.0000 | 0.0000 | 0.0353 | 0.0000 | 0.0000 | 0.0000 | 0.0003 | 0.0013 |
| *DRB1*11:16* | 0.0000 | 0.0000 | 0.0000 | 0.0001 | 0.0000 | 0.0000 | 0.0000 | 0.0000 | 0.0000 | 0.0360 | 0.0003 | 0.0001 |
| *DRB1*11:19* | 0.0000 | 0.0016 | 0.0000 | 0.0003 | 0.0000 | 0.0000 | 0.0000 | 0.0000 | 0.0022 | 0.0360 | 0.0003 | 0.0003 |
| *DRB1*11:28* | 0.0000 | 0.0020 | 0.0400 | 0.0000 | 0.0000 | 0.0000 | 0.0000 | 0.0000 | 0.0022 | 0.0000 | 0.0000 | 0.0001 |
| *DRB1*11:34* | 0.0000 | 0.0000 | 0.0000 | 0.0001 | 0.0000 | 0.0000 | 0.0176 | 0.0000 | 0.0000 | 0.0000 | 0.0000 | 0.0001 |
| *DRB1*11:47* | 0.0000 | 0.0000 | 0.0000 | 0.0003 | 0.0000 | 0.0000 | 0.0000 | 0.0000 | 0.0000 | 0.0000 | 0.0000 | 0.0002 |



# DRB1*12

## ➢等位基因

| | | | |
|---|---|---|---|
| *DRB1*12:01:01:01* | *DRB1*12:01:01:03* | *DRB1*12:01:03* | *DRB1*12:01:05* |
| *DRB1*12:01:01:02* | *DRB1*12:01:02* | *DRB1*12:01:04* | *DRB1*12:01:06* |

*DRB1*12:01:07*
*DRB1*12:01:08*
*DRB1*12:01:09*
*DRB1*12:02:01*
*DRB1*12:02:02*
*DRB1*12:02:03*
*DRB1*12:02:04*
*DRB1*12:02:05*
*DRB1*12:02:06*
*DRB1*12:02:07*
*DRB1*12:03:02*
*DRB1*12:03:03*
*DRB1*12:04*
*DRB1*12:05*
*DRB1*12:06*
*DRB1*12:07*
*DRB1*12:08*
*DRB1*12:09*
*DRB1*12:10*
*DRB1*12:11*
*DRB1*12:12*
*DRB1*12:13*
*DRB1*12:14*
*DRB1*12:15*
*DRB1*12:16:01*
*DRB1*12:16:02*
*DRB1*12:16:03*
*DRB1*12:17*
*DRB1*12:18*
*DRB1*12:19*
*DRB1*12:20*
*DRB1*12:21*
*DRB1*12:22*
*DRB1*12:23*
*DRB1*12:24N*
*DRB1*12:25*
*DRB1*12:26*
*DRB1*12:27*
*DRB1*12:28*
*DRB1*12:29*
*DRB1*12:30*
*DRB1*12:31N*
*DRB1*12:32*
*DRB1*12:33*
*DRB1*12:34*
*DRB1*12:35*
*DRB1*12:36*
*DRB1*12:37*
*DRB1*12:38*
*DRB1*12:39*
*DRB1*12:40*
*DRB1*12:41*
*DRB1*12:42*
*DRB1*12:43*
*DRB1*12:44*
*DRB1*12:45*
*DRB1*12:46*
*DRB1*12:47*
*DRB1*12:48*
*DRB1*12:49*
*DRB1*12:50*
*DRB1*12:51*
*DRB1*12:52*
*DRB1*12:53*
*DRB1*12:54*
*DRB1*12:55*
*DRB1*12:56*
*DRB1*12:57*
*DRB1*12:58*
*DRB1*12:59*
*DRB1*12:60N*
*DRB1*12:61*
*DRB1*12:62*
*DRB1*12:63*
*DRB1*12:64*
*DRB1*12:65*
*DRB1*12:66*



## ➢人群分布

| 地域 | 等位基因频度(%) | | | | | |
|---|---|---|---|---|---|---|
| | *DRB1*12:01* | *DRB1*12:02* | *DRB1*12:03* | *DRB1*12:05* | *DRB1*12:08* | *DRB1*12:10* |
| 澳大利亚 | 3.440 | 0.0000 | 0.0000 | 0.0000 | 0.0000 | 0.0000 |
| 欧洲 | 0.883 | 0.0674 | 0.0000 | 0.0000 | 0.0000 | 0.0000 |
| 北非 | 0.320 | 0.0000 | 0.0000 | 0.0000 | 0.0000 | 0.0000 |
| 北美 | 0.985 | 0.7633 | 0.0000 | 0.0002 | 0.0002 | 0.0000 |
| 东北亚 | 1.970 | 1.0229 | 0.0047 | 0.0000 | 0.0000 | 0.0221 |
| 太平洋岛国 | 2.224 | 5.2245 | 0.0000 | 0.0000 | 0.0000 | 0.0000 |
| 南美&中美 | 0.176 | 0.0176 | 0.0000 | 0.0000 | 0.0000 | 0.0353 |
| 南亚 | 0.427 | 0.7123 | 0.0000 | 0.0000 | 0.0000 | 0.0000 |
| 东南亚 | 1.643 | 6.7166 | 0.0065 | 0.0000 | 0.0043 | 0.0000 |
| 撒哈拉以南非洲地区 | 1.911 | 0.1442 | 0.0360 | 0.1081 | 0.0000 | 0.0000 |
| 西亚 | 0.909 | 0.0096 | 0.0010 | 0.0000 | 0.0000 | 0.0000 |
| 全球总和 | 0.992 | 0.7379 | 0.0002 | 0.0002 | 0.0002 | 0.0002 |

# DRB1*13

## ➢等位基因

*DRB1*13:01:01:01*
*DRB1*13:01:01:02*

DRB1*13:01:01:01
DRB1*13:01:01:02
DRB1*13:01:02
DRB1*13:01:03
DRB1*13:01:04
DRB1*13:01:05
DRB1*13:01:06
DRB1*13:01:07
DRB1*13:01:08
DRB1*13:01:09
DRB1*13:01:10
DRB1*13:01:11
DRB1*13:01:12
DRB1*13:01:13
DRB1*13:01:14
DRB1*13:01:15
DRB1*13:01:16
DRB1*13:02:01
DRB1*13:02:02
DRB1*13:02:03
DRB1*13:02:04
DRB1*13:02:05
DRB1*13:02:06
DRB1*13:02:07
DRB1*13:02:08
DRB1*13:02:09
DRB1*13:02:10
DRB1*13:02:11
DRB1*13:02:12
DRB1*13:02:13
DRB1*13:03:01
DRB1*13:03:02
DRB1*13:03:03
DRB1*13:03:04
DRB1*13:03:05
DRB1*13:03:06
DRB1*13:04
DRB1*13:05:01
DRB1*13:05:02
DRB1*13:05:03
DRB1*13:06
DRB1*13:07:01
DRB1*13:07:02
DRB1*13:08
DRB1*13:09
DRB1*13:10
DRB1*13:11:01
DRB1*13:11:02
DRB1*13:12:01
DRB1*13:12:02
DRB1*13:12:03
DRB1*13:12:04
DRB1*13:13
DRB1*13:14:01
DRB1*13:14:02
DRB1*13:14:03
DRB1*13:15
DRB1*13:16
DRB1*13:17
DRB1*13:18
DRB1*13:19
DRB1*13:20
DRB1*13:21:01
DRB1*13:21:02
DRB1*13:22
DRB1*13:23:01
DRB1*13:23:02
DRB1*13:24
DRB1*13:25
DRB1*13:26:01
DRB1*13:26:02
DRB1*13:27
DRB1*13:28
DRB1*13:29
DRB1*13:30
DRB1*13:31
DRB1*13:32
DRB1*13:33:01
DRB1*13:33:02
DRB1*13:33:03
DRB1*13:34
DRB1*13:35
DRB1*13:36
DRB1*13:37
DRB1*13:38
DRB1*13:39
DRB1*13:40
DRB1*13:41
DRB1*13:42
DRB1*13:43
DRB1*13:44
DRB1*13:45
DRB1*13:46
DRB1*13:47
DRB1*13:48
DRB1*13:49
DRB1*13:50:01
DRB1*13:50:02
DRB1*13:50:03
DRB1*13:51
DRB1*13:52
DRB1*13:53
DRB1*13:54
DRB1*13:55
DRB1*13:56
DRB1*13:57
DRB1*13:58
DRB1*13:59
DRB1*13:60
DRB1*13:61:01
DRB1*13:61:02
DRB1*13:62
DRB1*13:63
DRB1*13:64
DRB1*13:65
DRB1*13:66:01
DRB1*13:66:02
DRB1*13:67
DRB1*13:68
DRB1*13:69
DRB1*13:70
DRB1*13:71
DRB1*13:72
DRB1*13:73
DRB1*13:74
DRB1*13:75
DRB1*13:76
DRB1*13:77
DRB1*13:78
DRB1*13:79
DRB1*13:80
DRB1*13:81
DRB1*13:82
DRB1*13:83
DRB1*13:84
DRB1*13:85
DRB1*13:86
DRB1*13:87
DRB1*13:88
DRB1*13:89

*DRB1*13:90*
*DRB1*13:91*
*DRB1*13:92*
*DRB1*13:93*
*DRB1*13:94:01*
*DRB1*13:94:02*
*DRB1*13:95*
*DRB1*13:96:01*
*DRB1*13:96:02*
*DRB1*13:97:01*
*DRB1*13:97:02*
*DRB1*13:98*
*DRB1*13:99*
*DRB1*13:100*
*DRB1*13:101*
*DRB1*13:102*
*DRB1*13:103*
*DRB1*13:104*
*DRB1*13:105*
*DRB1*13:106*
*DRB1*13:107*
*DRB1*13:108*
*DRB1*13:109*
*DRB1*13:110*
*DRB1*13:111*
*DRB1*13:112*
*DRB1*13:113N*
*DRB1*13:114*
*DRB1*13:115*
*DRB1*13:116*
*DRB1*13:117*
*DRB1*13:118*
*DRB1*13:119*
*DRB1*13:120*
*DRB1*13:121*
*DRB1*13:122*
*DRB1*13:123*
*DRB1*13:124*
*DRB1*13:125*
*DRB1*13:126*
*DRB1*13:127*
*DRB1*13:128*
*DRB1*13:129*
*DRB1*13:130*
*DRB1*13:131*
*DRB1*13:132*
*DRB1*13:133*
*DRB1*13:134*
*DRB1*13:135*
*DRB1*13:136*
*DRB1*13:137N*
*DRB1*13:138*
*DRB1*13:139*
*DRB1*13:140*
*DRB1*13:141*
*DRB1*13:142N*
*DRB1*13:143*
*DRB1*13:144*
*DRB1*13:145*
*DRB1*13:146*
*DRB1*13:147*
*DRB1*13:148*
*DRB1*13:149*
*DRB1*13:150*
*DRB1*13:151*
*DRB1*13:152*
*DRB1*13:153*
*DRB1*13:154*
*DRB1*13:155*
*DRB1*13:156*
*DRB1*13:157*
*DRB1*13:158*
*DRB1*13:159*
*DRB1*13:160*
*DRB1*13:161*
*DRB1*13:162*
*DRB1*13:163*
*DRB1*13:164*
*DRB1*13:165*
*DRB1*13:166*
*DRB1*13:167*
*DRB1*13:168*
*DRB1*13:169*
*DRB1*13:170*
*DRB1*13:171:01*
*DRB1*13:171:02*
*DRB1*13:172*
*DRB1*13:173*
*DRB1*13:174*
*DRB1*13:175*
*DRB1*13:176*
*DRB1*13:177*
*DRB1*13:178*
*DRB1*13:179*
*DRB1*13:180*
*DRB1*13:181*
*DRB1*13:182*
*DRB1*13:183*
*DRB1*13:184*
*DRB1*13:185N*
*DRB1*13:186*
*DRB1*13:187*
*DRB1*13:188*
*DRB1*13:189*
*DRB1*13:190*
*DRB1*13:191*
*DRB1*13:192*
*DRB1*13:193*
*DRB1*13:194*
*DRB1*13:195*
*DRB1*13:196*
*DRB1*13:197*
*DRB1*13:198*
*DRB1*13:199*
*DRB1*13:200N*
*DRB1*13:201*
*DRB1*13:202*
*DRB1*13:203*
*DRB1*13:204*
*DRB1*13:205*
*DRB1*13:206*
*DRB1*13:207*
*DRB1*13:208*
*DRB1*13:209*
*DRB1*13:210*
*DRB1*13:211*
*DRB1*13:212*
*DRB1*13:213*
*DRB1*13:214*
*DRB1*13:215*
*DRB1*13:216*
*DRB1*13:217*
*DRB1*13:218*
*DRB1*13:219*
*DRB1*13:220*
*DRB1*13:221*
*DRB1*13:222*
*DRB1*13:223*
*DRB1*13:224*
*DRB1*13:225*
*DRB1*13:226*
*DRB1*13:227*
*DRB1*13:228*
*DRB1*13:229*
*DRB1*13:230*
*DRB1*13:231*
*DRB1*13:232*
*DRB1*13:233*
*DRB1*13:234*
*DRB1*13:235*
*DRB1*13:236*

## ➢人群分布

| 等位基因频度(%) | 地域 | | | | | | | | | | | |
|---|---|---|---|---|---|---|---|---|---|---|---|---|
| | 澳大利亚 | 欧洲 | 北非 | 北美 | 东北亚 | 太平洋岛国 | 南美&中美 | 南亚 | 东南亚 | 撒哈拉以南非洲地区 | 西亚 | 全球总和 |
| *DRB1*13:01* | 0.2294 | 3.4148 | 1.9616 | 2.4766 | 0.4886 | 0.1295 | 0.9697 | 3.8462 | 0.4020 | 4.1096 | 0.9199 | 2.3828 |
| *DRB1*13:02* | 0.0000 | 1.9763 | 3.4428 | 2.4644 | 2.2799 | 0.2159 | 1.0755 | 1.1396 | 1.1408 | 3.6770 | 3.4202 | 2.4995 |
| *DRB1*13:03* | 0.0000 | 0.7311 | 1.6413 | 0.6785 | 0.0126 | 0.0000 | 0.2997 | 0.0000 | 0.0587 | 1.3338 | 1.3765 | 0.7113 |
| *DRB1*13:04* | 0.0000 | 0.0012 | 0.0400 | 0.1590 | 0.0000 | 0.0000 | 0.0000 | 0.0000 | 0.0000 | 0.6849 | 0.0010 | 0.1408 |
| *DRB1*13:05* | 0.0000 | 0.1059 | 0.0400 | 0.0925 | 0.0000 | 0.0000 | 0.1234 | 0.0000 | 0.0000 | 0.0000 | 1.0081 | 0.1461 |
| *DRB1*13:06* | 0.0000 | 0.0016 | 0.0000 | 0.0022 | 0.0000 | 0.0000 | 0.0000 | 0.0000 | 0.0000 | 0.0360 | 0.0000 | 0.0020 |
| *DRB1*13:07* | 0.0000 | 0.0016 | 0.0000 | 0.0019 | 0.0079 | 0.0000 | 0.0176 | 0.0000 | 0.0130 | 0.0360 | 0.0003 | 0.0020 |
| *DRB1*13:08* | 0.0000 | 0.0012 | 0.0000 | 0.0001 | 0.0000 | 0.0000 | 0.0000 | 0.0000 | 0.0000 | 0.0000 | 0.0008 | 0.0001 |
| *DRB1*13:10* | 0.0000 | 0.0012 | 0.0400 | 0.0001 | 0.0000 | 0.0000 | 0.0882 | 0.0000 | 0.0022 | 0.0360 | 0.0000 | 0.0003 |
| *DRB1*13:11* | 0.0000 | 0.0008 | 0.0000 | 0.0007 | 0.0000 | 0.0000 | 0.1587 | 0.0000 | 0.0000 | 0.0360 | 0.0005 | 0.0009 |
| *DRB1*13:12* | 0.0000 | 0.0024 | 0.0000 | 0.0268 | 0.0032 | 0.0216 | 0.1234 | 0.0000 | 0.4020 | 0.0360 | 0.0000 | 0.0267 |
| *DRB1*13:13* | 0.0000 | 0.0000 | 0.0000 | 0.0002 | 0.0000 | 0.0000 | 0.0353 | 0.0000 | 0.0000 | 0.0000 | 0.0000 | 0.0003 |
| *DRB1*13:14* | 0.0000 | 0.0020 | 0.0000 | 0.0000 | 0.0000 | 0.0000 | 0.0705 | 0.0000 | 0.0022 | 0.0000 | 0.0000 | 0.0002 |
| *DRB1*13:15* | 0.0000 | 0.0056 | 0.0000 | 0.0000 | 0.0000 | 0.0000 | 0.0000 | 0.0000 | 0.0000 | 0.0000 | 0.0008 | 0.0003 |



# DRB1*14

## ➢等位基因

*DRB1*14:01:01*
*DRB1*14:01:02*
*DRB1*14:01:03*
*DRB1*14:01:04*
*DRB1*14:02:01*
*DRB1*14:02:02*
*DRB1*14:02:03*
*DRB1*14:03:01*
*DRB1*14:03:02*
*DRB1*14:04:01*
*DRB1*14:04:02*
*DRB1*14:04:03*
*DRB1*14:05:01*
*DRB1*14:05:02*
*DRB1*14:05:03*
*DRB1*14:05:04*
*DRB1*14:06:01*
*DRB1*14:06:02*
*DRB1*14:06:03*
*DRB1*14:07:01*
*DRB1*14:07:02*
*DRB1*14:08*
*DRB1*14:09*
*DRB1*14:10*
*DRB1*14:11*
*DRB1*14:12:01*
*DRB1*14:12:02*
*DRB1*14:13*
*DRB1*14:14*
*DRB1*14:15*
*DRB1*14:16*
*DRB1*14:17*
*DRB1*14:18*
*DRB1*14:19*
*DRB1*14:20*
*DRB1*14:21*
*DRB1*14:22*
*DRB1*14:23:01*
*DRB1*14:23:02*
*DRB1*14:23:03*
*DRB1*14:23:04*
*DRB1*14:24*
*DRB1*14:25*
*DRB1*14:26*

DRB1*14:27:01
DRB1*14:27:02
DRB1*14:28
DRB1*14:29
DRB1*14:30
DRB1*14:31
DRB1*14:32:01
DRB1*14:32:02
DRB1*14:32:03
DRB1*14:33
DRB1*14:34
DRB1*14:35
DRB1*14:36
DRB1*14:37
DRB1*14:38:01
DRB1*14:38:02
DRB1*14:39
DRB1*14:40
DRB1*14:41
DRB1*14:42
DRB1*14:43
DRB1*14:44:01
DRB1*14:44:02
DRB1*14:44:03
DRB1*14:45
DRB1*14:46
DRB1*14:47
DRB1*14:48
DRB1*14:49
DRB1*14:50
DRB1*14:51
DRB1*14:52
DRB1*14:53
DRB1*14:54:01
DRB1*14:54:02
DRB1*14:54:03
DRB1*14:54:04
DRB1*14:54:05
DRB1*14:54:06
DRB1*14:55
DRB1*14:56
DRB1*14:57
DRB1*14:58
DRB1*14:59
DRB1*14:60
DRB1*14:61
DRB1*14:62
DRB1*14:63
DRB1*14:64
DRB1*14:65
DRB1*14:67
DRB1*14:68:01
DRB1*14:68:02
DRB1*14:69
DRB1*14:70
DRB1*14:71
DRB1*14:72
DRB1*14:73
DRB1*14:74
DRB1*14:75
DRB1*14:76
DRB1*14:77
DRB1*14:78
DRB1*14:79
DRB1*14:80
DRB1*14:81
DRB1*14:82
DRB1*14:83
DRB1*14:84
DRB1*14:85
DRB1*14:86
DRB1*14:87
DRB1*14:88
DRB1*14:89
DRB1*14:90
DRB1*14:91
DRB1*14:92N
DRB1*14:93
DRB1*14:94
DRB1*14:95
DRB1*14:96
DRB1*14:97
DRB1*14:98
DRB1*14:99
DRB1*14:100
DRB1*14:101
DRB1*14:102
DRB1*14:103
DRB1*14:104
DRB1*14:105
DRB1*14:106
DRB1*14:107
DRB1*14:108
DRB1*14:109
DRB1*14:110
DRB1*14:111
DRB1*14:112
DRB1*14:113
DRB1*14:114
DRB1*14:115
DRB1*14:116
DRB1*14:117
DRB1*14:118
DRB1*14:119
DRB1*14:120
DRB1*14:121
DRB1*14:122
DRB1*14:123
DRB1*14:124
DRB1*14:125
DRB1*14:126:01
DRB1*14:126:02
DRB1*14:127:01
DRB1*14:127:02
DRB1*14:128
DRB1*14:129
DRB1*14:130
DRB1*14:131
DRB1*14:132
DRB1*14:133
DRB1*14:134
DRB1*14:135
DRB1*14:136
DRB1*14:137N
DRB1*14:138
DRB1*14:139
DRB1*14:140
DRB1*14:141
DRB1*14:142
DRB1*14:143
DRB1*14:144
DRB1*14:145
DRB1*14:146
DRB1*14:147
DRB1*14:148
DRB1*14:149
DRB1*14:150
DRB1*14:151
DRB1*14:152N
DRB1*14:153
DRB1*14:154
DRB1*14:155
DRB1*14:156
DRB1*14:157
DRB1*14:158
DRB1*14:159
DRB1*14:160
DRB1*14:161

| | | | |
|---|---|---|---|
| *DRB1*14:162* | *DRB1*14:169* | *DRB1*14:176* | *DRB1*14:183* |
| *DRB1*14:163* | *DRB1*14:170* | *DRB1*14:177* | *DRB1*14:184* |
| *DRB1*14:164* | *DRB1*14:171* | *DRB1*14:178* | *DRB1*14:185* |
| *DRB1*14:165* | *DRB1*14:172* | *DRB1*14:179* | *DRB1*14:186* |
| *DRB1*14:166N* | *DRB1*14:173* | *DRB1*14:180* | |
| *DRB1*14:167* | *DRB1*14:174* | *DRB1*14:181* | |
| *DRB1*14:168* | *DRB1*14:175* | *DRB1*14:182* | |

## ➢人群分布

| 等位基因频度(%) | 地域 | | | | | | | | | | | |
|---|---|---|---|---|---|---|---|---|---|---|---|---|
| | 澳大利亚 | 欧洲 | 北非 | 北美 | 东北亚 | 太平洋岛国 | 南美&中美 | 南亚 | 东南亚 | 撒哈拉以南非洲地区 | 西亚 | 全球总和 |
| *DRB1*14:01* | 6.1927 | 1.3338 | 0.4003 | 1.1488 | 0.3357 | 1.2522 | 0.3526 | 1.8519 | 1.2038 | 0.6128 | 1.6040 | 1.1748 |
| *DRB1*14:02* | 2.2936 | 0.0056 | 0.0801 | 0.2573 | 0.1166 | 0.0000 | 3.8434 | 0.1425 | 0.0152 | 0.0000 | 0.0023 | 0.2324 |
| *DRB1*14:03* | 0.0000 | 0.0060 | 0.0000 | 0.0299 | 0.7439 | 0.0000 | 0.0000 | 0.0000 | 0.1260 | 0.0000 | 0.0008 | 0.0347 |
| *DRB1*14:04* | 0.0000 | 0.0923 | 0.0400 | 0.3227 | 0.0079 | 0.2375 | 0.0176 | 1.2821 | 0.5519 | 0.0360 | 0.4326 | 0.3187 |
| *DRB1*14:05* | 0.0000 | 0.0201 | 0.0000 | 0.1107 | 0.0780 | 0.0864 | 0.0000 | 0.0000 | 0.9561 | 0.0360 | 0.0015 | 0.1158 |
| *DRB1*14:06* | 0.4587 | 0.0040 | 0.1201 | 0.2702 | 0.5595 | 0.0432 | 0.5994 | 0.0000 | 0.0109 | 0.0000 | 0.0555 | 0.2482 |
| *DRB1*14:07* | 0.0000 | 0.0144 | 0.0000 | 0.0288 | 0.0662 | 0.4102 | 0.0000 | 0.1425 | 0.0391 | 0.0360 | 0.0079 | 0.0276 |
| *DRB1*14:08* | 8.7156 | 0.0000 | 0.0000 | 0.0051 | 0.0047 | 1.2522 | 0.0000 | 0.1425 | 0.0000 | 0.0000 | 0.0000 | 0.0060 |
| *DRB1*14:09* | 0.2294 | 0.0000 | 0.0000 | 0.0001 | 0.0000 | 0.0216 | 0.0000 | 0.0000 | 0.0000 | 0.0360 | 0.0003 | 0.0001 |
| *DRB1*14:10* | 0.6881 | 0.0000 | 0.0000 | 0.0045 | 0.0047 | 0.0000 | 0.0000 | 0.0000 | 0.0239 | 0.0000 | 0.0000 | 0.0042 |
| *DRB1*14:11* | 0.0000 | 0.0000 | 0.0000 | 0.0001 | 0.0000 | 0.0000 | 0.0705 | 0.0000 | 0.0000 | 0.0000 | 0.0000 | 0.0002 |
| *DRB1*14:12* | 0.0000 | 0.0012 | 0.0000 | 0.0012 | 0.0268 | 0.0000 | 0.0176 | 0.0000 | 0.0043 | 0.0360 | 0.0005 | 0.0015 |
| *DRB1*14:13* | 0.0000 | 0.0000 | 0.0000 | 0.0000 | 0.0016 | 0.0000 | 0.1587 | 0.0000 | 0.0000 | 0.0000 | 0.0000 | 0.0002 |
| *DRB1*14:15* | 0.0000 | 0.0000 | 0.0000 | 0.0038 | 0.0016 | 0.0000 | 0.0000 | 0.0000 | 0.0022 | 0.0000 | 0.0000 | 0.0034 |
| *DRB1*14:16* | 0.0000 | 0.0004 | 0.0000 | 0.0001 | 0.0000 | 0.0000 | 0.0176 | 0.0000 | 0.0000 | 0.0000 | 0.0000 | 0.0001 |
| *DRB1*14:17* | 0.0000 | 0.0000 | 0.0000 | 0.0008 | 0.0000 | 0.0000 | 0.0000 | 0.0000 | 0.0000 | 0.0360 | 0.0005 | 0.0008 |
| *DRB1*14:18* | 0.0000 | 0.0004 | 0.0000 | 0.0032 | 0.0000 | 0.0000 | 0.0000 | 0.0000 | 0.0500 | 0.0000 | 0.0000 | 0.0032 |



# DRB1*15

## ➢等位基因

| | | | |
|---|---|---|---|
| *DRB1*15:01:01:01* | *DRB1*15:01:03* | *DRB1*15:01:08* | *DRB1*15:01:13* |
| *DRB1*15:01:01:02* | *DRB1*15:01:04* | *DRB1*15:01:09* | *DRB1*15:01:14* |
| *DRB1*15:01:01:03* | *DRB1*15:01:05* | *DRB1*15:01:10* | *DRB1*15:01:15* |
| *DRB1*15:01:01:04* | *DRB1*15:01:06* | *DRB1*15:01:11* | *DRB1*15:01:16* |
| *DRB1*15:01:02* | *DRB1*15:01:07* | *DRB1*15:01:12* | *DRB1*15:01:17* |

DRB1*15:01:18
DRB1*15:01:19
DRB1*15:01:20
DRB1*15:01:21
DRB1*15:01:22
DRB1*15:01:23
DRB1*15:01:24
DRB1*15:01:25
DRB1*15:01:26
DRB1*15:01:27
DRB1*15:01:28
DRB1*15:01:29
DRB1*15:01:30
DRB1*15:01:31
DRB1*15:01:32
DRB1*15:01:33
DRB1*15:02:01:01
DRB1*15:02:01:02
DRB1*15:02:02
DRB1*15:02:03
DRB1*15:02:04
DRB1*15:02:05
DRB1*15:02:06
DRB1*15:02:07
DRB1*15:02:08
DRB1*15:02:09
DRB1*15:02:10
DRB1*15:02:11
DRB1*15:02:12
DRB1*15:02:13
DRB1*15:02:14
DRB1*15:02:15
DRB1*15:02:16
DRB1*15:02:17
DRB1*15:02:18
DRB1*15:03:01:01
DRB1*15:03:01:02
DRB1*15:03:02
DRB1*15:04
DRB1*15:05
DRB1*15:06:01
DRB1*15:06:02
DRB1*15:06:03
DRB1*15:07:01
DRB1*15:07:02
DRB1*15:07:03
DRB1*15:08
DRB1*15:09
DRB1*15:10
DRB1*15:11
DRB1*15:12
DRB1*15:13
DRB1*15:14
DRB1*15:15:01
DRB1*15:15:02
DRB1*15:15:03
DRB1*15:16
DRB1*15:17N
DRB1*15:18
DRB1*15:19
DRB1*15:20
DRB1*15:21
DRB1*15:22
DRB1*15:23
DRB1*15:24
DRB1*15:25
DRB1*15:26
DRB1*15:27
DRB1*15:28
DRB1*15:29
DRB1*15:30
DRB1*15:31
DRB1*15:32
DRB1*15:33
DRB1*15:34
DRB1*15:35
DRB1*15:36
DRB1*15:37:01
DRB1*15:37:02
DRB1*15:38
DRB1*15:39
DRB1*15:40
DRB1*15:41
DRB1*15:42
DRB1*15:43
DRB1*15:44
DRB1*15:45
DRB1*15:46
DRB1*15:47
DRB1*15:48
DRB1*15:49
DRB1*15:50N
DRB1*15:51
DRB1*15:52
DRB1*15:53
DRB1*15:54
DRB1*15:55
DRB1*15:56
DRB1*15:57
DRB1*15:58
DRB1*15:59
DRB1*15:60
DRB1*15:61
DRB1*15:62
DRB1*15:63
DRB1*15:64
DRB1*15:65
DRB1*15:66:01
DRB1*15:66:02
DRB1*15:67
DRB1*15:68
DRB1*15:69
DRB1*15:70
DRB1*15:71
DRB1*15:72
DRB1*15:73
DRB1*15:74
DRB1*15:75
DRB1*15:76
DRB1*15:77
DRB1*15:78
DRB1*15:79
DRB1*15:80N
DRB1*15:81
DRB1*15:82
DRB1*15:83
DRB1*15:84
DRB1*15:85
DRB1*15:86
DRB1*15:87
DRB1*15:88
DRB1*15:89
DRB1*15:90
DRB1*15:91
DRB1*15:92
DRB1*15:93
DRB1*15:94
DRB1*15:95
DRB1*15:96
DRB1*15:97
DRB1*15:98
DRB1*15:99
DRB1*15:100
DRB1*15:101
DRB1*15:102
DRB1*15:103
DRB1*15:104:01
DRB1*15:104:02
DRB1*15:105
DRB1*15:106
DRB1*15:107
DRB1*15:108
DRB1*15:109
DRB1*15:110
DRB1*15:111
DRB1*15:112
DRB1*15:113N
DRB1*15:114
DRB1*15:115N
DRB1*15:116
DRB1*15:117
DRB1*15:118
DRB1*15:119
DRB1*15:120

| | | | |
|---|---|---|---|
| *DRB1*15:121* | *DRB1*15:128* | *DRB1*15:135* | *DRB1*15:142* |
| *DRB1*15:122* | *DRB1*15:129N* | *DRB1*15:136* | *DRB1*15:143* |
| *DRB1*15:123* | *DRB1*15:130* | *DRB1*15:137N* | *DRB1*15:144* |
| *DRB1*15:124* | *DRB1*15:131* | *DRB1*15:138N* | *DRB1*15:145* |
| *DRB1*15:125* | *DRB1*15:132* | *DRB1*15:139* | *DRB1*15:146* |
| *DRB1*15:126* | *DRB1*15:133* | *DRB1*15:140* | *DRB1*15:147* |
| *DRB1*15:127* | *DRB1*15:134N* | *DRB1*15:141* | |

## ➢人群分布

| 等位基因频度(%) | 地域 | | | | | | | | | | | |
|---|---|---|---|---|---|---|---|---|---|---|---|---|
| | 澳大利亚 | 欧洲 | 北非 | 北美 | 东北亚 | 太平洋岛国 | 南美&中美 | 南亚 | 东南亚 | 撒哈拉以南非洲地区 | 西亚 | 全球总和 |
| *DRB1*15:01* | 0.9174 | 5.3987 | 3.8030 | 4.5500 | 3.7858 | 4.9439 | 1.5515 | 4.4160 | 4.6654 | 0.8652 | 1.7703 | 4.4049 |
| *DRB1*15:02* | 2.2936 | 0.5261 | 0.8807 | 1.2210 | 4.4540 | 8.4845 | 0.3173 | 5.1282 | 2.3120 | 0.0721 | 1.9427 | 1.2808 |
| *DRB1*15:03* | 0.0000 | 0.0229 | 0.9608 | 1.1230 | 0.0000 | 0.0432 | 0.1939 | 0.7123 | 0.0043 | 6.2725 | 0.2084 | 1.0086 |
| *DRB1*15:04* | 0.0000 | 0.0016 | 0.0400 | 0.0081 | 0.0047 | 0.0000 | 0.0000 | 0.2849 | 0.1391 | 0.0000 | 0.0000 | 0.0083 |
| *DRB1*15:06* | 0.0000 | 0.0008 | 0.0000 | 0.0405 | 0.0000 | 0.0000 | 0.0000 | 0.0000 | 0.0065 | 0.0000 | 0.0003 | 0.0358 |
| *DRB1*15:08* | 0.0000 | 0.0000 | 0.0000 | 0.0002 | 0.0000 | 0.0000 | 0.0000 | 0.0000 | 0.0065 | 0.0000 | 0.0008 | 0.0002 |
| *DRB1*15:11* | 0.0000 | 0.0004 | 0.0000 | 0.0002 | 0.0016 | 0.0000 | 0.0000 | 0.0000 | 0.0000 | 0.0000 | 0.0003 | 0.0002 |
| *DRB1*15:14* | 0.0000 | 0.0000 | 0.0000 | 0.0006 | 0.0000 | 0.0000 | 0.0000 | 0.0000 | 0.0000 | 0.0000 | 0.0000 | 0.0005 |



# DRB1*16

## ➢等位基因

| | | | |
|---|---|---|---|
| *DRB1*16:01:01* | *DRB1*16:01:14* | *DRB1*16:05:02* | *DRB1*16:18* |
| *DRB1*16:01:02* | *DRB1*16:02:01:01* | *DRB1*16:07* | *DRB1*16:19* |
| *DRB1*16:01:03* | *DRB1*16:02:01:02* | *DRB1*16:08* | *DRB1*16:20* |
| *DRB1*16:01:04* | *DRB1*16:02:02* | *DRB1*16:09:01* | *DRB1*16:21N* |
| *DRB1*16:01:05* | *DRB1*16:02:03* | *DRB1*16:09:02* | *DRB1*16:22* |
| *DRB1*16:01:06* | *DRB1*16:02:04* | *DRB1*16:10* | *DRB1*16:23* |
| *DRB1*16:01:07* | *DRB1*16:02:05* | *DRB1*16:11* | *DRB1*16:24* |
| *DRB1*16:01:08* | *DRB1*16:02:06* | *DRB1*16:12* | *DRB1*16:25* |
| *DRB1*16:01:09* | *DRB1*16:02:07* | *DRB1*16:13N* | *DRB1*16:26* |
| *DRB1*16:01:10* | *DRB1*16:03* | *DRB1*16:14* | *DRB1*16:27* |
| *DRB1*16:01:11* | *DRB1*16:04:01* | *DRB1*16:15* | *DRB1*16:28* |
| *DRB1*16:01:12* | *DRB1*16:04:02* | *DRB1*16:16* | *DRB1*16:29* |
| *DRB1*16:01:13* | *DRB1*16:05:01* | *DRB1*16:17* | *DRB1*16:30* |

| | | | |
|---|---|---|---|
| *DRB1*16:31* | *DRB1*16:36* | *DRB1*16:41N* | *DRB1*16:46* |
| *DRB1*16:32* | *DRB1*16:37* | *DRB1*16:42* | *DRB1*16:47* |
| *DRB1*16:33* | *DRB1*16:38* | *DRB1*16:43* | |
| *DRB1*16:34* | *DRB1*16:39* | *DRB1*16:44* | |
| *DRB1*16:35* | *DRB1*16:40* | *DRB1*16:45* | |

## ➢人群分布

| 地域 | 等位基因频度(%) | | | |
|---|---|---|---|---|
| | *DRB1*16:01* | *DRB1*16:02* | *DRB1*16:05* | *DRB1*16:07* |
| 澳大利亚 | 0.0000 | 0.2294 | 0.0000 | 0.0000 |
| 欧洲 | 1.9546 | 0.1814 | 0.0032 | 0.0000 |
| 北非 | 0.5204 | 0.1201 | 0.0000 | 0.0000 |
| 北美 | 0.4594 | 0.5195 | 0.0002 | 0.0000 |
| 东北亚 | 0.0173 | 0.4366 | 0.0000 | 0.0000 |
| 太平洋岛国 | 0.0000 | 3.4758 | 0.0000 | 0.0000 |
| 南美&中美 | 0.4937 | 3.1030 | 0.0176 | 0.0000 |
| 南亚 | 0.0000 | 0.1425 | 0.0000 | 0.0000 |
| 东南亚 | 0.0239 | 2.3381 | 0.0043 | 0.0000 |
| 撒哈拉以南非洲地区 | 0.1081 | 0.3244 | 0.0000 | 0.0000 |
| 西亚 | 1.0464 | 0.1136 | 0.0003 | 0.0013 |
| 全球总和 | 0.5432 | 0.4983 | 0.0004 | 0.0001 |



# DRB2, DRB6, DRB7, DRB8, DRB9

## ➢等位基因

| | | | |
|---|---|---|---|
| *DRB2*01:01* | *DRB6*02:01* | *DRB7*01:01:01* | *DRB8*01:01* |
| *DRB6*01:01* | *DRB6*02:02* | *DRB7*01:01:02* | *DRB9*01:01* |

## ➢人群分布

暂无数据。

## ➢备注

*DRB2*、*DRB6*、*DRB7*、*DRB8* 和 *DRB9* 基因座均编码伪基因。这些基因座分别存在于不同的 DRB 单倍型中。关于 DRB 单倍型请参见第三章正文。

# DRB3

## ➢等位基因

DRB3*01:01:02:01
DRB3*01:01:02:02
DRB3*01:01:03
DRB3*01:01:04
DRB3*01:01:05
DRB3*01:01:06
DRB3*01:02
DRB3*01:03
DRB3*01:04
DRB3*01:05
DRB3*01:06
DRB3*01:07
DRB3*01:08
DRB3*01:09
DRB3*01:10
DRB3*01:11
DRB3*01:12
DRB3*01:13
DRB3*01:14
DRB3*01:15
DRB3*01:16
DRB3*01:17
DRB3*01:18
DRB3*01:19
DRB3*01:20
DRB3*01:21
DRB3*01:22
DRB3*01:23
DRB3*01:24
DRB3*01:25
DRB3*01:26N
DRB3*01:27
DRB3*01:28
DRB3*01:29
DRB3*01:30
DRB3*01:31
DRB3*01:32
DRB3*01:33
DRB3*01:34
DRB3*01:35
DRB3*01:36
DRB3*01:37
DRB3*01:38
DRB3*01:39
DRB3*01:40N
DRB3*01:41
DRB3*01:42
DRB3*02:01
DRB3*02:02:01:01
DRB3*02:02:01:02
DRB3*02:02:02
DRB3*02:02:03
DRB3*02:02:04
DRB3*02:02:05
DRB3*02:02:06
DRB3*02:03
DRB3*02:04
DRB3*02:05
DRB3*02:06
DRB3*02:07
DRB3*02:08
DRB3*02:09
DRB3*02:10
DRB3*02:11
DRB3*02:12
DRB3*02:13
DRB3*02:14
DRB3*02:15
DRB3*02:16
DRB3*02:17
DRB3*02:18
DRB3*02:19
DRB3*02:20
DRB3*02:21
DRB3*02:22:01
DRB3*02:22:02
DRB3*02:23
DRB3*02:24
DRB3*02:25
DRB3*02:26
DRB3*02:27
DRB3*02:28
DRB3*02:29N
DRB3*02:30
DRB3*02:31:01
DRB3*02:31:02
DRB3*02:32
DRB3*02:33
DRB3*02:34
DRB3*02:35
DRB3*02:36
DRB3*02:37
DRB3*02:38
DRB3*02:39
DRB3*02:40
DRB3*02:41
DRB3*02:42
DRB3*02:43
DRB3*02:44
DRB3*02:45
DRB3*02:46
DRB3*02:47
DRB3*02:48
DRB3*02:49
DRB3*02:50
DRB3*02:51
DRB3*02:52
DRB3*02:53
DRB3*02:54
DRB3*02:55N
DRB3*02:56
DRB3*02:57
DRB3*02:58
DRB3*02:59
DRB3*02:60
DRB3*02:61Q
DRB3*02:62
DRB3*02:63
DRB3*02:64
DRB3*02:65
DRB3*03:01:01
DRB3*03:01:02
DRB3*03:01:03
DRB3*03:01:04
DRB3*03:01:05
DRB3*03:02
DRB3*03:03
DRB3*03:04
DRB3*03:05
DRB3*03:06
DRB3*03:07
DRB3*03:08

| | | |
|---|---|---|
| *DRB3*03:09* | *DRB3*03:11* | *DRB3*03:13* |
| *DRB3*03:10* | *DRB3*03:12* | |

### ➤人群分布

暂无数据。

### ➤备注

目前认为 *DRB3* 基因产物对于 HLA-DR 在细胞表面表达的总体水平的贡献有限，因为 *DRB1* 基因的转录水平至少是 *DRB3* 基因的 5 倍[1]。

## 参 考 文 献


[1] Berdoz J, Gorski J, Termijtelen AM, et al. Constitutive and induced expression of the individual HLA-DR beta and alpha chain loci in different cell types. Journal of Immunology, 1987, 139(4): 1336-1341.


# DRB4

### ➤等位基因

DRB4

| | | | |
|---|---|---|---|
| *DRB4*01:01:01:01* | *DRB4*01:09* | *DRB4*01:24* | *DRB4*01:39* |
| *DRB4*01:01:02* | *DRB4*01:10* | *DRB4*01:25* | *DRB4*01:40* |
| *DRB4*01:02* | *DRB4*01:11* | *DRB4*01:26* | *DRB4*01:41* |
| *DRB4*01:03:01:01* | *DRB4*01:12* | *DRB4*01:27* | *DRB4*01:42* |
| *DRB4*01:03:01:02N* | *DRB4*01:13* | *DRB4*01:28* | *DRB4*01:43* |
| *DRB4*01:03:01:03* | *DRB4*01:14* | *DRB4*01:29* | *DRB4*01:44* |
| *DRB4*01:03:02* | *DRB4*01:15* | *DRB4*01:30* | *DRB4*01:45* |
| *DRB4*01:03:03* | *DRB4*01:16N* | *DRB4*01:31* | *DRB4*01:46* |
| *DRB4*01:03:04* | *DRB4*01:17* | *DRB4*01:32* | *DRB4*01:47* |
| *DRB4*01:04* | *DRB4*01:18* | *DRB4*01:33* | *DRB4*01:48* |
| *DRB4*01:05* | *DRB4*01:19* | *DRB4*01:34* | *DRB4*01:49* |
| *DRB4*01:06* | *DRB4*01:20* | *DRB4*01:35* | *DRB4*01:50* |
| *DRB4*01:07:01* | *DRB4*01:21* | *DRB4*01:36* | *DRB4*01:51* |
| *DRB4*01:07:02* | *DRB4*01:22* | *DRB4*01:37* | *DRB4*02:01N* |
| *DRB4*01:08* | *DRB4*01:23* | *DRB4*01:38N* | *DRB4*03:01N* |

### ➤人群分布

暂无数据。

## ➢备注

目前认为 *DRB3* 基因产物对于 HLA-DR 在细胞表面表达的总体水平的贡献有限，因为 *DRB1* 基因的转录水平至少是 *DRB4* 基因的 5 倍[1]。

### 参 考 文 献


[1] Stunz LL, Karr RW, Anderson RA. HLA-DRB1 and DRB4 genes are differentially regulated at the transcriptional level. Journal of Immunology, 1989, 143 (9): 3081-3086.


# DRB5

## ➢等位基因

| | | | |
|---|---|---|---|
| *DRB5*01:01:01* | *DRB5*01:11* | *DRB5*01:23* | *DRB5*02:05* |
| *DRB5*01:01:02* | *DRB5*01:12* | *DRB5*01:24* | *DRB5*02:06* |
| *DRB5*01:01:03* | *DRB5*01:13* | *DRB5*01:25* | *DRB5*02:07* |
| *DRB5*01:02* | *DRB5*01:14* | *DRB5*01:26* | *DRB5*02:08* |
| *DRB5*01:03* | *DRB5*01:15* | *DRB5*01:27N* | *DRB5*02:09* |
| *DRB5*01:04* | *DRB5*01:16* | *DRB5*01:28* | *DRB5*02:10* |
| *DRB5*01:05* | *DRB5*01:17* | *DRB5*01:29* | *DRB5*02:11* |
| *DRB5*01:06* | *DRB5*01:18* | *DRB5*01:30* | *DRB5*02:12* |
| *DRB5*01:07* | *DRB5*01:19* | *DRB5*01:31* | *DRB5*02:13* |
| *DRB5*01:08N* | *DRB5*01:20* | *DRB5*02:02* | *DRB5*02:14* |
| *DRB5*01:09* | *DRB5*01:21* | *DRB5*02:03* | *DRB5*02:15* |
| *DRB5*01:10N* | *DRB5*01:22* | *DRB5*02:04* | *DRB5*02:16* |

## ➢人群分布

暂无数据。

DRB5